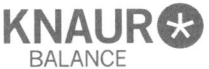
KNAUR
BALANCE

FELIX KLEMME

NATÜRLICH SEIN

Das erste ganzheitliche Life-Coaching
für Bewegung und Ernährung

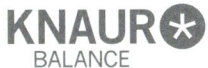

Besuchen Sie uns im Internet:
www.droemer-knaur.de

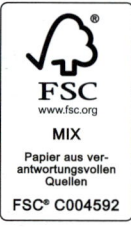

Originalausgabe Oktober 2015
© 2015 Knaur Verlag
Ein Imprint der Verlagsgruppe Droemer Knaur GmbH & Co. KG, München
Alle Rechte vorbehalten. Das Werk darf – auch teilweise –
nur mit Genehmigung des Verlags wiedergegeben werden.
Mitarbeit: Melle Siegfried
Illustrationen: Heiko Krause
Fotos: Lara Burr-Evans
Redaktion: Franz Leipold
Covergestaltung: ZERO Werbeagentur, München
Coverabbildung: © Lara Burr-Evans
Satz: Daniela Schulz, Puchheim
Druck und Bindung: Appl, Wemding
ISBN 978-3-426-67500-7

5 4 3 2 1

Inhalt

Vorwort

Du bist wichtig. Du kannst dein Leben so gestalten, dass du nicht nur gesund, sondern vor allem auch zufrieden und erfüllt sein kannst. Jeder Mensch sucht etwas, und jeder hat ganz persönliche Wünsche und Ziele. In einem sind wir alle gleich: Wir alle wollen so lange wie möglich gesund sein. Das ist nicht nur unser aller persönlicher Wunsch, sondern auch der »Wunsch« der Biologie und das Ziel der Evolution: Überleben in bestmöglicher Art und Weise. Die meisten Menschen wissen mittlerweile, dass gesunde Ernährung und regelmäßige Bewegung ein wichtiger Beitrag für ein gesundes Leben sind. Aber ist das alles? Reicht das, oder gibt es da noch mehr?

Ich widme dieses Buch nicht einer ganz bestimmten Person aus meiner Familie oder meinem Freundeskreis. Dieses Buch widme ich dir und allen Menschen, die verstehen wollen, wie unser Körper als komplexer und wundersamer Organismus funktioniert. Dir und den Menschen, die Lust, Freude und auch das Interesse daran haben, zu erkennen, dass wir durch unser tägliches Verhalten, durch unsere Einstellung und durch das daraus resultierende Handeln unsere Gesundheit maßgeblich beeinflussen.

Egal an welchem Punkt deines Lebens du gerade stehst. Ob du glücklich und erfüllt, traurig und erschöpft, übergewichtig oder untergewichtig bist, ob du an einer chronischen Erkrankung leidest, eine schlimme Krankheit hast oder kurz vor einem Burn-out stehst – dieses Buch habe ich für Menschen wie dich geschrieben, die erkennen oder erkennen wollen, dass wir in der Lage sind, unser Leben so zu leben, wie wir es uns wünschen.

Durch die Erfahrung Hunderter Coachings habe ich gelernt, dass es Impulse braucht, um neue Wege zu erkennen. Aufgrund alter Muster und festsitzender Gewohnheiten kennen wir oft nur noch »diesen einen Weg«. Es braucht Mut und häufig auch eine Begleitung, den ersten Schritt zu machen. In diesem Buch möchte ich dir neue Wege zeigen. Das sind Wege, die ich selbst gegangen bin, und Wege von Klienten, deren Namen ich nicht nennen werde, um ihre Privatsphäre zu schützen. Alle diese Wege erzählen Geschichten, die das Leben schreibt und die dir neue Perspektiven bieten können.

Wenn du ein Fotograf wärst, deine Kamera auf einem Stativ einrichten und immer nur von dieser einzigen Position aus fotografieren würdest, wäre dein Blick im wahrsten Sinne des Wortes beschränkt. Vielleicht kannst du den Sonnenuntergang niemals fotografieren, weil dein Objektiv Richtung Norden ausgerichtet ist. Es bedarf einer aktiven Bewegung, wenn du deinen Blickwinkel verändern möchtest, um Sonnenuntergang oder Sonnenaufgang sehen und festhalten zu können. Jede Veränderung braucht eine Bewegung, sei sie noch so klein. Und diese Bewegung beginnt immer im Kopf. Um genau zu sein, braucht es einen Gedanken, der dir sagt: »Ich möchte an der aktuellen Situation etwas verändern.«

Dein Kopf entscheidet, was du tust. Genauso entscheidet er, was du lässt. In meiner Arbeit liegt der Fokus auf der Einstellung eines Menschen. Die Einstellung ist geprägt durch seine Erfahrungen. Du kannst das Hier und Jetzt verändern. Du bist schon mittendrin. Schön, dass du dieses Buch in der Hand hältst. Es hält vieles für dich bereit, und ich danke dir, dass du mir dein Vertrauen schenkst und ich dich ein Stück auf deinem Weg begleiten darf.

Von Herzen, Felix Klemme

PS: Für den Wissenschaftler in dir: Im Anhang habe ich alle Studien aufgeführt, die den Erkenntnissen meiner Arbeit zu diesem Buch zugrunde liegen.

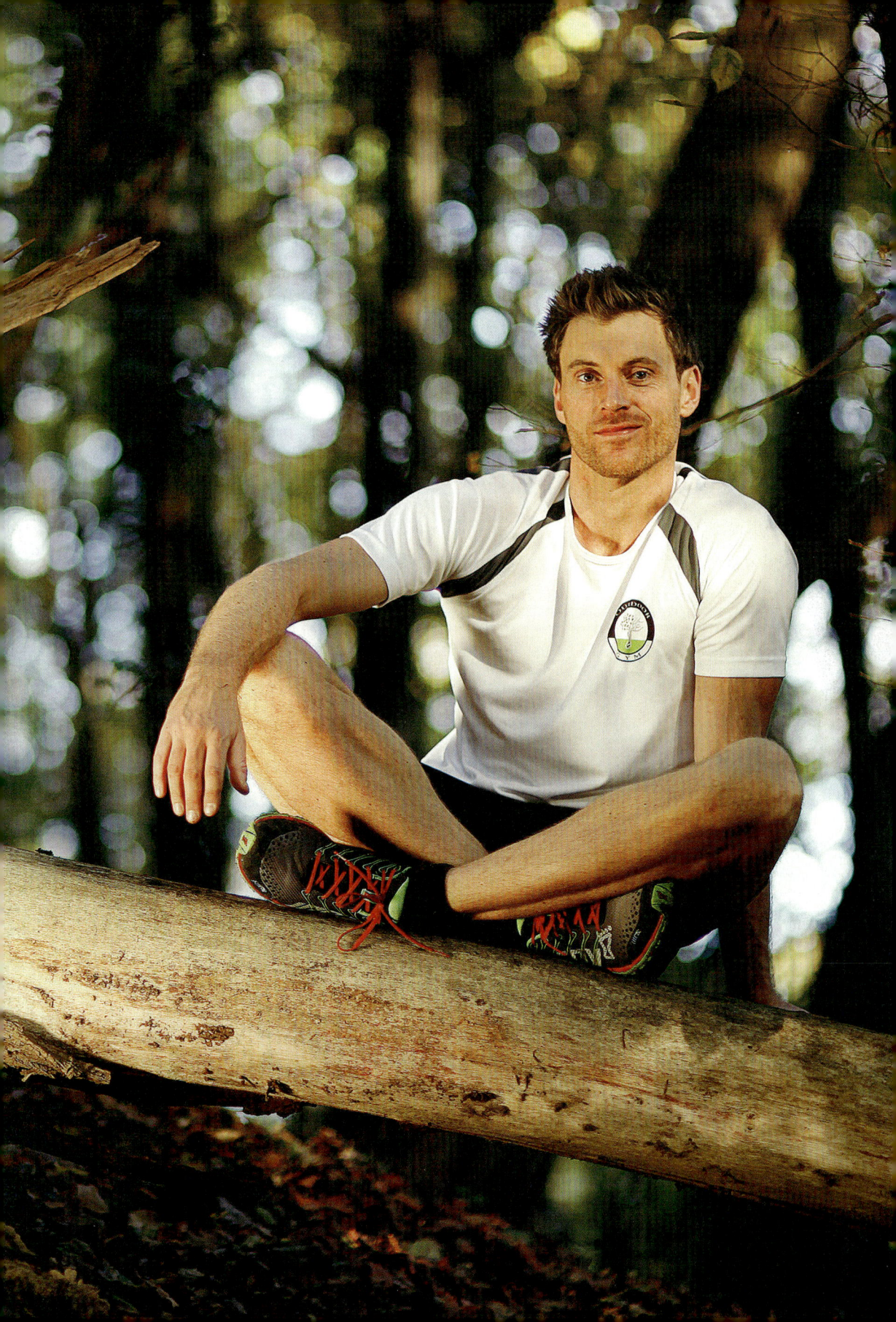

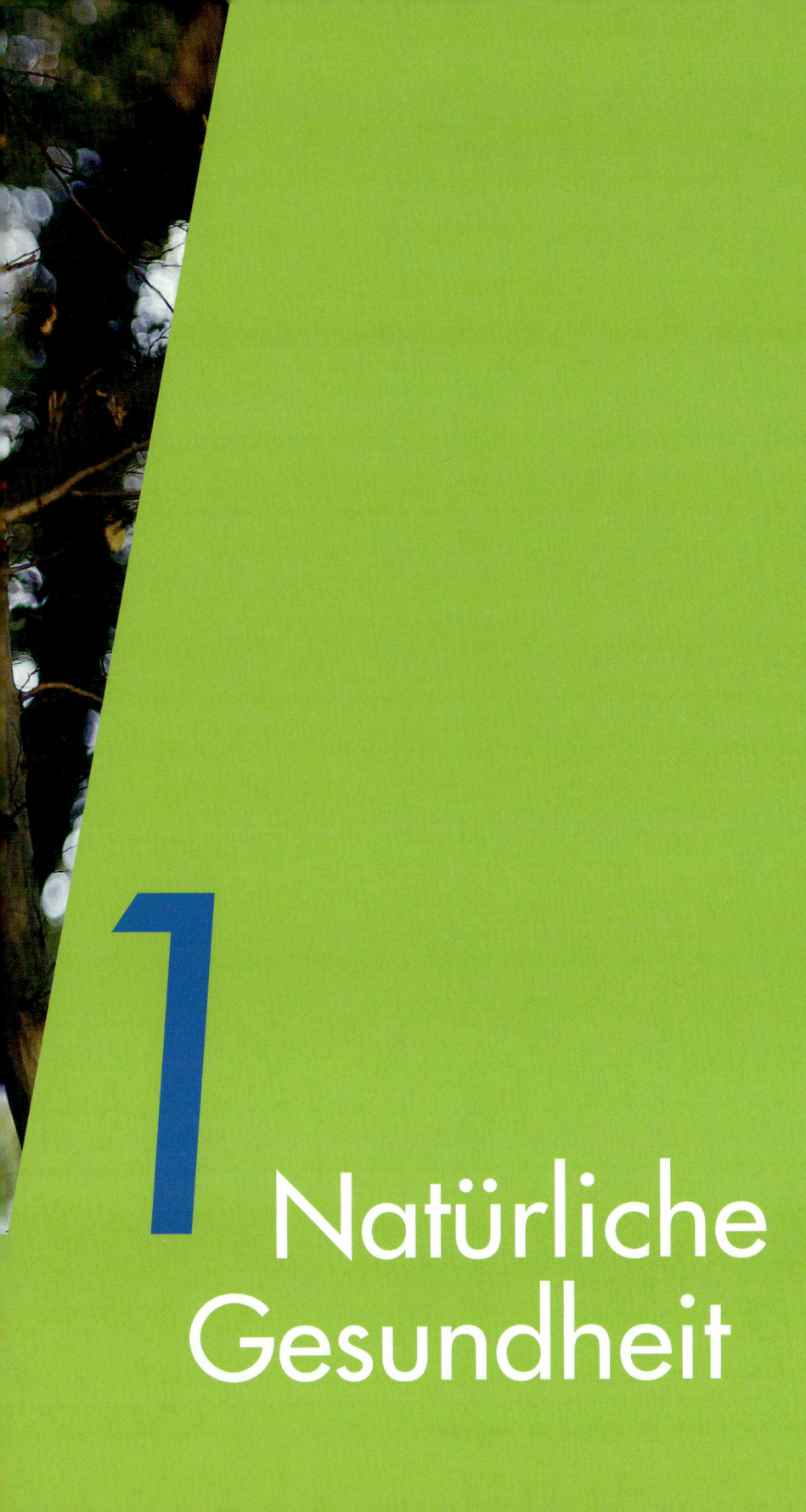

1

Natürliche
Gesundheit

Du bist im Urlaub. Dein erster Urlaub seit langer Zeit. Jeden Morgen schläfst du, solange du willst, und wachst erst auf, wenn die Sonne dich an der Nase kitzelt und dich wach küsst. Aaaah, herrlich! Erst einmal den ganzen Körper strecken und tief durchatmen. In aller Ruhe wach werden und frühstücken. Du freust dich auf den Tag. *Deinen* Tag, an dem du nur das tust, was dir wirklich wichtig ist. Lesen, schwimmen, lecker essen gehen, ein Glas Wein trinken und *nichts* tun, die Seele baumeln lassen. Dein letzter Gedanke, bevor du abends beim Zirpen der Grillen einschläfst: »Ich fühle mich gut und ich freue mich auf den nächsten Tag. Endlich frei!« So könnte es bleiben. Leider gibt es auch Tage, an denen du nicht so frei bist. Frei in dem, was du eigentlich tun möchtest. An solchen Tagen verläuft dein Start in den Tag anders, und dein erster Gedanke ist: »Oh nein. Erst Dienstag. Ich bin so müde. Mist, heute ist das blöde Meeting mit dem anstrengenden Kunden …« Am liebsten würdest du dir die Decke einfach wieder über den Kopf ziehen.

Gesundheit und Krankheit

Es gibt solche Tage. Schon beim Aufstehen tun dir die Beine weh, und du kommst den ganzen Tag nicht richtig in Schwung. Seit einer Woche drückt der Magen, und wenn du es dir genau überlegst, hast du fast jeden Tag Kopfschmerzen. Doch es muss ja weitergehen. Du beißt die Zähne zusammen und gehst zur Arbeit. Das bisschen Kopfweh, denkst du. Das ist ja keine Krankheit. Aber was, wenn doch? Wenn du dich über längere Zeit nicht wohl fühlst und dich diverse Symptome quälen, gehst du vermutlich früher oder später doch zum Arzt, um dich durchchecken zu lassen. Was macht der Arzt, wenn du vor ihm sitzt? Ist er einfühlsam, guckt er dich an und fragt dich, wie es dir geht. Du sagst: »Nicht so gut. Ich habe häufig Bauchdrücken und fast täglich Kopfschmerzen. Und schlafen kann ich auch nicht gut.« Dein Arzt antwortet: »Sie waren ja schon ewig nicht mehr hier. Dann wollen wir mal schauen.« Und dann beginnt er eine physiologische Bestimmung deines Körpers.

Was ist eigentlich Gesundheit?

Deine Gesundheit ist ein diffiziles Zusammenspiel vieler Faktoren. Um sich ein Bild machen zu können, hört dein Arzt dein Herz ab, ermittelt vielleicht deine Herzfrequenz oder Herzfrequenzvariabilität, lässt ein EKG ausstellen, misst deinen Blutdruck und deine Temperatur, macht ein Blutbild, ordnet je nach Beschwerde einen Urin- oder Stuhltest an, ermittelt den pH-Wert deines Blutes, macht einen Ultraschall oder schickt dich zum Röntgen, wiegt dich, errechnet deinen Body-Mass-Index und misst deinen Blutzucker oder macht einen Glukosetoleranztest. »Na ja, Ihr BMI ist etwas hoch, Sie könnten sicherlich einige Kilos abnehmen«, sagt er bei der Besprechung deiner Ergebnisse eine Woche später. »Ihr Blutzucker und Ihr Cholesterin sind leicht erhöht. Nichts Bedenkliches. Die Leberwerte sind normal. Ah, Sie haben viel Stress? Dann sollten Sie vielleicht eine Entspannungstechnik lernen. Die Krankenkasse bezuschusst das, informieren Sie sich doch einmal darüber. Ansonsten sind Sie gesund. Alle Untersuchungen waren unauffällig.« Du gehst irgendwie erleichtert nach Hause, aber dein Kopf dröhnt munter weiter, der Magen zwickt. Du wagst nach einiger Zeit noch eine nächste Runde, wirst zur Magenspiegelung überwiesen, aber auch die ist unauffällig. »Vielleicht sollten Sie einmal jemanden aufsuchen, mit dem Sie über Ihren Stress reden können«, rät der Arzt und entlässt dich wieder. Du ärgerst dich, dein Magen kneift, und du tust – nichts. Psychologe, pfff. Klar hast du Stress, aber wer hat den nicht, dann musst du wohl damit leben. Nein, musst du nicht!

Was dein Arzt gemacht hat, ist der gängige Weg. Er hat eine lebensgefährliche Erkrankung ausgeschlossen, und das ist gut so. In unserer Gesellschaft wird Gesundheit meist physiologisch und leider immer noch allzu oft symptomatisch bestimmt. Als körperlich gesund gilt, wessen Gewicht im Normbereich liegt, wer eine »normale« Herzfunktion und ein unauffälliges Blutbild vorweist. Ich sehe das etwas anders. Ich bin der Meinung, dass die physiologischen Faktoren – für sich allein betrachtet – noch keine Aussage über den Gesundheitszustand eines Menschen zulassen. Bei vielen Erkrankungen liefern sie wichtige Hinweise, um eine mögliche Erkrankung herausfinden zu können – bei vielen anderen Störungen aber auch nicht. Ein Blutbild zeigt nur Ausschnitte, aber diese Werte reichen mir nicht aus, um eine klare Aussage über Gesundheit oder Nichtgesundheit zu treffen. Ich brauche dafür ein differenzierteres Bild über den Gesamtzustand eines Menschen. Ein Bild, das über messbare Werte hinausgeht.

Meines Erachtens spielt neben dem physiologischen noch ein ganz anderer Aspekt eine Rolle, nämlich die Frage an einen Menschen: »Wie fühlst du dich?« Das ist für mich der entscheidende Faktor. Was führt dazu, dass sich ein Mensch nicht gut fühlt? Gibt es möglicherweise in seinem beruflichen oder privaten Umfeld etwas, das dazu führt, dass sich dieser Mensch nicht gut fühlt? Oder hat es in seiner Vergangenheit ein Ereignis gegeben, das dazu geführt hat, dass er heute häufig mit einem negativen Gefühl durchs Leben läuft und sich nicht gut fühlen kann? Genau das gilt es herauszufinden, denn oft beeinflussen diese Faktoren den Gesundheitszustand mehr, als wir uns eingestehen wollen.

Meine Anamnese

Wenn ich also einen Menschen vor mir sitzen habe, der Beschwerden hat und Hilfe sucht, bestimme ich zuerst seinen Gesundheitsstatus. Der Begriff *Gesundheitsstatus* ist mir wichtig – ich bestimme einen Gesundheitsstatus und keinen Krankheitsstatus –, denn von Krankheit zu sprechen führt meiner Meinung nach häufig zu einer Hilflosigkeit, die der Übernahme von Verantwortung für die eigene Gesundheit im Weg stehen kann. Darüber hinaus gibt es dem Menschen ein negatives Gefühl: Niemand will nämlich krank sein. Das ist der Grund, warum ich auch nicht von *Patienten* sprechen möchte. Wenn ich einen Menschen zu einem Patienten mache, dann sage ich ihm damit, dass er krank ist. *Patient* kommt von dem lateinischen Wort »patiens« und bedeutet eigentlich »duldend, geduldig, leidend«. Schon mit der Wortbedeutung vermittle ich einem Menschen das Bild, leidend zu sein. Wichtiger ist mir, jedem Menschen positiv und offen zu begegnen. Wenn ich das tue, nehme ich schon durch meine innere, zugewandte Haltung Einfluss auf mein Gegenüber. Und das erste Resultat, das sich dadurch im Prozess der weiteren Arbeit ergibt, ist »Lösung«. Eine Lösung von alten Mustern und Wahrnehmungen. Gesund ist, wer in der Lage ist, seinen Körper gut zu balancieren zwischen Ruhe und Unruhe, Stress und Erholung, viel und wenig. Gibt es über zu lange Zeit zu viel oder zu wenig, entsteht ein Ungleichgewicht – und der Körper kippt. Wenn es ein Ungleichgewicht gibt, dann ist es mein Ziel, das Gleichgewicht wiederherzustellen.

Mein Ziel ist es, das Gleichgewicht in einem Menschen wiederherzustellen.

Um herauszufinden, was einen Menschen aus dem Gleichgewicht gebracht hat, ermittle ich physiologische, anatomische, psycho-emotionale, soziale, immunologische und epigenetische Merkmale und Indikatoren. Außerdem stelle ich das individuelle Bewertungssystem auf, das durch Erfahrungen aus der Vergangenheit, insbesondere aus dem Natural Network, geprägt ist. Diese Prägungen nehmen großen Einfluss auf die Gewohnheiten und das Verhalten eines Menschen. Sich dieser Mechanismen bewusst zu werden, die eigenen Muster verstehen zu lernen und daraus Handlungskompetenzen zu entwickeln, um neue Wege gehen zu können, ist ein wichtiger Schritt in eine neue und nachhaltige Balance.

Ein weiterer wichtiger Bestandteil meiner Anamnese sind Ernährungsgewohnheiten, Allergien oder Unverträglichkeiten, ebenso aktuelle oder vergangene Medikamenteneinnahmen, insbesondere Antibiotikabehandlungen. Bei Bedarf lasse ich mir Arztberichte und Blutbilder zeigen. Bei Gewichtsproblemen ermittle ich zur Orientierung für meine Klienten auch den Body-Mass-Index. Der BMI gibt allerdings wirklich nur einen groben Richtwert ab.

INFO

Der Body-Mass-Index (BMI) setzt Körpergröße und Gewicht in Relation. Als »normalgewichtig« gilt nach der Weltgesundheitsorganisation ein erwachsener Mensch, wenn er einen BMI zwischen 18,5 und 25 hat.

$$BMI = \frac{Gewicht \ [in \ kg]}{Körpergröße} \times Körpergröße \ [in \ m]$$

Stell dir den Türsteher deiner Lieblingsdisco vor. Rudi, ein Berg von einem Mann, 1,90 Meter groß, 110 Kilogramm schwer. Der Typ hat einen Nacken wie ein Stier und Oberarme wie Bierfässer. Unter seinem Jackett blitzt das Logo einer High-Tech-Muckibude hervor. Nils, der neue

Programmierer in deiner Firma, ist genauso groß und schwer wie Rudi. Er schiebt aber ein anständiges Bäuchlein vor sich her, und jedes Mal, wenn er sich ächzend von seinem Drehstuhl erhebt, stöhnt er: »Sport ist Mord.« Beide Männer haben einen BMI von 30, was als übergewichtig gilt. Wer von den beiden Kameraden ist wohl der fittere? Der starke Rudi hat als Bodybuilder einen wesentlich größeren Anteil an Muskelmasse und damit an fettfreier Masse. Bei Nils ist es umgekehrt. Der Body-Mass-Index ist also nur begrenzt aussagekräftig. Jemand mit einem hohen BMI hat nicht automatisch krankhaftes Übergewicht.

Und immer frage ich, ob ein Mensch natürlich oder per Kaiserschnitt auf die Welt gekommen ist, ob und wie lange er als Baby gestillt wurde, welche Krankheitsbilder es in der Kindheit gab. Was es mit der Geburtsart, dem Stillen und den Antibiotika auf sich hat, darauf werde ich im nächsten Kapitel eingehen. Ich frage immer, in welcher Lebenssituation sich mein Klient befindet. Wie ist dieser Mensch privat aufgestellt? Gibt es irgendwelche Probleme? Wie sehen diese Probleme aus? Sind diese Probleme lösbar oder unlösbar? Gibt es Schwierigkeiten im Beruf? Hat jemand akuten oder chronischen Stress? Dabei geht es mir immer um das Stressverhalten. Wenn jemand chronischen Stress hat oder negativ mit Stress umgeht, verändert das sein gesamtes Blutbild, seinen Stoffwechsel, sein Essverhalten und auch sein Bewegungsverhalten.

In vielen Fällen ist es wichtig, sogar noch einen Schritt weiter zurückzugehen, nämlich herauszufinden, wie die Schwangerschaft bei der Mutter meines Klienten verlaufen ist.[1,2,3] Gab es während ihrer Schwangerschaft Krankheiten, die medikamentös behandelt wurden, zum Beispiel mit Antibiotika? Haben sich bei ihr während der Schwangerschaft Allergien entwickelt? Hat sie Sorgen oder chronischen Stress gehabt? Hat es besondere Ereignisse gegeben, die dazu geführt haben, dass die Mutter ein traumatisches Erlebnis hatte? Ein Trauma kann entstehen, wenn zum Beispiel eine nahestehende Person stirbt, man selbst oder der Partner den Job verliert und dadurch Existenzangst entsteht. Auch ein starker Konflikt kann ein Trauma auslösen. Es kann sogar hilfreich sein herauszufinden, was die Großeltern eines Klienten für Erfahrungen in ihrem Leben gemacht haben. Ob es dort auch irgendwelche einschneidenden Erlebnisse gegeben hat. Das ist wichtig zu wissen, denn unser Denken und Fühlen wirkt bis in unsere Zellen und damit auch bis in unser Erbgut hinein.[4] Warum das so ist, erkläre ich dir später, wenn es um Epigenetik geht.

So verläuft meine Anamnese. Step by step. Durch meine Ausbildung in PNI (Psychoneuroimmunologie) habe ich gelernt, dass ich, wenn ich auf die klassische schulmedizinische Weise gucke, eine Momentaufnahme eines Menschen erhalte – ein Foto. Aber das reicht mir nicht. Ich möchte alles sehen. Dazu muss ich mir den ganzen Film ansehen. Den Film des Lebens. Den Film des Gleichgewichts und Ungleichgewichts. Den Film der Gesundheit.

Ein Check beim Arzt ist eine Momentaufnahme. Wie ein Foto.
Um Gesundheit zu beurteilen, muss ich aber den ganzen Film sehen.

Die Dosis macht das Gift

Je größer die Zahl der Faktoren, die auf uns wirken, desto stärker beeinflussen sie unsere Gesundheit. Was es auf den Punkt bringt, ist folgender Satz, der in diesem Buch mehrfach auftaucht: »Die Dosis macht das Gift.« Es kommt immer darauf an, wie viel bzw. wie wenig ich von etwas konsumiere. Wie viel oder wie wenig ich von etwas benutze, wie viel oder wie wenig ich mich bewege, wie viel oder wie wenig ich über etwas nachdenke. Wenn ich sehr viel konsumiere, zum Beispiel Essen, dann heißt das erst einmal, dass ich wahrscheinlich zu viel Nahrung zu mir nehme. Wenn es sich dabei um Nahrung handelt, die sehr viel Energie z. B. in Form von Zucker, und möglicherweise wenig Nährstoffe enthält, dann ist das ein Zuviel an Energie, aber ein Zuwenig an Nährstoffen. Und das beeinflusst natürlich auch meine Gesundheit. Egal, was ich tue, es sollte immer ein gesundes Mittelmaß herrschen. Extreme erzeugen Extreme. Es geht mir aber nicht darum, Dinge zu verbieten oder vorzuschreiben, es geht um Kooperation.[5] Um Kooperation zwischen dir und deinem Körper und um Kooperation zwischen dir und deiner Umwelt.

Wie wichtig Kooperation – auf allen Ebenen – ist, habe ich bereits während etlicher Coachings feststellen können. Wissenschaftlich unterstützt wurden meine Erfahrungen, als ich die Forschungsergebnisse des Zellbiologen Dr. Bruce Lipton kennenlernte. Er sagt Folgendes: Wenn wir Menschen meinen, Individuen zu sein, dürfen wir nicht außer Acht lassen, dass wir eigentlich aus Zellen bestehen, die »eine kooperative Gemeinschaft aus über 50 Billionen einzelligen Mitgliedern bilden und für ihr gemeinsames Überleben eine kooperative Strategie entwickelt haben«.[6] Seinen Forschungsergebnissen nach ist jede einzelne Zelle als intelligentes Lebewesen zu betrachten, das allein überleben kann, die kooperative Strategie aber dem Einzeldasein vorzieht, da das enorme Überlebensvorteile mit sich bringt. Schließen sich Zellen zusammen, sind sie gemeinsam klüger als die Summe der einzelnen Zellen. Ein spannender Gedanke. Wenn man ihn zu Ende denkt, bedeutet das, dass wir mit unserem Bewusstsein die Regierung dieser 50 Billionen Einzellebewesen in uns stellen und es wie ein Staatsoberhaupt in der Hand haben, eine Diktatur oder eine kooperative Situation und damit ein harmonisches Lebensmilieu zu schaffen.

Dass das funktioniert, erklärt Lipton anhand der Ergebnisse seiner Forschungen an menschlichen Stammzellen. Diese Zellen können sich zu anderen Zelltypen entwickeln. Bereits in den 1970er Jahren setzte er eine Stammzelle in eine Petrischale mit einer Nährlösung, die die Zelle am Leben erhielt. Diese eine Zelle vermehrte sich innerhalb weniger Tage, und alle Zellen, die aus ihr entstanden, waren genetisch identisch. Lipton nahm die Zellen und setzte sie in drei getrennte Petrischalen mit unterschiedlicher Nährlösung. Daraufhin entwickelten sich in einer Schale Muskelzellen, in der zweiten Fettzellen und in der dritten Knochenzellen. Da die Gene der Zellen am Beginn des Versuchs genetisch identisch waren, folgerte Lipton, dass es nicht die Gene der Zellen sind, die über das Schicksal der Zellen entscheiden, sondern ihre Umwelt. Das Gleiche, sagt er, was für einzelne Zellen gilt, gelte auch für komplexe Zellgruppen, für Mehrzeller – und damit auch für den Menschen. Genau wie die einzelnen Zellen werden wir durch die Umwelt geprägt, in der wir leben. Dieser Gedanke war seinerzeit unerhört und revolutionär. Lange Zeit hatte man daran geglaubt – und diesen Gedanken auch wissenschaftlich zu belegen versucht –, dass unsere Gesundheit ausschließlich von unseren Genen abhängig ist. Jetzt konnte Lipton beweisen, dass die Umwelt einen viel größeren Einfluss auf unsere physische Existenz hat als unser Erbgut. Er entdeckte, dass Umweltreize einzelne Gene an- und ausschalten können, und lieferte damit wichtige Belege für die Forschung der Epigenetik. Aber sind wir unserer Umwelt hilflos ausgeliefert? Nein, das sind wir nicht. Wir können mit unseren Entscheidungen und der Art unserer Einstellung Einfluss auf unsere Umwelt nehmen. Wir können bestimmen, wo und wie wir leben, was wir essen, ob wir rauchen, freundlich oder streitsüchtig sind, ob wir akzeptieren, dass der

Chef uns anbrüllt, oder uns einen anderen Job suchen und ob wir uns viel oder wenig bewegen. All das liegt in unserer Hand. Und all das nimmt Einfluss auf unsere Gesundheit.

Der archaische Körper

Also gut, auch du bist ein riesiger Haufen Zellen. Das ist deine Biologie. Darüber hinaus bist du aber ein Mensch. Und weil der Mensch sich während seiner Entwicklungsgeschichte den Erfordernissen seiner Umgebung angepasst hat, ist es an dieser Stelle sinnvoll zu schauen, woher der Mensch eigentlich kommt und an welche Art von Umwelt er angepasst ist. Dafür möchte ich dir Norman und Waldtraut vorstellen. Diese beiden Prachtexemplare der Gattung Mensch leben während der Altsteinzeit vor etwa 30 000 Jahren mit ihrer Sippe in einer Höhle im Neandertal an der Düssel.

Waldtraut und Norman ernähren sich von dem, was ihnen die Natur zur Verfügung stellt: Wurzeln, Früchte, Pilze, Gemüse, Obst, Nüsse, Eier, Fisch und Fleisch. Sie sammeln und jagen, bewegen sich täglich durch die freie Natur, schlafen, wenn es dunkel wird, und stehen auf, sobald es wieder hell wird. Sie leben ein natürliches Leben. Warum erzähle ich dir das? Weil die Epoche, in der Menschen wie Norman und Waldtraut lebten, noch gar nicht so lange vorbei ist. Unsere moderne Zeit mit Elektrizität, Autos, Flugzeugen, Maschinen, Computern, Smartphones, all den anderen technischen Errungenschaften der Menschheit und den damit verbundenen Einflüssen auf unseren Alltag ist im Vergleich zur Entstehungsgeschichte des Menschen kurz wie ein Wimpernschlag. Wenn man die Entwicklung der Menschheit auf 200 000 Jahre reduziert (sie dauerte wesentlich länger) und diese Zeit in ein Jahr stecken wollte, dann würden die letzten 200 Jahre gerade einmal seit knapp drei Minuten andauern.

Hätten die letzten 200 000 Jahre in einem Jahr stattgefunden,
gäbe es unsere moderne Zeit erst seit knapp 3 Minuten.

Was bedeutet das für uns »moderne« Menschen? Vertreter der Evoluti-
onsmedizin weisen darauf hin, dass unser heutiger Körper im Prinzip
noch immer den gleichen genetischen Bauplan besitzt, mit dem schon
Norman oder Waldtraut durch die Natur gelaufen sind. Das heißt, wir
haben den gleichen Steinzeit-Körper wie die Menschen damals mit den
gleichen Bedürfnissen, der ihnen damals das Überleben sicherte. Wäre ihr
genetischer Bauplan eine Fehlentwicklung gewesen, wären wir heute
nicht hier. Unsere heutige Umwelt wäre für Norman und Waldtraut,
würden sie heute geboren, ebenso begreiflich wie für dich, und sie könnten sich und ihr Verhalten dem modernen Leben anpassen. Ihre Körperzellen aber nicht. Evolutionsmediziner gehen davon aus, dass die Zivili-
sationskrankheiten Symptome des Nicht-Zueinanderpassens unserer
archaischen Biologie mit unserer modernen Umwelt sind.[7]

Um zu verstehen, wie dein Körper funktioniert und wofür er gemacht ist,
lade ich dich ein, dein heutiges Leben immer mal wieder mit dem Leben
von Norman und Waldtraut zu vergleichen. An ihre Art, »natürlich« zu
leben, sind dein Körper und dein Stoffwechsel angepasst. Das ist auch
durchaus nachvollziehbar, denn die Zeit der Jäger und Sammler macht
den größten Teil der Menschheitsgeschichte aus. Du bist du, aber dein
Körper ist der von Norman oder Waldtraut. Wenn du es schaffst, auf
deinen Körper zu hören, wirst du ein Gefühl dafür bekommen, was er
braucht.

Dein Kopf ist in der modernen Zeit angekommen –
aber dein Körper denkt, er sei Norman.

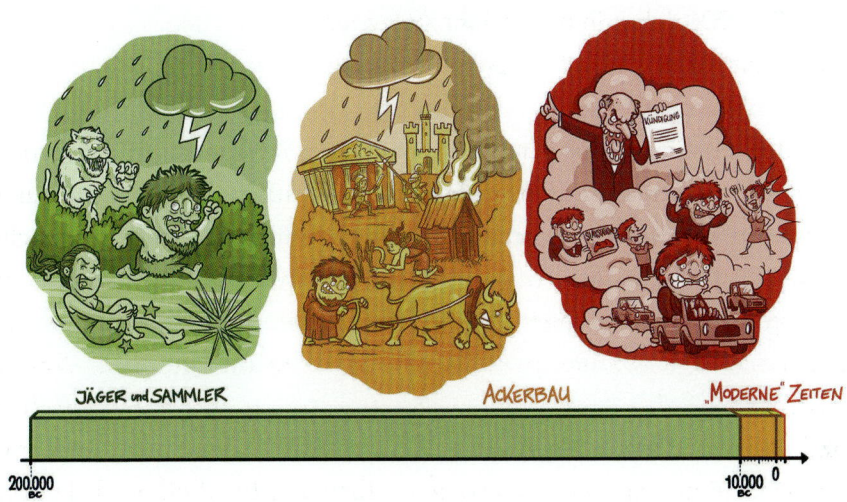

JÄGER und SAMMLER   ACKERBAU   „MODERNE" ZEITEN

200.000 BC   10.000 BC   0

Krankheit – was ist das?

Dein menschlicher Körper ist hart im Nehmen. Dass das so ist, hast du den vielen Zellen in dir zu verdanken. Gegenüber den kleinen Häufchen von wenigen Zellen, die am Anfang der Evolutionskette standen, hat sich der menschliche Organismus in den Jahrmillionen seiner Evolution zu einem extrem spezialisierten System entwickelt. Als dieses System ist er in der Lage, sich der Umwelt hochflexibel anzupassen. Das funktioniert so lange, wie das System im Gleichgewicht ist. Doch kann das funktionieren, wenn dein Körper an das Leben der Jäger und Sammler angepasst ist, die Stressoren, denen du in deinem täglichen Leben ausgesetzt bist, aber ganz andere sind? Zuerst einmal sind Stressoren nichts anderes als Reize. Reize, die deinem Körper zeigen, dass er sich anpassen muss. Dein Körper braucht diese Reize und reagiert auf sie durch eine Änderung deiner Stoffwechsellage, deiner Muskeln, deines Immunsystems, deines Schmerzempfindens oder deiner Atmung. Erst wenn Reize überhandnehmen oder dein Körper nicht mehr adäquat auf sie reagieren kann, wird aus dem Gleichgewicht eine Schräglage.

Um welche Reize handelt es sich? Zuerst ein Blick zurück: Früher, vor ein paar 1000 Jahren, gab es in unserer Umwelt Stressoren wie Luft, Licht, Temperatur, alle möglichen Formen von Mikroben, Bakterien, Viren, Pilzen und Parasiten, Nahrungsknappheit und Bedrohungen aus der Natur und auch aus unserem sozialen Umfeld. Das Leben von Norman und Waldtraut war oft und ernsthaft in Gefahr. Wilde Tiere, Verletzungen, Überschwemmungen, Klima, Krankheiten, Feinde und Hungersnöte haben ihnen ganz schön zugesetzt. Und heute? Wie sehen unsere Stressoren heute aus? Sind es weniger geworden oder sind es nur andere?

Natürliche Stressoren haben wir heute weniger, denn niemand muss mehr befürchten, von einem Raubtier gefressen oder bei der Jagd lebensbedrohlich verletzt zu werden. Die medizinische Versorgung wird Jahr für Jahr besser. Krankheiten, die uns noch vor 150 Jahren das Leben gekostet haben, können heute mit einer einfachen Medikamentengabe behandelt werden. Natur und Wetter bringen uns auch nur noch in Extremfällen in Gefahr. Viren, Bakterien und Pilzen begegnen wir mit Hygiene, und glücklicherweise leben wir in einer Region, in der kein Hunger herrscht und der letzte Krieg schon länger zurückliegt. Aber ist dein Leben dadurch frei von Stressoren? Nein. Einerseits kann nämlich auch das Fehlen von Reizen deiner Gesundheit abträglich sein. Zu wenig Bewegung, zu wenige Nährstoffe in unseren Lebensmitteln und zu wenig Bakterienkontakt bzw. Mikrobenkontakt ist für unsere Gesundheit *nicht* gut.[8] Andererseits ist aber auch ein Zuviel an Reizen nicht gesund. Heute ist unsere Umwelt im Vergleich zu Normans Welt mit vielen neuen Gefahren belastet und unglaublich informationsreich – wir leben in einer Welt der Dauerreize. Zum einen sind da Pflanzenschutzmittel, Abgase und Umweltgifte, mit denen dein Körper klarkommen muss. Oder vom Menschen genetisch veränderte Nahrungsmittel, von denen wir bisher nicht genau wissen, wie sich diese genetisch neuen Zellen auf unseren Körper auswirken. Zum anderen prasseln Wahrnehmungsreize auf dich ein: Bewegte Bilder, Texte, Töne aus verschiedenen Quellen – Mails,

Videos, Musik, Telefon – und gerne alles auf einmal und den ganzen Tag lang. Dein archaisches Gehirn ist darauf ausgelegt, alles mitzubekommen, was um dich herum geschieht. Aufmerksamkeit war in einer Welt voller natürlicher Gefahren schließlich überlebenswichtig. Und so versucht dein Gehirn allen Reizen die gleiche Aufmerksamkeit zu schenken, die es früher Reizen geschenkt hat, die dein Leben gerettet hätten: Tönen, Bewegungen, Lichtänderungen. Es versucht, diese Reize permanent mit deinem Erfahrungsschatz abzugleichen. Aber um zu lernen, was wichtig und was unwichtig ist, braucht dein Gehirn Ruhe. Und die bekommt es nicht, wenn dein Lernprozess dauernd durch neue Reize unterbrochen wird. Die Dauerreizung deiner Sinne durch Handy, Fernsehen, Radio, Werbung und Internet ist oft einfach zu viel. Ich will damit nicht sagen, dass Medienkonsum dein Feind ist. Auch hier macht die Dosis das Gift. Es tut deinem archaischen Hirn einfach gut, auch mal eine reizarme, ruhige Zeit am Tag zu verbringen.

Dazu kommt, dass sich die Ernährungsgewohnheiten stark verändert haben. Norman und Waldtraut lebten von der Hand in den Mund. Sie aßen das, was die Natur hergab, und zwar mehr oder weniger unverarbeitet. Mal hatten sie viel Nahrung zur Verfügung, mal weniger. Aber immer enthielt ihre Nahrung alle Nährstoffe in unverfälschter Form. Heute essen viele Menschen Fastfood, Mikrowellengerichte, industriell verarbeitete und haltbar gemachte Nahrungsmittel. Die natürliche Ernährung bleibt weitestgehend auf der Strecke. Aber, wie bei allem – es ist immer eine Frage der Dosis: Isst du unverarbeitete oder stark verarbeitete Nahrungsmittel? Nimmst du, wie es heute die meisten von uns tun, viel Energie in Form von Kohlenhydraten, also Zucker, zu dir? Oder enthält das, was du isst, zu wenige Nährstoffe? Sitzt du zu viel und bewegst du dich zu wenig? Hat dein Kopf selten Pause, und kommst du auch nachts nicht zur Ruhe? Kommst du mit der Natur in Kontakt oder hältst du dich überwiegend in geschlossenen Räumen oder in der Stadt auf? Alle diese Stressoren sind in Maßen genossen unproblematisch. Im Übermaß verändern sie dein natürliches Milieu. Dein Körper versucht, das auszugleichen. Schafft er es nicht, kommt es zu einem Ungleichgewicht in deinem Körper oder – wie wir es dann nennen – zu Krankheit.

Warum »macht« der Körper ein Symptom?

Wenn du Haselnüsse isst und kurz darauf ein Jucken im Hals, eine kribbelnde Zunge oder sogar Atemnot verspürst, weist dein Körper dich mit diesen Symptomen darauf hin, dass du besser keine Haselnüsse essen solltest, denn du bist vermutlich gegen sie allergisch. Symptome sind ein wichtiges Signal unseres Körpers, mit dem er uns sagen möchte, dass irgendetwas nicht richtig läuft oder dass er gerade etwas in sich hat, das dort nicht hingehört.

Der Körper »macht« ein Symptom, um darauf hinzuweisen, dass deine Gesundheit aus der Balance geraten ist.

Hast du giftige Beeren gegessen, signalisiert dir dein Körper das mit Bauchweh und Erbrechen. Hast du Alkohol getrunken, zeigt dir dein Körper durch Schwindel, Übelkeit und den Kater am nächsten Morgen, wenn es zu viel war. Das Symptom für Blinddarmreizungen ist ein Schmerz im rechten Unterbauch, und eine Erkältung macht sich durch Schnupfen, Halsweh, Fieber und Müdigkeit bemerkbar. Gerade das Symptom Müdigkeit nehmen wir im Alltag viel zu selten ernst. Wenn der Körper Ruhe fordert, hat er meist einen Grund. Während du ruhst, stehen deinem Immunsystem alle körperlichen Ressourcen zur Verfügung; es kann optimal seine Arbeit verrichten und Viren, Bakterien oder Pilze abtöten. Überhörst du die Signale deines Körpers immer wieder, kannst du krank werden.

Je länger ein Ungleichgewicht besteht, desto länger dauert auch seine Heilung. Wenn du eine Grippe hast, dann ist sie nur für kurze Zeit da und innerhalb von ein paar Tagen wieder weg. Hat du eine chronische

Erkrankung, leidest du möglicherweise schon seit einigen Jahren daran. Dann brauchst du entsprechend länger, um sie wegzubekommen. Medikamente wirken direkt, denn die meisten von ihnen setzen an den Symptomen an. Sie schalten Symptome komplett an oder aus. Meistens schalten sie Symptome aus: Fieber ausschalten, Schmerzen ausschalten, Durchfall ausschalten, Verstopfung ausschalten, Darmperistaltik anschalten. Symptome sind schnell ausgeschaltet – Heilung ist jedoch immer ein Prozess.

Ich weiß nicht, was mir fehlt

»Ich weiß nicht, was mir fehlt.« Diesen Satz höre ich immer wieder, wenn ich mit Menschen zu tun habe, die körperlich eigentlich gesund sind, denen es aber dennoch nicht gutgeht. Diese Aussage ist für mich ein wichtiger Hinweis mit unterschiedlichen Bedeutungen: Zum einen kann es sein, dass tatsächlich körperlich etwas fehlt. Oft führt ein unerkannter Mangel an Mikronährstoffen oder eine gestörte Darmflora zu unerklärlichen Symptomen. Aber auch auf der psychischen Ebene hat diese Aussage für mich eine große Bedeutung. Vielen Menschen fehlt es unbewusst an etwas. Das kann körperliche Nähe, Anerkennung, Sicherheit, Schutz oder Ruhe sein. Dieses Bedürfnis steht immer in einem Verhältnis zu: »Wovon habe ich in diesem Moment zu viel, was mir nicht guttut?« Habe ich zu viel Stress? Habe ich meinen Körper mit zu viel oder mit der falschen Nahrung belastet? Habe ich zu viel Ablenkung durch Dinge, was mich nicht zur Ruhe kommen lässt? Jemandem, der im Urlaub ist und sagt: »Ich bin total entspannt. Hier habe ich alles, was ich brauche«, wird in diesem Moment nichts fehlen. Jemand, der einen anspruchsvollen Vollzeitjob hat, unter Zeitdruck steht und gestresst ist, vielleicht zum Entspannen Alkohol trinkt, jede Menge Zigaretten raucht oder viel isst, dem fehlt etwas. Vielleicht fehlt ihm Ruhe, vielleicht fehlt ihm aber auch einfach nur das richtige Gleichgewicht im Leben.

Deshalb lautet meine Definition von Gesundheit:

Gesundheit ist die soziale, emotionale, immunologische und physiologische Fähigkeit des Menschen, sich bestmöglich an die Anforderungen seines individuellen Lebensraums anzupassen. Ziel des Körpers ist es, die eigenen Energieressourcen maximal zu nutzen, was durch die optimale Kooperation und Kommunikation aller Zellen erreicht werden kann. Gesundheit beginnt bereits vor dem eigenen Leben,[9] denn sie wird durch die vorangehenden Generationen beeinflusst, gespeichert und weitergegeben[10] und beeinflusst so die Fähigkeiten, das Verhalten und die Energieressourcen eines Menschen.

Was wird uns in die Wiege gelegt?

Gesundheit beginnt vor dem eigenen Leben. Bereits während der Schwangerschaft der Mutter und im Moment der Geburt werden die Weichen für die Gesundheit eines Menschen gestellt.[11, 12] Im späteren Leben spielt die Art der Geburt ebenso eine Rolle wie die Frage, ob oder wie lange gestillt wurde. Zu wissen, wie dein Leben begann und was dir mit auf den Weg gegeben wurde, kann dir hilfreiche Hinweise für deine heutige Gesundheit liefern.[13]

Die natürliche Geburt (nicht nur für Frauen, sondern auch für Männer wichtig!)

Waldtraut kannte keinen Kreißsaal. Sie bekam ihre Kinder vermutlich in freier Natur, vielleicht alleine, vermutlich mit der Hilfe anderer erfahrener Frauen. So ist es zumindest heute noch bei naturnahen Völkern. Ich möchte gar nicht sagen, dass eine Geburt ohne medizinische Hilfe besser ist als eine mit. Die statistisch kaum noch vorhandene Säuglings- und Müttersterblichkeit spricht für sich. Es lohnt sich trotzdem, genau hinzuschauen, wie eine Geburt möglichst natürlich ablaufen kann und welche Vorteile eine natürliche Geburt für unser Leben mitbringt. In erster Linie sind das Bakterien und die Verbindung durch Entbindung. Diese beiden Faktoren beeinflussen deine Gesundheit ein Leben lang.

Von einer natürlichen Geburt spricht man, wenn das Baby durch den Geburtskanal der Mutter ohne Hilfsmittel das Licht der Welt erblickt. Früher – medizinische Komplikationen seien an dieser Stelle beiseitegelassen – liefen notgedrungen alle Geburten natürlich ab. Deshalb lass uns doch noch einmal einen Blick in die Vergangenheit werfen. Früher war es so, dass die meisten werdenden Mütter in Gesellschaft einer Hebamme oder einer anderen erfahrenen Frau ihr Kind auf die Welt gebracht haben. Meistens in einem stillen, dunklen Raum in den eigenen vier Wänden, wobei die Hebamme einfach nur ruhig in der Ecke sitzt und die Situation beobachtet, um erst dann einzugreifen, wenn die Mutter Hilfe benötigt. Diese ruhige Atmosphäre sorgt dafür, dass die werdende Mutter sich ganz auf sich und ihr Kind konzentrieren kann. Ihr Körper hilft ihr dabei, indem er verschiedene Hormone freisetzt. Da eine Geburt eine schmerzhafte Angelegenheit ist, schüttet er Endorphine aus. Sie machen den Schmerz erträglich und wirken angstlösend. Außerdem sorgt der Körper mit Oxytocin für eine weitere Verminderung der Angst und eine innige Verbindung zum Baby. Ist das Baby auf der Welt, ist alles gut – der intensive Schmerz weicht, das Glücksgefühl durch die Endorphine aber hält noch eine Weile an. Oxytocin wirkt beruhigend, verbindend (darauf gehe ich gleich noch näher ein) und sorgt nebenbei auch dafür, dass Stresshormone wie Adrenalin und Noradrenalin (Stressachsen) verringert werden,[14] was wiederum dazu führt, dass sich die Herzfrequenz, der Blutdruck und die Atemfrequenz von Mutter und Kind beruhigen. Ruhe, Glück und Bindung – für viele Mütter gehört die Geburt zu den intensivsten Momenten in ihrem Leben. Und – als zweifacher Vater weiß ich, wovon ich spreche – das gilt natürlich auch für den Vater.

Ein ruhiges zugewandtes Umfeld begünstigt den harmonischen Verlauf einer natürlichen Geburt. Das mitunter hektische Treiben in großen Kliniken vermittelt sicherlich nicht so viel Geborgenheit wie eine Geburt zu Hause. Fehlt das Gefühl von Ruhe und Geborgenheit, kann das Hormon Oxytocin nicht optimal ausgeschüttet werden. Das kann dazu führen, dass Wehen zu schwach ausfallen oder sogar ausbleiben, was den Verlauf der natürlichen Geburt gefährdet. Trotzdem ist eine Hausgeburt nicht für jede Frau das Richtige. Maßgeblich ist letztendlich immer das Gefühl der Mutter. Sie entscheidet, wo sie sich gut aufgehoben fühlt. Für die eine Mutter ist es das Krankenhaus, weil sie sich dort in sicheren, erfahrenen Händen weiß, für eine andere Mutter ist es das Geburtshaus, und für eine dritte es ist die Geburt zu Hause. Wichtig ist: Alle an einer Geburt Beteiligten müssen dafür Sorge tragen, dass die Mutter in jeder Situation das

Gefühl von Sicherheit, Schutz, Liebe, Geborgenheit und Ruhe erfährt. Bereits in der Vorsorge und Begleitung der Schwangerschaft können die Geburtsbegleiterinnen durch eine sorgfältige Aufklärung sicherstellen, dass die werdende Mutter darüber aufgeklärt ist, wie Nahrungsmittel, Bewegung und Stress auf sie und damit auch auf das Ungeborene wirken. Aufkommende Sorgen oder Ängste sollte man unbedingt besprechen und bearbeiten, damit die werdende Mutter die Geburt selbstbewusst, selbstsicher und mit einem Gefühl der Geborgenheit erleben kann.

Geburt und Verbindung

Es gibt wahrscheinlich keinen Moment im Leben, in dem Menschen so verbunden miteinander sind wie Mutter und Kind während der Schwangerschaft. Physisch sind die beiden über die Nabelschnur miteinander verbunden, und auch die Körperchemie sorgt für Bindung. Hauptdarsteller ist hier das Hormon Oxytocin. Bereits während der Schwangerschaft ist es in höheren Dosen im Blut der werdenden Mutter messbar. Oxytocin gilt als Bindungshormon. Es sorgt für Nähe, Vertrauen und Sicherheit in menschlichen Beziehungen und ist maßgeblich wichtig für soziale Bindungen. Und auch während der Geburt spielt Oxytocin eine wichtige Rolle, denn es sorgt für die Einleitung der Wehen. Je mehr Oxytocin da ist, desto stärker werden die Wehen, und je weiter der Muttermund sich öffnet, desto mehr Oxytocin wird ausgeschüttet. Ist das Baby auf der Welt und saugt das erste Mal an der Brust der Mutter, wird durch diese Berührung die nächste große Portion Oxytocin freigesetzt. Das Hormon dient jetzt dazu, die Laktation, also die Milchproduktion, anzuregen. Da freut sich das Baby. Aber auch die Mutter profitiert von der hohen Dosis, da hierdurch starke Kontraktionen der Gebärmutter ausgelöst werden, die die Nachgeburt erleichtern und Blutungen verhindern. So sorgt die Natur für den Schutz von Mutter und Kind.

Das Stillen hat eine weitere wichtige Aufgabe: Trinkt das Kind an der Brust der Mutter, erfährt es Nähe und Sicherheit. Das Oxytocin sorgt dafür, dass sein Gehirn dieses Gefühl der innigen Verbindung speichert. Bei der Mutter löst es Glücksgefühle aus, die wiederum dafür sorgen, dass sie ihr Kind weiterhin fürsorglich und liebevoll behandelt. In Versuchen mit Mäusen und Schafen wurde festgestellt, dass Tiere mit höherem Oxytocinlevel sich liebevoller um den Nachwuchs kümmerten, sogar in Fällen, wo es nicht der eigene war.[15] Während einer natürlichen Geburt werden Mutter und Kind also von wahren Oxytocinfluten durchspült. Dabei passiert etwas sehr Wichtiges: Die Rezeptoren des Kindes, die gerade erst ihre Aktivität aufnehmen, werden auf »Bindung, Nähe und Liebe«, die wichtigsten Auswirkungen des Oxytocins, geprägt. Diese Prägung beeinflusst nicht nur die Kindheit, sondern wirkt auch für den Rest des Lebens.[16] Das hat die Natur geschickt geregelt, finde ich.

Das Hormon Oxytocin, das während der natürlichen Geburt bei Mutter und Kind ausgeschüttet wird, sorgt für Nähe, Bindung und Liebe.

Geburt und Mikrobiom

Eine natürliche Geburt bringt neben dem Moment der Bindung einen weiteren wichtigen Aspekt für deine Gesundheit mit. Sie legt den Grundstein für eine ausgewogene Darmflora und damit für ein funktionierendes Immunsystem. Auf deiner Haut und in deinem Inneren, auf Schleimhäuten und im Darm, leben Milliarden kleine Untermieter. Bakterien und Mikroben schützen deinen Körper vor schädlichen Eindringlingen und helfen ihm, Nährstoffe aufzunehmen. Jeder Mensch hat ein individuelles Mikrobiom, das er bei seiner Geburt erwirbt – wenn die Geburt natürlich verläuft. Wenn ein Baby auf natürlichem Wege, also durch den Geburtskanal der Mutter, auf die Welt kommt, geht ein Teil der Bakterien des Geburtskanals auf das Baby über. Einige dieser Bakterien stammen auch aus dem Stuhl der Mutter, der beim Pressen in den Geburtskanal gedrückt wird.[17] Das ist nicht eklig, sondern essenziell wichtig für die Entwicklung des Immunsystems des Babys.[18] Zum einen bilden diese Bakterien das Mikrobiom auf der Haut des Kindes, zum anderen siedeln sich die Bakterien, die das Kind während einer natürlichen Geburt durch den Mund aufnimmt, in seinem Darm an und sorgen dafür, dass sich seine Darmflora ausbilden kann.[19] Du kannst dir das vorstellen wie die Rekrutierung kleiner Soldaten. Das Mikrobiom deines Darms gleicht einer hervorragend ausgebildeten Armee. Das sind »die Guten«, die dafür sorgen, dass es keine feindlichen Übernahmen durch die »Bösen« gibt.

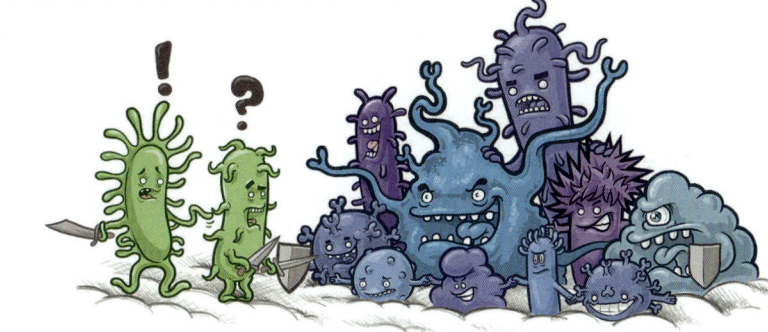

Deine Abwehr besteht aus den unterschiedlichsten Spezialisten. Solange die Reihen deiner Kavallerie nicht gelichtet sind, steht deine Abwehr.

Die nächste Portion hilfreicher Kleinstlebewesen bekommt das Baby an der Brust der Mutter. Zum einen über die Haut der Brustwarze, zum anderen über die Muttermilch wird es mit Antikörpern und weiteren Bakterienkulturen versorgt. Hat deine Mutter selbst zu wenige Darmbakterien, kann sie während der Stillzeit Probiotika zu sich nehmen und ihr Baby durch die Muttermilch »mitversorgen«. Eine ausgewogene Darmflora schützt das Kind vor Unverträglichkeiten, wehrt »schlechte« Bakterien von außen ab und verringert die Wahrscheinlichkeit, Allergien, Nahrungsmittelunverträglichkeiten, Autoimmunerkrankungen wie z. B. Zöliakie (Glutenunverträglichkeit) oder Diabetes Typ 1 und Übergewicht zu entwickeln.[20]

Eine Unterversorgung des Babys mit »guten« Bakterien führt zu einer Schwächung des Immunsystems und erhöht die Wahrscheinlichkeit, dass es als Erwachsener übergewichtig wird.

Die unnatürliche Geburt

Nicht immer sind die Voraussetzungen für eine natürliche und auch natürlich ablaufende Geburt gegeben. Es ist gut, dass es heute medizinische Möglichkeiten gibt, das Leben von Mutter und Kind zu schützen oder sogar zu retten. Trotzdem ist es wichtig zu wissen, welche Konsequenzen eine »unnatürliche« Geburt mit sich bringen kann.

Kaiserschnittgeburt

Ich stelle immer wieder fest, dass viele meiner erwachsenen Klienten den Zusammenhang zwischen Kaiserschnittgeburt und Immunsystem nicht kennen. Das ist nicht weiter verwunderlich, da es zur Zeit ihrer Geburt noch kaum Untersuchungen zu diesem Thema gab. Wie sollen diese Menschen wissen, dass ihr Leiden unter häufigen Infekten mit der Art ihrer Geburt zusammenhängen kann? Wie du eben gelesen hast, nimmt das Baby bei der natürlichen Geburt im Geburtskanal wichtige Bakterien auf. Beim Kaiserschnitt geht das Baby einen anderen Weg, und die Bakterienaufnahme entfällt. Seinem Immunsystem fehlt deshalb der natürliche Startvorgang.[21, 22] Und dann? »Kaiserschnittkinder kommen in ihren ersten Lebensmomenten größtenteils mit der Haut anderer Menschen in Kontakt. Ihre Darmflora müssen sie daraufhin irgendwie zusammenklauben (…)«, erklärt Giulia Enders in ihrem Buch »Darm mit Charme«. Das trifft es ganz gut, denn fehlen die Bakterien aus dem Geburtskanal der Mutter, führt das in vielen Fällen zu einer mangelhaften Besiedlung des Darms und damit zu einem geschwächten Immunsystem.[23, 24] An dieser Stelle ist es mir wichtig, zu erwähnen, dass es durch eine Kaiserschnittgeburt nicht zwingend zu Erkrankungen, Allergien, Nahrungsmittelunverträglichkeiten oder anderen Problemen kommen muss. Allerdings belegt die aktuelle Studienlage, dass es hierbei ganz offensichtlich Zusammenhänge gibt.[25–29] Die Ergebnisse dieser Studien decken sich auch zu einem sehr hohen Anteil mit meiner Erfahrung aus vielen Coachings mit Menschen, die per Kaiserschnitt auf die Welt gekommen sind. Es ist höchste Zeit, dass wir uns den natürlichen Dingen der Welt (wieder)

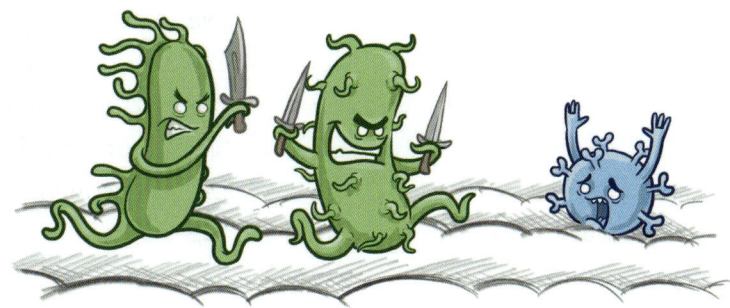

positiv öffnen und erkennen, dass wir uns und unseren Körperzellen Vertrauen schenken können und sollten. Ein Leben in Kooperation mit unseren Zellen erhöht unsere Energieressourcen und trägt damit entscheidend zu unserer Gesundheit bei.

Kaiserschnittkinder haben deshalb ein erhöhtes Risiko, an Infekten zu erkranken, und bekommen häufiger Antibiotika. Das ist ein Teufelskreis, denn diese Medikamente verringern die sowieso schon geschwächte Bakterienbesiedlung im Darm. Stillen kann hier Abhilfe schaffen. Da die Muttermilch aber nicht die gleichen Bakterienstämme liefert wie das Mikrobiom im Geburtskanal, ist zusätzlich die Gabe von Probiotika möglich, die es speziell für Babys gibt. Auch erwachsenen Klienten, die unter häufigen Infekten leiden oder wissen, dass sie per Kaiserschnitt auf die Welt gekommen sind und in ihrem bisherigen Leben mehrfach Antibiotika bekommen haben, empfehle ich, ihre Darmflora mit Probiotika zu unterstützen. Es gibt verschiedene Produkte, die man in Pulverform oder auch als Tropfen zu sich nehmen und rezeptfrei kaufen kann.

Nach einer Kaiserschnittgeburt fehlen dem Baby die wichtigen Bakterien, die es ansonsten im Geburtskanal der Mutter aufgenommen hätte. Das kann zu einer Fehlbesiedlung des Darms und damit zu einem geschwächten Immunsystem führen.

Allerdings ist nicht nur das Fehlen der »guten« Bakterien problematisch. Insbesondere bei einem eingeleiteten Kaiserschnitt mit Hilfe von synthetischem Oxytocin kommt es zu einer verringerten, körpereigenen Oxytocinproduktion. Dies kann dazu führen, dass die Laktation (Milchproduktion) nicht ausreichend angeregt wird und die Mutter ihr Kind entweder nicht ausreichend oder vielleicht sogar überhaupt nicht stillen kann.[30] Kann das Baby nicht sofort nach der Geburt auf der Haut der Mutter oder an ihrer Brust liegen, kommt es zu einer intensiven Stressreaktion der Mutter, aber insbesondere auch des Kindes.

PDA und wehenfördernde Mittel

Der Wunsch nach einer Schmerzlinderung während der Geburt ist nachvollziehbar. Leider hat auch die Periduralanästhesie (PDA) Nebenwirkungen: Bedingt durch den fehlenden Schmerz wird weniger Endorphin produziert. Endorphin ist aber genau wie Oxytocin an der Milchbildung beteiligt.[31] Außerdem hemmt diese Art der Narkose die natürliche Oxytocinausschüttung, was zu den oben genannten Problemen führt. Problematischer noch als die PDA finde ich den Einsatz von wehenfördernden Mitteln. Ist der Geburtstermin erreicht und sind noch keine Wehen vorhanden, kann es dazu kommen, dass der Arzt entscheidet, die Geburt einzuleiten. Um die Wehen zu verstärken, wird der Mutter synthetisches Oxytocin verabreicht. Auch dadurch wird die körpereigene Oxytocinproduktion gehemmt – und das vielleicht dauerhaft.[32]

PDA und wehenfördernde Mittel enthalten künstliches Oxytocin, das die natürliche Produktion von Oxytocin hemmt. Das kann eine lebenslange Auswirkung auf soziale Bindungen haben.

Mit der Geburt und der Versorgung des Nachwuchses hat das Oxytocin seine Aufgabe aber noch lange nicht erfüllt. Seit den 1990er Jahren zeigen immer mehr Studien, wie sehr sich die wichtige Phase der Mutter-Kind-Bindung nach der Geburt auf das Bindungsverhalten im späteren Leben auswirken kann. Die Gabe von künstlichem Oxytocin wird mit der Entstehung von Autismus und ADHS in Zusammenhang gebracht.[33] In Amerika finden heute bereits 80 Prozent aller Geburten unter Einfluss von synthetischem Oxytocin statt. Wenn die These stimmt, dass die Gabe von künstlichem Oxytocin langfristig zu Verhaltensauffälligkeiten wie erhöhter Aggression, einer verringerten Bindungsfähigkeit und einem Mangel an Empathie führt, was bedeutet das dann für unsere Gesellschaft?

Sicherheit und Nähe

Wenn ich den Menschen aus der natürlichen Perspektive betrachte, dann ist ein Aspekt für mich der wichtigste – nämlich das Bedürfnis des Babys, nach der Geburt sofort dorthin zu kommen, wo es sich am allersichersten und am allerbesten geschützt fühlt, nämlich im Arm der Mutter. Woher kommt das kleine Lebewesen, und was hat es bislang kennengelernt? Bis kurz vor der Geburt war es in einer wohligen, schwerelosen Umgebung rundum geborgen, beschützt, in Sicherheit und stets versorgt mit Nahrung und Wärme. Das Licht und auch alle Geräusche waren leicht gedämmt. Sofern seine Mutter nicht in einem chronischen Stresszustand gelebt oder zu hohe Dosierungen von Zucker, Rauschmitteln oder anderen Giftstoffen zu sich genommen hat, wird das Baby optimal versorgt gewesen sein. Der ständige Kontakt zu seiner Mutter war die wichtigste Verbindung und vermittelte dem Baby das Gefühl von Geborgenheit und Sicherheit. Welche Auswirkungen es hat, wenn diese natürlichen Bedingungen und Bedürfnisse von Mutter und Kind nicht erfüllt sind, hat sich in vielen meiner Coachings mit Erwachsenen gezeigt. Sowohl Menschen, die von den Geburtserfahrungen ihrer Eltern bei der eigenen Geburt wussten, als auch diejenigen, die eigene problematische Erlebnisse bei der Geburt der eigenen Kinder gemacht hatten, berichteten das Gleiche: Sie hatten Probleme bei der Bindung und suchten ihr Leben lang nach Nähe, Geborgenheit, Schutz oder Sicherheit. Oft, ohne es zu wissen.

Ich erinnere mich an ein Coaching mit einer Frau, die genau dieses Gefühl hatte. Sie litt unter Übergewicht, war immer unruhig und kam nur dann zur Ruhe, wenn sie Schokolade essen oder Kakao trinken konnte. Sie wusste, dass dieses Verhalten zu ihrem Übergewicht geführt hatte, konnte aber nicht dagegen angehen. Körperlich gesund sagte auch sie: »Mir fehlt etwas. Aber ich weiß nicht, was.« Im Laufe des Coachings haben wir auch über ihre Geburt gesprochen. Sie sollte natürlich zur Welt kommen, doch es gab Komplikationen. Die Geburt wurde unterbrochen, und sie wurde per Kaiserschnitt geholt. Wie es damals so üblich war, wurde sie nicht sofort zu ihrer Mutter, sondern in ein anderes Zimmer gelegt, weil noch einige Untersuchungen gemacht werden mussten. Deshalb kam sie erst nach ein paar Stunden zu ihrer Mutter zurück. Sie musste noch eine Weile im Krankenhaus bleiben, wiederum größtenteils allein, und auch ihre Zeit als Kleinkind war davon geprägt, dass sie aufgrund wiederkehrender Infektionen häufiger ins Krankenhaus musste. Auch da war sie längere Zeit von ihrer Mutter getrennt. Als wir über diese Dinge sprachen, fiel ihr auf, dass sie seit ihrer Kindheit und Jugendzeit bis heute das große Bedürfnis hat, mit ihrer Mutter zu kuscheln. Dafür schämte sie sich. Sie fand dieses Verlangen für eine erwachsene Frau nicht normal und versuchte, die körperliche Nähe, so gut es ging, zu vermeiden. Sie suchte nach Nähe und Sicherheit. Genau *das* fehlte ihr. Sie suchte die Nähe zu ihrer Mutter, um den Ausgleich dafür zu finden, was in ihrer Babyzeit, in dieser wichtigen Prägungszeit, nicht vorhanden war.

Ich habe ihr die Empfehlung gegeben, das in einem Gespräch mit ihrer Mutter zu verarbeiten. Ich bat sie, ihr Bedürfnis nach Nähe so zu formulieren, dass es keine Wertung, keine Schuldzuweisung und keine Vorwürfe enthielt. Es war eben so, wie es war. Es gibt Dinge, die man nicht mehr ändern kann. Man kann aber darüber sprechen, dass es möglicherweise eine Beziehung dazu gibt, dass einem etwas »fehlt«. Das hat sie getan. Ihre Mutter war sehr gerührt. Sie hatte zwar bemerkt, dass ihrer Tochter etwas fehlte, aber nie darüber nachgedacht, dass es vielleicht mit der stressigen und besorgniserregenden Zeit ihrer Geburt in Zusammenhang stehen könnte. Die beiden haben daraufhin vereinbart, die Zeit, die sie miteinander verbringen, wertschätzend wahrzunehmen und zu erleben. Sie nehmen sich heute viel in den Arm, kuscheln miteinander und holen das auf, was nicht nur der Tochter, sondern auch der Mutter gefehlt hat. Auch die Mutter hatte nämlich großen Stress, als ihre kleine Tochter nicht bei ihr war. Meine Klientin ist heute übrigens viel entspannter und ruhiger geworden, sie muss ihre innere Unruhe nicht mehr mit Schokolade besänftigen. Ende des Liedes: Sechs Kilo Gewichtsverlust durch Schmusen — und ohne Sport und Ernährungsumstellung. Klingt komisch? Ist aber exakt die Geschichte einer meiner Klientinnen. Und es ist nicht die einzige. In meiner Praxis habe ich viele andere, sehr ähnliche Geschichten erlebt, die ebenfalls über Nähe und Körperkontakt zu neuen Verbindungen — mit sich selbst und zu anderen Menschen — geführt haben. Wie wichtig und weitreichend körperliche Nähe ist, liest du später in Kapitel 4.

Das Bedürfnis nach Nähe ist ein archaisches Muster in unserer Biologie. Wenn man von den Menschenaffen absieht, gibt kein anderes »Säugetier«, dessen Nachwuchs so lange auf Schutz und Fürsorge angewiesen ist, als den Menschen. Das Bindungshormon Oxytocin ist uralt. Es wirkt als Neurotransmitter über das parasympathische Nervensystem und beeinflusst die Verwertung von Nahrung und damit Erholungs-, Wachstums- und Heilungsprozesse. Vor allem fördert Oxytocin jedoch soziale Bindungen, Nähe und Vertrauen.[34, 35] Norman war nur im Zusammenhalt mit seiner Gruppe überlebensfähig. Oxytocin sorgte auch damals schon dafür, dass die Gemeinschaft erhalten blieb. Und heute ist das nicht anders. Fehlt uns Nähe, fühlen wir uns in unserem Überleben bedroht.

Das Immunsystem

Im Mutterleib warst du lange gut geschützt. In der behaglichen Sicherheit der Fruchtblase konnten dir weder Bakterien noch Fremdkörper etwas anhaben. Doch seit dem Moment deiner Geburt musst du allein klarkommen. Ausgestattet mit dem, was deine Mutter dir mitgeben konnte, wirst du ins Leben entlassen. Hast du das Glück, natürlich geboren und gestillt worden zu sein, hast du ein gut ausgestattetes Mikrobiom und damit einen gut ausgebildeten Beschützer gleich mitgeliefert bekommen: dein Immunsystem. Dein Immunsystem schützt dich vor Angriffen von außen.

Grenzen – Aufgaben des Immunsystems

Husten, Schnupfen, Schmutz und Gifte. Deine Umwelt bietet ein unendliches Arsenal an Gefahren für deinen Körper. Dafür, dass du trotzdem nicht dauernd krank wirst, sorgt dein Immunsystem. Seine Aufgabe ist es, eine Grenze zu ziehen, Freunde wie Nährstoffe hereinzulassen und Bedrohungen für deine Gesundheit zu erkennen und abzuwenden. Physiologisch betrachtet, endet der Mensch an seiner Hautoberfläche. Die Haut grenzt dein Inneres von der Außenwelt ab. Ein unsichtbarer Schutzfilm auf der Haut schützt dich vor Strahlung und dem Eindringen von Fremdstoffen und Bakterien. Deine Haut stellt damit die äußere Barriere deines Immunsystems dar. Die innere Grenze bilden deine Schleimhäute. Sie befinden sich an allen Körperöffnungen, wo sie eine Schutzfunktion gegen eindringende Schmutzpartikel oder Krankheitserreger ausüben, und in den Hohlorganen deines Körpers, wie Luftröhre und Bronchien, dem weiblichen Genitaltrakt, den harnableitenden Wegen sowie dem Magen-Darm-Trakt. Im Inneren des Körpers sorgen die Schleimhäute dafür, dass nichts in deine Blutbahn gerät, was dort nicht hingehört. Besonders wichtig für deine Gesundheit ist die Schleimhaut deines Dünndarms. Sie nimmt eine Fläche von etwa 400 Quadratmetern ein und hat, obwohl sie tief im Inneren deines Körpers liegt, intensiven Kontakt mit der Außenwelt. Alles, was du isst, inklusive der enthaltenen Nähr-, aber auch Schadstoffe, Bakterien, Parasiten, Pilze und Viren, kommt hier vorbei. Da gilt es, Gut von Böse zu unterscheiden, zu sortieren, Freunde willkommen zu heißen und Feinde abzuwehren. Schafft es ein Erreger bis in den Darm, tritt das Immunsystem sofort auf den Plan, um ihn zu bekämpfen. Im Dünndarm befindet sich der Großteil aller Immunzellen deines Immunsystems. Deshalb ist die Gesundheit deines Darms so wichtig für die Stärke deines Immunsystems.

Dein Immunsystem ist dazu da, deine Grenzen gegen Eindringlinge von außen zu sichern. Es geht gegen Schadstoffe und Gifte, aber auch Krankheitserreger wie Bakterien, Viren und Pilze vor, die deine Grenzen durchdringen wollen.

Dein Immunsystem ist sehr flexibel: Das angeborene Immunsystem stellt Basisabwehrmechanismen bereit, die blitzschnell in Kraft treten, sobald sich ein unbekannter Reiz deinem Körper nähert. Kommt es nicht weiter, hilft das erworbene Immunsystem und entwickelt eine neue Strategie.

Das angeborene Immunsystem

Das angeborene Immunsystem ist ein Jahrmillionen altes Abwehrsystem, das von Anfang an unterscheiden kann, was eine Gefahr für dich bedeutet oder gut für dich und deinen Körper ist. Dein angeborenes Immunsystem besteht aus mehreren Teilen, die sehr schnell reagieren und sehr aufmerksam gegenüber Reizen aus der Außenwelt sind. Die erste Barriere bilden deine Haut und deine Schleimhäute. Deine Haut schützt deinen Körper vor dem Eindringen von Fremdkörpern. Deine Schleimhäute sorgen in deinem Inneren dafür, dass keine Keime in deinen Körper gelangen, die dort nichts zu suchen haben. Mit Hilfe chemischer Stoffe wie deiner Magensäure, Schleim und Enzymen sorgen sie dafür, dass Eindringlinge unschädlich gemacht oder aus dem Körper transportiert werden. Dein Immunsystem macht da keinen großen Unterschied zwischen Schmutz, verdorbenen Lebensmitteln oder Bakterien. Fremde im Haus?

Auf sie mit Gebrüll! Norman beißt gedankenverloren in das Stück Fleisch, das neben der Feuerstelle liegt. Leider liegt es da schon seit vorgestern. Ungünstigerweise qualmt das Feuer gerade und lenkt seine Nase ab, sie hätte ihn sicherlich gewarnt. Hat sie aber nicht. Dafür erkennt sein angeborenes Immunsystem sofort, dass seine Gesundheit, wenn er das, was er da gerade kaut, jetzt runterschluckt, in Gefahr ist. Norman muss würgen. Spuckt er das verdorbene Fleisch nicht aus, sondern schluckt es doch runter, dauert es nicht lange, und er bekommt gehöriges Bauchgrummeln. Sorgt jetzt nicht ein Brechreiz dafür, dass das gammelige Essen den gleichen Weg zurück nimmt, den es gekommen ist, befördert ein flotter Durchfall die Keime, die sich im Fleisch versteckt haben, mit Schwung nach draußen. Das angeborene Immunsystem bewahrt ihn damit vor einer Lebensmittelvergiftung.

Ähnliches passiert immer, wenn Keime in dein Inneres vordringen: Erkältungsbakterien werden durch eine laufende Nase aus dem Körper gespült, der Splitter im Finger entzündet sich und eitert, wenn alles nichts mehr hilft, erzeugt dein Körper Hitze, und du bekommst Fieber. Diese mitunter lästigen Reaktionen sind ein Zeichen dafür, dass dein Immunsystem alle Kräfte aufbietet, feindliche Eindringlinge abzuwehren. Innerhalb weniger Stunden werden die Erreger aufgespürt und bekämpft. Ist das nicht faszinierend? Ich bewundere immer, wie effektiv die zweite Abwehrlinie deines angeborenen Immunsystems arbeitet. Dieses archaische System kennt seine Feinde. Rauch, Bakterien, giftige Beeren, Schmutz in Verletzungen werden effektiv abgewehrt. Deshalb solltest du dein Immunsystem auch arbeiten lassen. Jeder Schnupfen transportiert Erreger aus deinem Körper, jeder Fieberschub tötet die Angreifer ab. Da das für den Körper anstrengend ist, tritt das Immunsystem normalerweise nur dann in Aktion, wenn es wirklich notwendig ist.

Das erworbene Immunsystem

Sollte die Abwehr des angeborenen Immunsystems scheitern, tritt das erworbene Immunsystem auf den Plan. Das erworbene Immunsystem ist in der Lage zu lernen. Kommt ein Grippevirus das erste Mal in deinen Körper, kann es passieren, dass er vom angeborenen Immunsystem nicht erkannt wird. Das Virus macht sich dann in deinem Körper breit, und du erkrankst an einer zünftigen Grippe. Nach einer Weile hat es deine Abwehr geschafft, die Grippeerreger zu erledigen. Gleichzeitig hat sie Gedächtniszellen gebildet, die sich das »Gesicht« des Grippevirus genau einprägen. Das nächste Grippevirus wird deshalb sofort erkannt und bekämpft. Eine zweite Infektion verläuft deshalb oft wesentlich leichter als die erste. Manchmal verläuft sie sogar folgenlos, wie zum Beispiel bei Kinderkrankheiten, gegen die du immun wirst; das heißt, du kannst sie also nur einmal im Leben bekommen.

Dein archaisches Immunsystem ist Schmutz, Mikroben und Bakterien nicht nur gewohnt, sondern es steht sogar in Kontakt mit diesen Kleinstlebewesen, und dieser Kontakt führt dazu, dass dein Immunsystem etwas zu tun hat. Es lernt, mit ihnen umzugehen, und passt seine Reaktion entsprechend an. Je mehr es lernen kann, desto besser ist es in der Lage, zwischen Freunden und Feinden zu unterscheiden. Menschen, die ihr Leben lang viel lesen und mit offenen Augen durch die Welt gehen, lernen mehr als diejenigen, die jeden Abend nur vor dem Fernseher hocken und sich berieseln lassen. Genauso ist es auch mit unserem Immunsystem. Mehr sehen und erfahren bedeutet mehr wissen und besser anwenden.

Norman hat sich nicht stündlich die Hände mit antiseptischer Seife gewaschen und auch nicht täglich die Höhle feucht durchgewischt. Er hat mit den Händen gegessen und sicherlich das ein oder andere Würmchen mitverspeist. Wie meine Oma immer sagte: »Dreck reinigt den Magen.« In gewisser Form hatte sie damit recht. Nur dass der »Dreck« nicht reinigt, sondern das Immunsystem aktiv hält. Studien belegen, dass Kinder, die in steriler Umgebung aufwachsen und deren Immunsystem nicht mit Antigenen von Viren, Bakterien oder Parasiten konfrontiert wird, eher an Allergien, Nahrungsmittelintoleranzen und Autoimmunerkrankungen leiden als Kinder, die beispielsweise auf dem Bauernhof groß werden, wo sie in Kontakt mit Stallmist, Tieren und Ackerboden kommen oder Haustiere haben.[36, 37] Fehlen dir »alte« Stressoren wie der »Dreck«, ist das nicht gut für dich. Selbst von der Anwesenheit von Parasiten kann dein Immunsystem profitieren. Man hat festgestellt, dass Allergien unter anderem deshalb entstehen, weil der Körper versucht, Parasiten loszuwerden. Die Parasiten aber profitieren davon, möglichst lange in einem möglichst lebendigen Wirt zu überleben. Sie haben sich deshalb Mechanismen zugelegt, das Immunsystem des Wirts zu manipulieren, in diesem Fall zu beider Vorteil. Sie regen die Produktion regulatorischer Zellen an, die das Überschießen des Immunsystems verhindern. Es gibt Ansätze, bestimmte Parasiten, die alte Bekannte des menschlichen Körpers sind, zur Behandlung von Autoimmunerkrankungen zu nutzen. Erste Studien belegen, dass zum Beispiel Würmer den Verlauf von multipler Sklerose, Asthma oder chronischen Darmerkrankungen lindern können.[38]

Du bist nicht allein – deine »Mitarbeiter«

Einer der wichtigsten Aspekte für ein gut funktionierendes Immunsystem ist eine intakte Darmflora. Mehrere hundert unterschiedliche Bakterienstämme mit einer Gesamtzahl an Kleinstlebewesen, die die Zahl deiner Körperzellen mehrfach übersteigt, leben in deinem Darm verträglich miteinander und bilden eine lebendige Schicht an deiner Darmwand. Dort erfüllen sie die unterschiedlichsten Aufgaben. Damit das funktioniert, braucht es wieder einmal Kooperation. Kannst du dir vorstellen, was los wäre, wenn sich die Bevölkerung deines Darms nicht einigen könnte? Nichts mehr.

Deine »Mitarbeiter« sind permanent damit beschäftigt, für dich zu arbeiten. Sie bilden Vitamine und Fettsäuren, die dein Körper braucht, und bereiten die Nährstoffe, die du mit der Nahrung zu dir nimmst, für die Aufnahme in deinen Körper vor.[39, 40] Damit garantieren sie deine Nährstoffversorgung. Ohne die Arbeit der Bakterien und Mikroben in deiner Darmflora würdest du wertvolle Nährstoffe wieder ausscheiden, die Nahrung schlechter verdauen und häufiger krank werden, denn deine Darmflora stellt die erste Kavallerie deines Körpers. Sobald sich ein Eindringling nähert, schreitet sie zur Tat. Hast du zum Beispiel ein Stück Brot gegessen, das Schimmelsporen enthält, gelangen diese Erreger mit dem Brot in deinen Darm. Erreger haben immer *ein* Ziel – sie wollen in den Organismus eindringen, sich dort verteilen und vermehren. Um in die Blutbahn zu gelangen, müssen sie an den Epithelzellen vorbei die Darmwand passieren. Wartet dort bereits die riesige Bakterien-Kavallerie mit gezückten Säbeln und verwehrt ihnen Schulter an Schulter stehend die Passage, werden sie das nicht schaffen. Sie werden dann auf dem natürlichen Weg wieder ausgeschieden. Doch was passiert, wenn die Reihen deiner Kavallerie Lücken aufweisen? Dann sind deine Grenzen nicht mehr sicher. Kann sich ein Grippevirus, das über Tröpfcheninfektion in deinen Darm gelangt ist, an den Darmbakterien vorbeimogeln, weil die Abwehr lückenhaft ist, kann es sich in deiner Blutbahn breitmachen und eine Immunreaktion verursachen. Aber wie entstehen diese Lücken?

Die geschädigte Darmflora

Auch wenn du auf natürlichem Weg zur Welt gekommen und lange gestillt worden bist, gibt es etliche Faktoren, die deiner Darmflora zusetzen können. Bereits deine tägliche Ernährung kann zur Verringerung deiner Darmbakterien beitragen. Vielleicht hast du dich mit der ein oder anderen Mahlzeit selbst beschossen. Eine einseitige Ernährung mit viel Weißmehl und Zucker, wiederholte Einnahme von Antibiotika und der Nährstoffräuber »Stress« können dazu führen, dass die körpereigenen

Bakterien verringert werden. Auch ein Mangel an Mikronährstoffen oder Vitaminen kann zu Schäden führen. Dein Mikrobiom braucht ganz bestimmte Bedingungen, um optimal arbeiten tun können. Ein wichtiges Vitamin für die Darmgesundheit ist das Vitamin B_{12}, auch *extrinsic factor* genannt. Es versorgt die Darmbakterien mit Energie. Auch die anderen B-Vitamine, Vitamin D, Vitamin C, Vitamin E und Glutathion spielen eine wichtige Rolle.

Solltest du in den letzten Jahren, vielleicht sogar mehrfach, Antibiotika eingenommen haben, wird deine Darmflora vermutlich eine stark verringerte Zahl von Darmbakterien aufweisen. Das ist insbesondere dann wahrscheinlich, wenn dein behandelnder Arzt während der Erkrankung keinen Abstrich gemacht hat. Ein Abstrich würde dem Arzt Klarheit darüber bringen, welche Bakterienart genau in deinem erkrankten Körper ihr Unwesen treibt. Er hätte dann die Möglichkeit, ein passgenaues Antibiotikum einzusetzen, das ausschließlich diesen Erreger bekämpft. Häufig ist es aber leider so, dass stattdessen ein Breitbandantibiotikum verschrieben wird. Dieses Medikament bekämpft neben dem spezifischen Erreger gleich auch deine körpereigenen, schützenden Darmbakterien. Dann passiert das, was ich oben beschrieben habe: Die Reihen deiner Kavallerie bekommen Lücken und können Eindringlinge nicht mehr so gut abwehren.

Und noch etwas passiert. Die Kavallerie kann auch die »*tight junctions*«, die kleinen Schranken zwischen den Epithelzellen, nicht mehr beschützen.[41] Diese kleinen Schranken kannst du dir wie Schlagbäume an einem Grenzübergang vorstellen. Angreifern ist der Zutritt zur Blutbahn verboten. Sind keine Darmbakterien da, die die *tight junctions* bewachen, haben Feinde ein leichtes Spiel. Ein spezieller Feind für deinen Körper ist das Klebereiweiß Gluten.

Offene Grenzen

Fluffiges Weißbrot, Burgerbrötchen und knuspriger Pizzateig haben eins gemeinsam: Sie sind lecker und bestehen aus Weizen. Und sie enthalten von allen Getreidesorten am meisten Gluten. Gluten ist ein Eiweiß, das in vielen Getreidesorten enthalten ist. Wie der Begriff *Eiweiß* schon vermuten lässt, handelt es sich beim Gluten um ein Proteingemisch.

Wenn du das Klebereiweiß *Gluten* vermeiden möchtest, solltest du auf folgende glutenhaltigen Getreidesorten verzichten:

➡ Weizen

➡ Dinkel

➡ Gerste

➡ Roggen

➡ Triticale

➡ Grünkern

➡ Kamut (Khorasan-Weizen)

➡ Emmer

➡ Einkorn (Hafer)

Lies bei Fertigprodukten die Zutatenliste. Manche Produkte wie Seitan bestehen aus oder enthalten Weizeneiweiß – Gluten! Dieses gut klebende Gemisch, das auch dafür sorgt, dass der Pizzateig sich so schön ziehen lässt, ist in der Lage, die *tight junctions* aufzubrechen; dadurch kann es in die Zellen eindringen und Immunreaktionen auslösen.

INFO

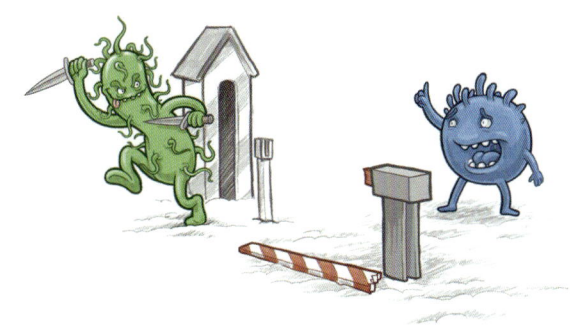

Das Immunsystem schickt nun Fresszellen, die in die Epithelzellen hineinwandern und eine Entzündungsreaktion auslösen; sie kann so stark sein, dass die gesamte Epithelzelle zerstört wird. Wenn nur eine Epithelzelle betroffen wäre, könnte dein Körper damit klarkommen. Wenn du jetzt aber von Brötchen, Pizza und Nudeln lebst, nimmst du viel Gluten zu dir, und zu viel Gluten führt wiederum zu vielen zerstörten *tight junctions* und vielen zerstörten Epithelzellen. Deine Darmschleimhaut wird löchrig – es entsteht ein »Leaky-gut-Syndrom«.

INFO

Leaky-gut-Syndrom

Übersetzt bedeutet *leaky gut,* einen porösen oder genauer gesagt durchlässigen Darm zu haben. Wenn du häufige Antibiotikabehandlungen erhalten hast, dein Leben von chronischem Stress geprägt ist, du möglicherweise per Kaiserschnitt geboren und nur wenige Monate gestillt wurdest und du viel Zucker und wenig Obst und Gemüse isst, erhöhst du die Gefahr, einen *leaky gut* zu entwickeln. Seine Folgen können häufige Infekte, Abgeschlagenheit und Müdigkeit, Unruhe, Verdauungsstörungen, Durchfall, Kopfschmerzen, Glieder-, Muskel- und Sehnenschmerzen oder auch das Entstehen von Nahrungsunverträglichkeiten bis hin zu neu auftretenden Allergien sein. Ebenso kann es sein, dass du Schwierigkeiten hast, Gewicht zuzunehmen oder Übergewicht entwickelst.

Werden Epithelzellen im Darm zerstört, kommt es zu einer höheren Durchlässigkeit der Schleimhaut, dem »Leaky-gut-Syndrom«.

Beim Leaky-gut-Syndrom ist deine Darmbarriere durchlässig, das heißt, deine Grenzen sind offen. Gluten und auch andere Substanzen oder Viren können jetzt ungehindert in deine Blutbahn gelangen. Sofort wird Alarm ausgerufen, dein Immunsystem wird aktiviert und verursacht eine

Entzündungsreaktion, die dafür sorgen soll, die Eindringlinge wieder loszuwerden. Diese Entzündung bemerkst du meist erst im chronischen Zustand, da dein Körper eine lange Zeit in der Lage ist, mit dieser Situation umzugehen. Für die meisten Menschen ist der Zustand ja »normal«, da sie mit Brot und einer bestimmten Ernährungsform aufgewachsen sind und einen anderen Befindlichkeitszustand gar nicht kennen. Da eine chronische Entzündung auf Dauer aber eine Energiemangelsituation auslöst, kommt dein Körper irgendwann in Bedrängnis. Und Bedrängnis ist immer Stress im Körper. Messbar wird dieser chronische Stress durch verschiedene Entzündungsmarker, wie z. B. Kortisol oder den high sensitive CRP-Wert. Dein Körper versucht, die Kontrolle, die er durch das Eindringen des Glutens verloren hat, wieder zu übernehmen. Das kostet ihn sehr viel Energie, weil der Körper aus Eiweiß neue Immunzellen produzieren muss. Deshalb sind Menschen mit Unverträglichkeiten häufig extrem müde. Fehlt Energie im Körper, fehlt sie häufig auch im Kopf, was dazu führen kann, dass zusätzlich Kopfschmerzen oder Migräne entstehen. Je besser du deinen Feind kennst, desto besser kannst du mit ihm umgehen. Wenn du weißt, dass es das Gluten ist, das deine Grenzen überschreitet, kannst du ihm den Zutritt verwehren. Es bringt Unfrieden in deinen Körper, und du willst Frieden. Logische Konsequenz? Solange deine körpereigenen Barrieren noch offen sind, erteilst du ihm Hausverbot. Ob du eine Glutenunverträglichkeit hast, kannst du bei einem Arzt untersuchen lassen.

Neue Feinde – molekulare Mimikry

Das Gluten ist noch recht einfach zu erkennen. Es gibt aber auch Feinde, die sich als Freunde tarnen und auf diese Weise das Immunsystem austricksen. Butyrophilin ist ein Eiweiß, das z. B. in Kuhmilch enthalten ist. Die Struktur dieses Proteins ähnelt der Struktur eines anderen Proteins, das in unserem Körper Nervenfasern umgibt: die Myelinscheiden. Bei multipler Sklerose werden genau diese Nervenfasern vom eigenen

Immunsystem angegriffen. Wenn man Milchprodukte zu sich nimmt, kommen die Butyrophilinproteine in den Körper, und die Immunzellen sind nicht in der Lage, exakt zu unterscheiden, ob dieses Protein ein körperfremdes oder körpereigenes Gewebe ist. So kann es sein, dass das Immunsystem nicht nur das Butyrophilin angreift, sondern auch die eigenen Körperzellen: die Myelinscheiden. Genau dann kommt es zu einer Immunreaktion (einem »MS-Schub«) im Körper.[42]

Diese Taktik der Bakterien, sich als körpereigen zu tarnen, nennt man »molekulare Mimikry«. Mimikry bedeutet so viel wie »Nachahmen«. In der Natur ist Mimikry weit verbreitet. Es gibt zum Beispiel eine gelbschwarz gestreifte Fliegenart, die Wespen ziemlich ähnlich sieht. Diese harmlosen Tiere »leihen« sich die Wespenoptik, um ebenso abschreckend zu wirken wie diese wehrhaften Tierchen. Somit zeigen sie möglichen Feinden: »Pass auf, komm mir nicht zu nahe, sonst steche ich dich!« Bakterien haben das gleiche Interesse – auch sie wollen überleben. Problematisch wird das, wenn dein Körper meint, gegen körperfremde Bakterien vorzugehen, dabei aber dein eigenes Gewebe angreift. Du kannst dir das vorstellen wie an der Passkontrolle: Ich zeige meinen Ausweis und werde verhaftet. Warum? Der Sicherheitsbeamte hat mich mit meinem Bruder verwechselt. Der ist ein gesuchter Terrorist, und wir sehen uns wirklich unglaublich ähnlich. Leider haben wir auch noch identische Passfotos. Beide tragen wir das gleiche T-Shirt, haben die gleiche Haarfarbe und Frisur und genau den gleichen Gesichtsausdruck. Der einzige Unterschied ist, dass mein Zwillingsbruder eine winzige Narbe an der Augenbraue hat, die nie jemandem auffällt. Auch dem Sicherheitsbeamten nicht, wie meine Verhaftung eindeutig zeigt. Ich kann sagen, was ich will, ich werde eingesperrt.

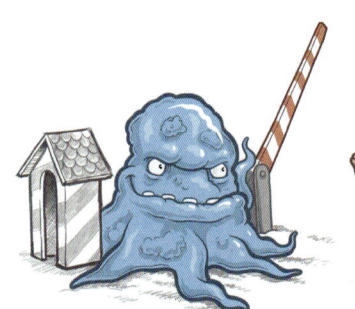
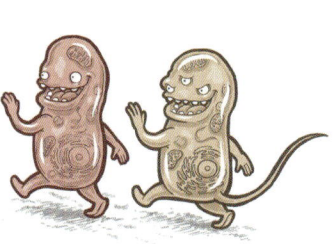

Die Grenzen schließen

Warum ist es wichtig, das zu wissen? Wenn du verstehst, welche Feinde versuchen, dein Immunsystem auszutricksen, und wie eine gesunde Darmflora dir hilft, dein Immunsystem zu unterstützen und Eindringlinge wie Viren und Bakterien abzuwehren, kannst du darauf Einfluss nehmen, wie gesund deine natürliche Barriere ist. Du kannst deine Grenzen stärken, indem du dein Mikrobiom durch natürliche Ernährung und gegebenenfalls Probiotika unterstützt. So sorgst du dafür, dass dein Körper immunologisch gesund bleibt. Das Problem ist kein Problem mehr, wenn du weißt, wie du es löst. Auch an dieser Stelle geht es wieder einmal um deine Einstellung. *Du* entscheidest – und niemand anderes –, was du isst. Du hast die Wahl, zu entscheiden, wie viel Fastfood, Weißmehl und Zucker du dir zumutest. Es liegt in deiner Macht, mit deiner Ernährung ausreichend Vitamine, Mineralien und Spurenelemente zu dir zu nehmen. Und du hast Einfluss darauf, wie du mit Stress umgehst. Du weißt jetzt, dass häufige Antibiotikaanwendungen deine Darmflora zerstören. Und dass du mit natürlicher Ernährung und Probiotika etwas dafür tun kannst, damit du gut geschützt bist.

Eine natürliche Ernährung leistet bereits einen erheblichen Beitrag, die Darmflora zu pflegen und dein Mikrobiom wieder aufzubauen. Daneben gibt es therapeutische Maßnahmen, dem Körper Darmbakterien zuzuführen. Auch das funktioniert über natürliche Nahrungsmittel. Fermentiertes Gemüse zum Beispiel enthält viele Milchsäurebakterien. Gut erhältlich und extrem gesund ist rohes Sauerkraut, das durch die Vergärung von Weißkohl entsteht. Es ist eine wahre Vitamin-und-Milchsäurebakterien-Granate. Während die Bakterien von deiner Darmflora freudig begrüßt werden, bringt das Sauerkraut zusätzlich noch eine große Portion Vitamin C, Folsäure, Vitamin K und B-Vitamine mit. Gerade die Kombination aus B-Vitaminen und Milchsäurebakterien ist in der Lage, eine angegriffene Darmschleimhaut zu regenerieren. Das Sauerkraut sollte allerdings frisch und nicht aus der Dose verzehrt werden, da durch das

Erhitzen zur Haltbarmachung in den Dosen wichtige Vitamine zerstört werden. Frisches Sauerkraut bekommst du in Reformhäusern und auf dem Markt. Wenn du es selbst herstellen möchtest, findest du Anleitungen und Tipps im Internet.

Wenn der Körper nicht funktioniert, halte ich es für schwierig, davon auszugehen, dass dem Körper nur ein einziges ganz bestimmtes *Ding* fehlt. Die Funktionsweise des menschlichen Körpers ist mit all seinen Abläufen viel zu komplex, als dass man sagen könnte, das Immunsystem funktioniert nicht richtig, nur weil Vitamin B_{12} fehlt. Ein Mangel an Vitamin B_{12} ist zwar ein wichtiger Marker dafür, dass den Darmbakterien der wichtigste Energielieferant fehlt und sie deshalb nicht richtig funktionieren. Aber noch einmal: Dein Körper ist ein Gesamtkomplex, ein Gesamtgefüge, und du brauchst von allem etwas. Je vielseitiger und je natürlicher du isst, desto mehr Nährstoffe lieferst du deinem Körper und desto mehr kann dein Körper davon aufnehmen, verwandeln und deinen Zellen und deinem Immunsystem zur Verfügung stellen.

Stress und wie wir mit ihm umgehen

»Ich habe Stress.« Ich wette, auch du wirst diesen Satz schon häufig benutzt haben. Wenn wir sagen, dass wir Stress haben, meinen wir damit dieses atemlose Gefühl von Zeitnot, zu viel Arbeit bei zu wenig Zeit, Frust in der Beziehung, Ärger mit dem Chef oder dem nervigen Nachbarn. Wir fühlen uns unter Druck gesetzt, bedrängt, und manchmal bleibt uns vor lauter Anspannung fast die Luft weg. Dauert dieser Zustand zu lange an, werden wir krank.

Was ist Stress?

Jeder kennt dieses Gefühl. Unsere Zeit ist geprägt von Stress. Jeder hat ihn, aber was genau *ist* Stress? Schlägt man den Duden auf, steht da: »Stress ist eine erhöhte Beanspruchung, Belastung physischer oder psychischer Art.« Ja, das merken wir selbst. Belastung, klar. Wikipedia beschreibt Stress als durch »spezifische äußere Reize hervorgerufene psychische und physische Reaktionen bei Lebewesen, die zur Bewältigung besonderer Anforderungen befähigen, und zum anderen die dadurch entstehende körperliche und geistige Belastung«. Schon wieder Belastung, aber zu was bitte befähigt uns der Stress? Zur Schnappatmung? Ich habe dann noch einmal im etymologischen Lexikon nachgeschaut, woher das Wort *Stress* eigentlich kommt. Und das ist spannend, denn die Wortherkunft beschreibt genau, was passiert und wie es uns damit geht: »Aus dem Englischen kommend steht *Stress* für Gewicht, Beanspruchung, Belastung, Spannung. Das lateinische *distringere* bedeutet ›zusammenschnüren und einengen‹, das altfranzösische *estrece* so viel wie ›Enge, Druck, Bedrückung‹.«

Das trifft es gut: Wer Stress hat, unterliegt einer starken Belastung, fühlt sich eingeengt und bedrückt, steht unter Druck. Das betrifft sowohl die körperliche als auch die psychische Seite.

Akuter Stress

Stress verspürt der Mensch, solange es ihn gibt. Auch Norman hatte Stress. Heftigen Stress mitunter, aber trotzdem eine ganz andere Art von Stress, als wir ihn heute kennen. Für Norman war Stress wichtig, denn er hat ihm so manches Mal den Pelz gerettet. Aber sieh selbst: Gerade ist der fröhliche Steinzeitmann unterwegs im Neandertal an der Düssel. Er wandert fröhlich pfeifend durchs Unterholz, als er es plötzlich knacken hört. Seine Nackenhaare stellen sich auf. Ein scharfer Geruch steigt ihm in die Nase. »Gar nicht gut!«, denkt er. »Das riecht nach Säbelzahntiger.« Und da steht die Bestie auch schon, groß, sabbernd und knurrend, zum Sprung bereit. Und Norman? Sein Herz rast, er beginnt zu schwitzen, Energie schießt durch seinen Körper. Genug Energie, um zu kämpfen. Norman überlegt blitzartig. Oder – um wegzulaufen. Er holt noch einmal tief Luft, dreht sich um und rennt, was das Zeug hält. Hinter sich hört er das Keuchen und Grollen des hungrigen Raubtiers. Jetzt keinen Fehler machen, denkt Norman und schlägt einen Haken. Er springt über eine niedrige Dornenhecke und reißt sich die Wade auf. Verdammt! Da, der Felsüberhang, hinter dem seine Höhle liegt! Wenn er es schafft, die Kante zu erreichen und sich hochzuziehen, ist er in Sicherheit. Aber von dieser Seite ist sein Lagerplatz eigentlich so gut wie unerreichbar … Egal, er muss es versuchen. Norman legt noch einen Zahn zu, springt ab und krallt sich ins Gestein. Seine Fingernägel splittern, die Muskeln ächzen, aber Norman schafft es. Er zieht sich auf den Fels, greift geistesgegenwärtig nach einem dicken Stein und wirft ihn nach der bösen Mieze. Treffer. Jaulend und fauchend verschwindet der Jäger. Der Gejagte atmet auf. Jetzt erst bemerkt er die böse Wunde an der Wade. Wie das brennt! Er hinkt nach Hause und sinkt erschöpft in seiner Höhle auf seine Schlafstätte. Das war knapp. Waldtraut ist erschrocken, als sie ihren zerschundenen Liebsten sieht. Sie reinigt seine Wunde, und Norman entspannt sich. Nach dieser Anstrengung braucht er jetzt erst einmal etwas zu futtern. Hungrig beißt er in die Hasenkeule, die noch am Feuer liegt …

Was Norman erlebt hat, war der reine Stress. Und das war gut so, denn für Norman war Stress etwas Positives, eine Funktion seines Körpers, die ihm das Überleben gesichert hat. Zuerst einmal hatte Norman die Wahl: Er hätte gegen den Säbelzahntiger kämpfen, vor ihm fliehen oder aufgeben können. Diese drei Alternativen bezeichnen die typischen Stressreaktionen: Fight (Kampf), Flight (Flucht) oder Freeze (Bewegungslosigkeit).

Bei Norman setzt der »Flight-Modus« ein, er flieht also. Damit das klappt, hilft ihm sein Körper. Sobald er die Gefahr spürt und dem Säbelzahntiger gegenübersteht, schaltet sein Gehirn und setzt seine lebensrettende Stressachse in Gang. Genau genommen, gibt es zwei Stressachsen, die sich durch die Art der Informationsübermittlung unterscheiden. Der Unterschied zwischen diesen beiden Achsen liegt in der Geschwindigkeit der Informationsübertragung. Die SAM-Achse ist extrem schnell, da die Informationen auf neuronaler Ebene, also quasi elektrisch über die Nervenbahnen von Gehirn und Rückenmark, verlaufen. Die HPA-Achse läuft etwas verzögert ab, da hier die Informationen in Form von Hormonen über das Blut transportiert werden müssen.

Die SAM-Achse und die HPA-Achse

Die SAM-Achse (Sympathic-Adrenal-Medulla) wirkt auf neuronaler Ebene und liefert blitzschnell den ersten Impuls, der sofort die nötige Stressreaktion auslöst. Die Hormone Adrenalin und Noradrenalin werden aktiviert, wodurch alle Sinne geschärft werden: Du kannst besser sehen, besser hören, besser riechen. Dein Immunsystem wird hochgefahren. Zudem erhöhen sich deine Atmung, Herzfrequenz und Durchblutung. Dein Körper stellt alle Energie bereit, die er zur Verfügung hat. Auch dein Blutdruck steigt, um zu gewährleisten, dass die Muskeln deiner Arme und Beine mit dieser Energie versorgt werden. Du hast keinen Hunger, du musst nicht aufs Klo und du hast auch keine Lust auf Sex. Wäre jetzt auch unpassend, denn Auge in Auge mit dem Raubtier musst du kämpfen oder flüchten. Du bist maximal leistungsfähig – dein Motor läuft auf Vollgas.

Damit du möglichst schnell weglaufen und eine längere Strecke durchhalten oder effektiv kämpfen kannst, mobilisiert dein Körper alle Energiereserven, auf die er zugreifen kann: Kohlenhydrate, Eiweiße und Fette.[43] Der effektivste Brennstoff deines Körpers ist Zucker, weil er den Muskeln in kürzester Zeit zur Verfügung gestellt werden kann. Der Zuckerspeicher in deinen Muskeln beträgt etwa 250 Gramm, was einer Energie von 1 000 Kilokalorien entspricht. Mit dieser Menge an Energie kannst du selbst bei hoher Belastung wahrscheinlich ein bis zwei Stunden auskommen.

Akuter Stress ist etwas Positives, denn in gefährlichen Situationen sorgt er dafür, dass wir eine höhere Aufmerksamkeit, geschärfte Sinne und viel Energie haben.

Der menschliche Körper ist ein wahres Wunderwerk. Bei akutem Stress hast du dank der Signalstoffe Adrenalin und Noradrenalin nicht nur eine Menge Energie, sondern dein Körper hat eine weitere Wunderwaffe im Gepäck, die Endorphine. Durch die Ausschüttung dieser Hormone kann dein Körper körperliche Schmerzen aushalten. Erinnerst du dich? Als Norman mit vollem Tempo vor dem Säbelzahntiger flieht und sich die Haut seiner Waden im Dornengestrüpp aufreißt, empfindet er erst einmal keinen Schmerz. Sein Körper ist mit Endorphinen geflutet, was das Schmerzempfinden für diese Zeit ausschaltet. Endorphine werden bei großer körperlicher Anstrengung oder bei großen Schmerzen ausgeschüttet. Eine Verletzung muss aber nicht auftreten. Auch das schnelle, anstrengende Laufen kann zu Schmerzen führen. Im Sportbereich haben wir hierfür den Begriff »Runners High«. Auch bei langen bzw. sehr anstrengenden Läufen werden Endorphine ausgeschüttet, was dem Läufer ein positives Gefühl bis hin zum Glücksrausch bescheren kann. Endorphin dockt an denselben Rezeptoren im Gehirn wie Heroin oder Kokain an. Auch diese Drogen machen »glücklich«. Wichtig ist mir an dieser Stelle zu betonen, dass Endorphine nicht bei emotionaler Belastung ausgeschüttet werden, die in unserer heutigen Zeit viel häufiger vorkommt.[44] Statt Problemen, vor denen wir aktiv flüchten müssen, haben wir Probleme, über die wir uns Gedanken machen. Deshalb ist es viel schwerer, mit emotionalen Schmerzen umzugehen als mit körperlichen. Im Umkehrschluss kann intensiver Sport dazu beitragen, emotionale Schmerzen besser zu verarbeiten, denn dabei werden Endorphine ausgeschüttet.

Die anschließende Aktivierung der HPA-Achse führt zur Freisetzung von Kortisol. Kortisol dämpft den Adrenalinspiegel, reguliert das Immunsystem herunter und steigert den Appetit. Durch den Hunger sorgt Kortisol dafür, dass nach der großen Anstrengung über eine erhöhte Fettspeicherung neue Energie in Normans Körper gespeichert wird. Es kann ja durchaus sein, dass er bald wieder flüchten oder kämpfen muss. Stress ist also ein Überlebensmechanismus: Er macht uns in Momenten, in denen wir es brauchen, aufmerksam, ausdauernd und energiegeladen. Stell dir vor, Norman hätte beim Anblick des Säbelzahntigers keine Angst empfunden. Nicht einmal ein kleines Unwohlsein. Was wäre wohl passiert, wenn er die dicke Mieze mit den komischen, langen Eckzähnen einfach naiv und freudestrahlend angeschaut und dann – nichts unternommen hätte? Tschüss, Norman. Ohne Stress hätte sich der Mensch nicht zu dem entwickelt, was er heute ist, denn Stress bedeutet immer auch ein Streben nach Veränderung.

Chronischer Stress

Anders als Norman sind wir in unserer Gesellschaft meist keinen lebensbedrohenden Situationen mehr ausgesetzt. Natürlich bist du in Gefahr, wenn du eine vielbefahrene, achtspurige Straße überqueren möchtest. Auch dann empfindest du akuten Stress, denn die Gefahr, überfahren zu werden, ist natürlich da. Dein Körper stellt also sicher, dass du hochkonzentriert und sprintbereit bist. Auch wenn du Zeuge eines Unfalls wirst, sorgt deine SAM-Achse dafür, dass du sofort reagieren und helfen kannst. Manchmal wundert man sich, was Menschen in solchen Situationen vollbringen können. Der Stress, der uns heute belastet, hat aber nichts mit plötzlichen Krisensituationen zu tun. Er ist dauerhaft, schleichend und chronisch. Chronischer Stress ist die Art von Stress, die uns krank macht.

Zeitnot, Druck bei der Arbeit, Angst vor Jobverlust, starke körperliche und geistige Belastung und permanente Verfügbarkeit – das sind wesentliche Faktoren unserer modernen Gesellschaft. Gegenüber Normans Welt haben sich unsere Ängste, Nöte und Schmerzen verändert. Körperliche Schmerzen, Anstrengung und Entbehrungen wurden zu seelischer Belastung. Und auch die ist schmerzhaft, auch diesen Zustand nehmen wir als Gefahr wahr. Was passiert bei Gefahr? Eine Stressreaktion wird ausgelöst.

Anders als bei akutem Stress, der sich nach einer Weile löst, bleibt der chronische Stress bestehen. Erinnere dich an Norman und den Säbelzahntiger: Normans Körper aktivierte alle Ressourcen, Norman rannte, entkam und pflegte sich anschließend in seiner Höhle. Hast du einen stressigen Alltag, kannst du ihm nicht einfach durch Weglaufen entkommen. Das wäre zu schön. Der Chef motzt? Nimm die Beine in die Hand und lauf! Leider führt das vermutlich zu noch mehr Stress, da das in unserer Gesellschaft keine akzeptable Reaktion darstellt und du womöglich deinen Job verlierst. Doch ohne die aktive Bewegung, die eine Veränderung herbeiführt, bleibt die SAM-Achse aktiviert und deine Belastung unverändert.

Wenn du schon morgens mit Bauchgrummeln oder Herzklopfen aufstehst, weil dich die Aussicht auf den Tag im Büro fertigmacht, und du den Tag mit Gefühlen wie Ärger, Enttäuschung oder Angst verbringst, kommen die gleichen psychologischen Prozesse in Gang wie bei Norman während der Flucht vor dem Säbelzahntiger. Deine Herzfrequenz ist erhöht, du hast einen erhöhten Blutdruck und eine erhöhte Atemfrequenz, und dein Körper schüttet als Reaktion jede Menge Kortisol aus. Während das Kortisol auch nach einer akuten Stressreaktion hilfreich ist, hat es jedoch negative Auswirkungen, wenn es permanent in deinem Körper kursiert. Zum einen unterdrückt Kortisol nämlich dein Immunsystem. Norman hat das geholfen, denn hätte er sich auf seiner Flucht vor dem Säbelzahntiger bei seiner Verletzung im Dornengebüsch sofort eine Entzündung zugezogen, wäre er nicht in der Lage gewesen, weiterzulaufen. Erst wenn man zur Ruhe kommt und in Sicherheit ist, beginnt das Immunsystem, sich mit dem »Problem« der Wunde zu beschäftigen, und der Heilungsprozess des Körpers setzt ein. Auch dass das Kortisol dafür sorgt, dass Norman seine Energiereserven wieder auffüllt, ist von der Natur gut eingerichtet.

Durch chronischen Stress ist der zweite Mechanismus über Kortisol allerdings viel aktiver als nach kurzem, akutem Stress. Das führt dazu, dass die Fettspeicherung angeregt und der Fettabbau im Körper heruntergefahren wird.[45] Haben wir aber mehr Hunger, essen wir mehr. Die vermehrte Energiezufuhr und die verringerte Fettverbrennung durch Kortisol haben so eine direkte Auswirkung auf das Körpergewicht.[46] Chronischer Stress, der durch chronische Nahrungsaufnahme kompensiert wird, führt über Jahre hinweg zu Übergewicht oder Adipositas.

> Chronischer Stress ist etwas Negatives: Er führt zu einem permanent erhöhten Kortisolspiegel. Kortisol unterdrückt das Immunsystem und hemmt die Fettverbrennung. Du wirst schneller krank – und dick.

Für deinen Körper ist chronischer Stress extrem anstrengend. Stress kannst du dir so vorstellen wie den Turbolader des Körpers. Einmal das Gaspedal voll durchtreten, und der Wagen läuft auf Hochtouren. In Situationen, in denen eine schnelle Reaktion, hohe Konzentration und Durchhaltevermögen gefragt sind, ist es hilfreich und gut, dass dein Körper dir die nötige Energie sofort zur Verfügung stellen kann. Dauerhaft

Vollgas zu fahren hat allerdings Nachteile: Der Tank ist schneller leer, die Reifen fahren sich vorzeitig ab, und der Motor läuft heiß.

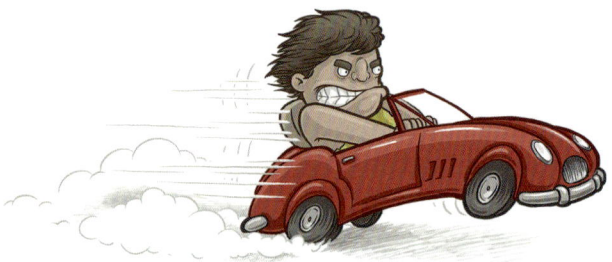

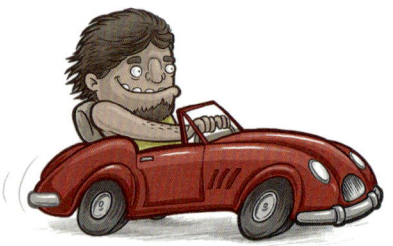

Tempo: Vollgas
verbraucht mehr Energie
Das HK-System ist hoch aktiviert
hohe Aufmerksamkeit (Tunnelblick)
Stress (Adrenalin, Noradrenalin, Kortisol)

Tempo: flott
verbraucht weniger Energie
Das HK-System ist im Chill-Modus
gute Aufmerksamkeit (Weitblick)
entspannt (Serotonin)

Stress macht krank

Wie sehr sich Stress auf unsere Gesundheit auswirkt, zeigt eine englische Studie[47]: Über 10 000 Angestellte in London wurden auf Stress und dessen gesundheitliche Auswirkungen untersucht. Dabei kam heraus, dass Menschen mit chronischem Stress ein doppelt so hohes Risiko entwickeln, ein metabolisches Syndrom oder Herz-Kreislauf-Krankheiten zu entwickeln, wie Menschen mit geringem Stress.

Stress macht krank

Folgende Krankheitsbilder können sich durch chronischen Stress entwickeln[48]:

→ Brüchige Nägel
→ Haarausfall
→ Trockene Haut
→ Übergewicht bis hin zu schwerer Adipositas
→ Kortisolresistenz
→ Metabolisches Syndrom
→ Cushing-Syndrom
→ Chronische Müdigkeit
→ Schlafstörungen
→ Libidoverlust
→ Menstruationsstörungen
→ Anovulation (Ausbleiben des Eisprungs)
→ Unterdrückung des Immunsystems (Immunsuppression)
→ Morbus Crohn
→ Lupus erythematodes

→ Multiple Sklerose
→ Fibromyalgie
→ Rheumatoide Arthritis
→ Herz-Kreislauf-Erkrankungen
→ Angstzustände
→ Wiederkehrende Pilzinfektionen
→ Gestörte Darmflora
→ Reizdarmsyndrom
→ Magengeschwüre
→ Depression
→ Alzheimer
→ Bindegewebsstörungen
→ Schilddrüsenstörungen
→ Sarkopenie (Muskelabbau)
→ Osteoporose
→ Arthritis
→ und andere

INFO

Bei dieser erschreckend langen Liste der Krankheitsbilder, deren Entstehen durch chronischen Stress begünstigt wird, frage ich mich, ob sie letztendlich eine Auflistung von individuellen Symptomen darstellt, derer sich der Körper bedient, um auf eine Überbelastung aufmerksam zu machen. In meiner Praxis zeigen sich häufig deutliche Parallelen zwischen Ursache und Symptom. So hatte ich einmal eine Klientin, der bereits mehrere Magengeschwüre entfernt worden waren. Auf meine Frage, was sie am meisten stresse, sagte sie: »Wenn ich morgens aufwache und nur an meine Arbeit denke, bekomme ich schon Magenschmerzen!« Eine andere Klientin hatte hohe Wasseransammlungen und Stauungen in ihrem Körper. Gefragt, was sie sich wünsche, antwortete sie: »Ich wünsche mir, dass mein Mann und ich wieder eine Einheit bilden. Oft stauen sich Sorgen und Ängste auf, und wir reden nicht darüber. Vor allem mir fällt es schwer, darüber zu sprechen. Ich habe seit Ewigkeiten nicht mehr geweint, obwohl ich glaube, dass mir das guttun würde!« Ein weiterer Klient sagte mir: »Meine Erkrankung ist die größte Herausforderung meines Lebens.« Im Laufe des Gesprächs berichtete er, dass er sich als Kind nicht frei bewegen konnte und es ihm an Leichtigkeit in der Beziehung zu seinen Eltern gefehlt habe. Seine Erinnerung an die Kindheit war »ständiger Druck und Einengung«. Sein Körper äußerte seine Erklärungen im Krankheitsbild Morbus Bechterew.

Was ich grundsätzlich an diesen Beispielen spannend finde, ist, dass wir oft schon die Ursachen für unsere Probleme oder Symptome benennen. Wir sind nur meist nicht in der Lage oder gewillt, einen Transfer zu unserer Lebenssituation herzustellen. Darüber hinaus sind wir von unserer westlichen, medizinischen Denkweise geprägt, die meist symptomatisch arbeitet. Von den Krankheitsbildern, die chronischer Stress auslösen kann, werden die meisten mit großer Wahrscheinlichkeit symptomatisch behandelt. Einige werden sogar mit Kortisonsalben oder Spritzen behandelt, obwohl die Symptomatiken häufig aufgrund eines stark erhöhten Kortisolspiegels in Blut und Geweben auftreten.

Wenn es doch aber Symptome sind und der chronische Stress die Ursache ist – müssen wir dann nicht versuchen, der Ursache durch Änderungen in unserem Natural Network entgegenzuwirken und eine Lösung zu finden?

Stress und die Suche nach der Lösung

In meinen Worten ist Stress das Streben nach Veränderung. Jede Zelle, die einer gefährlichen Situation ausgesetzt ist, versucht, diese Situation zu lösen. Sie strebt nach Veränderung. Genauso ist es bei uns Menschen. Zustände wie Einengung, Spannung, Druck und Unterdrückung führen dazu, dass wir diesen Zustand ändern wollen. Bewusst oder unbewusst (über Symptome bekommen wir Signale des Körpers) suchen wir nach einer Lösung.

Stress ist das Streben nach Veränderung.

Wenn wir etwas suchen, aber auch wenn wir etwas finden, wird in unserem Gehirn der Nucleus accumbens aktiviert. Dieses Gehirnareal ist nicht nur das Belohnungssystem, sondern auch das Suchsystem unseres Körpers. Das Spannende dabei ist, dass insbesondere das Suchen einen starken Reiz ausübt und eine damit verknüpfte Belohnung einen krönenden Abschluss bildet. Stell dir vor, du möchtest deinen Sommerurlaub buchen. Wo soll es hingehen? Wie stellst du dir den perfekten Urlaub vor? Schon während du das Wort *Urlaub* hörst bzw. liest, wird dein Belohnungssystem aktiviert, weil es mit diesem Wort etwas Positives verbindet. Während du durchs Internet surfst oder Kataloge anschaust und mögliche Ziele entdeckst, schüttet dein Körper Dopamin aus. Und Dopamin ist genau der Neurotransmitter, der auf dein Belohnungs-/ Suchsystem wirkt und dich gut fühlen lässt. Wenn du dein Wunschziel gefunden und einen Urlaub gebucht hast, ist das Glücksgefühl noch größer. Zurück aus dem Urlaub bist du im Idealfall erholt und entspannt, aber schon bei der Rückreise und spätestens nach ein paar Wochen meldet sich dein Suchsystem erneut zu Wort und sagt dir: »Los! Sieh mal zu, dass du etwas Neues entdeckst!« Der Dopaminspiegel sinkt, und die Suche beginnt von vorne.

Suchen und Finden macht also zufrieden. Was aber, wenn du dauerhaft suchst? Wenn du nicht das findest, wonach du suchst? Oder in Situationen, in denen du ein starkes Streben nach Veränderung – Stress – hast? Dann gibt es viele Dinge, die dir zwar keine Lösung, aber zumindest kurzfristig ein gutes Gefühl verschaffen.

INFO

Folgende Dinge regen dein Belohnungssystem an. Dein Gehirn schüttet Dopamin aus, das dir »Yeah, das war gut! Noch mal!« signalisiert und für positive Gefühle sorgt.

- Nikotin
- Alkohol
- Heroin, Kokain u. a. Drogen
- Zucker
- Salz
- Zucker-Fett-Kombis (Cremetörtchen!)
- Konsum (shoppen gehen)
- Fernsehen
- Internet
- Facebook und andere »soziale« Netzwerke
- Chatten
- Telefonieren
- Multitasking
- Körperkontakt
- Sex
- Reisen (neue Orte entdecken)
- Bekanntschaften (neue Menschen kennenlernen)

Sobald jedoch der Dopaminspiegel sinkt, bekommst du Lust auf Neues.

Wenn unser Belohnungssystem aktiviert ist, fühlen wir uns gut. Anders ausgedrückt: Negative Gedanken und Emotionen haben in diesem Moment keinen Raum mehr. Aber das gute Gefühl hält nicht ewig vor, denn der Dopaminspiegel[49] sinkt schnell wieder. Zucker wirkt anregend auf das Such- und Belohnungssystem und schaltet vor allem *während* der Nahrungsaufnahme Probleme, Ängste oder Sorgen aus oder lässt sie zumindest nicht mehr so intensiv spürbar sein. Deshalb nehmen gestresste Menschen bevorzugt Süßigkeiten, Kuchen und industrielle Nahrungsmittel zu sich, die viel Industriezucker enthalten. Nur besser oder weniger gestresst fühlen sie sich dadurch nicht.

Das ist auch die häufigste Aussage meiner Klienten, die dieses Essverhalten haben: »Ich weiß, dass der Süßkram nicht gut für mich ist, aber ich *muss* dann einfach essen. Während ich esse, geht es mir gut, und oft will ich gar nicht mehr aufhören zu essen, weil ich auch Angst davor habe, wie ich mich danach fühle. Hinterher geht es mir meist total mies, und ich habe ein schlechtes Gewissen, weil ich wieder schwach geworden bin. Oft hasse ich mich dann dafür und habe keinerlei Selbstachtung mehr. Warum habe ich es schon wieder getan, wo ich doch weiß, dass ich es nicht mehr tun wollte!? Ich fühle mich dann oft wie ein Versager.« Schuldgefühle und Selbsthass befeuern den Stress nur noch mehr. Statt einer Lösung folgt die erneute Suche nach einer Lösung. Ein Teufelskreis entsteht. Das Resultat wird auf der Waage sichtbar. Meine Theorie ist: Je schwerer ein Mensch ist, desto mehr hat er (vergeblich) nach einer Lösung für ein oder mehrere Probleme gesucht.

Umgang mit Stress

Aber wie kannst du nun mit Stress umgehen? Wie kannst du den Teufelskreis durchbrechen? Meiner Meinung nach gilt auch für Stress: Ohne Bewegung keine Lösung. Erst wenn du dich in Bewegung setzt, kannst du Probleme lösen. Wäre Norman stehen geblieben, hätte er nichts gelöst. Sein Problem mit den scharfen Zähnen hätte ihn sehr schnell eingeholt und wäre ihm zum tödlichen Verhängnis geworden. Im übertragenen Sinne musst auch du dich also bewegen. Wie gesagt, weglaufen nützt nichts.

Die Bewegung muss zuerst in deiner Einstellung stattfinden. Dir passt etwas nicht? Du kannst es verändern. Dein Körper zeigt dir mit Stressreaktionen, dass etwas nicht stimmt. Was genau es ist, kannst du herausfinden. Bevor du dich das nächste Mail ärgerst, halte inne und frag dich, was dich wirklich unter Druck setzt. Ein Beispiel: Ich sitze am letzten Kapitel vor Abgabe meines Buchs. Der Verlag scharrt mit den Hufen, und ich habe noch nicht das Gefühl, dass alles so ist, wie ich es haben möchte. Meine Tochter ruft. Ich reagiere nicht und versuche, weiterzuschreiben. Das Telefon klingelt, gleichzeitig das Handy. Ich rufe: »Kann da mal einer drangehen?« Nichts passiert. Meine Tochter ruft, erst leise, dann immer lauter. Da ich nicht reagiere, bollert sie gegen die Tür. Mir platzt der Kragen, denn ich habe mehrmals gesagt, dass ich nicht gestört werden möchte. Was genau ärgert mich? Der Lärm. Warum stört mich der Lärm? Ich kann mich nicht konzentrieren. Und ich habe echt viel zu tun. Wieso nimmt niemand Rücksicht auf mich? *Stopp!* Was stresst mich? Ich merke, es ist nicht der Radau der Kinder. Es ist auch nicht die mangelnde Rücksicht der anderen. Sie versuchen, was sie können, um mich zu unterstützen. Es ist die Angst, nicht rechtzeitig fertig zu werden. Die Zeit ist knapp, und ich habe Angst, der Sache nicht gerecht zu werden. Was wäre dann? Es ist also nicht die viele Arbeit, sondern die Art und Weise, wie ich damit umgehe.

Dass so viele gestresste Menschen sich trotz wiederholter Vorsätze, »kürzerzutreten«, schwertun, ihr Leben zu ändern, ist auch ein Resultat des Strebens nach Anerkennung. Ich werde im Kapitel »Druck der Gesellschaft« noch näher darauf eingehen, wie sehr uns unserer Natural Network unter Druck setzen und damit massiven Stress verursachen kann.

Wenn ich Stress abbauen möchte, habe ich verschiedene Möglichkeiten: Am einfachsten ist es für viele, Medikamente zu nehmen. Für mich ist das immer nur eine Notvariante. Meine Alternative ist – und auch ich musste das erst lernen –, darüber zu reden. Was stresst dich gerade? Was nervt dich akut? Was lastet dir auf der Seele? Was möchtest du einfach mal im wahrsten Sinne des Wortes loswerden? Gibt es etwas, das dich belastet, was du mit dir herumträgst, aber noch nie losgeworden bist? Was er*trägst* du nicht mehr? Was möchtest du dir selbst sagen? Was möchtest du anderen Menschen sagen? Was möchtest du vielleicht deinem Chef sagen? *Was* möchtest du loswerden? Und zwar so, wie du es denkst, so wie du es fühlst. Was möchtest du nicht mehr mit dir herumschleppen? Gehe spazieren und versuche herauszufinden, was dich *wirklich* traurig, hilflos, wütend oder ängstlich macht. Das ist der Auslöser. Das ist der Moment, der deine Stressknöpfe drückt. Stell dir eine Situation vor, in der du dich gut, sicher und verstanden fühlst. Wie müsste sie aussehen, und wo ist der Unterschied zur jetzigen Situation? Der Vorteil daran, spazieren zu gehen, besteht darin, dass dir keiner reinredet. Führe einen inneren Dialog. Oder nimm eine vertraute Person mit. Es hilft auch, es einmal laut auszusprechen. Hol dir Unterstützung. Wenn deine Freunde keinen Sinn für deine Sorgen haben, weil sie selbst überlastet sind, dann such dir einen »bezahlten« Freund. Es gibt heute viele gute Coaches, Heilpraktiker oder Therapeuten. Finde allein oder mit Unterstützung anderer Menschen heraus, was dir – und nur dir – wichtig ist und Freude bereitet. Wenn du das weißt, kannst du deine Freude-Seite aufbauen und Negatives abbauen, schließlich soll dein Leben wieder in die Balance kommen. Stressige Phasen und unglückliche Momente wird es immer wieder geben. Aber was meinst du, wie es dir geht, wenn die schönen Dinge im Leben überwiegen? Hat der Stress dann noch viel Gewicht? Also frage dich: Was ist deine Einstellung zu einem Thema? Wie gewichtest du etwas? Wie stellst du für dich die Waage ein?

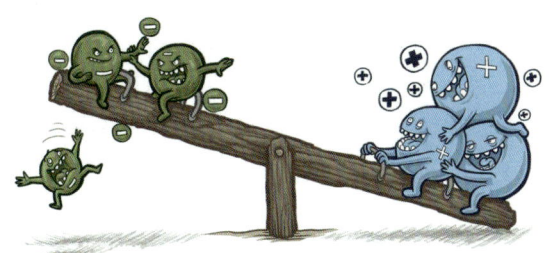

Spazieren zu gehen, durch den Wald oder den Park zu laufen ist so oder so eine gute Wahl. Bewegung baut Stress ab. Beim Spazierengehen sinkt der Kortisolspiegel, Adrenalin und Noradrenalin werden abgebaut. Die Natur entspannt dich. (Wie, erfährst du in Kapitel 4.) Gerade bei chronischem Stress sind Ruhephasen enorm wichtig. Da ist es auch einmal sinnvoll, lange zu schlafen. Oder vielleicht einfach mal lange irgendwo in Ruhe zu liegen, tief Luft zu holen. Auch das ist Regeneration.

Am besten ist es natürlich, nicht nur mit anderen Menschen darüber zu reden, was dich stört, sondern auch darüber, was du erreichen möchtest. Es macht viel mehr Spaß, über positive Dinge zu sprechen, als über das, was einen stört. Vermutlich hat man über die negativen Dinge auch schon genug gesagt. Sprichst du über positive Dinge, beeinflusst das auch dein Gegenüber. Es macht einen Unterschied, ob du deiner Freundin zum wiederholten Mal von deinem garstigen Kollegen erzählst, der dich wahnsinnig macht, oder von deiner Vision, eine Hundeschule, ein Café oder ein Schuhgeschäft zu eröffnen, weil dich das glücklich machen würde. Ein positives Feedback tut gut – und reduziert deinen Stress. Manchmal reicht es auch schon, nur freundlich zu sein. Es ist es etwas anderes, wenn ich jemandem sage: »Du nervst mich«, als wenn ich ihm sage: »Ich mag dich. Du bist mir wichtig.«

INFO

Worte sind mächtig!

Sag doch einmal selbst laut zu dir: »Ich bin wertvoll und bin dankbar, dass es mich gibt.«

Und dann sag zu dir: »Ich bin ein Versager und zu nichts zu gebrauchen.« Wie fühlt sich das an? Sei dir stets der Macht der Worte bewusst! Du musst sie dafür nicht einmal laut aussprechen. Es reicht auch, sie zu denken. (Mehr dazu im Kapitel »Die Stimme in meinem Kopf«.) Wenn du ständig »keinen Bock« hast, dann wirst du irgendwann antriebslos. Und zwar auf vielen Ebenen und in vielen Bereichen deines Lebens!

Dieser einfache Satz verändert die Einstellung des anderen dir gegenüber. Jemanden in den Arm zu nehmen und ihm etwas Positives zu sagen fühlt sich gut an und löst Stress. Bei einer Berührung wird nämlich Oxytocin ausgeschüttet, das Stresshormone wie zum Beispiel Kortisol hemmt.[50]

Ein paar praktische Tipps

Das hilft gegen Stress (Wissen allein reicht nicht. Machen hilft!).

Bewegung: Geh in der Natur spazieren. Bewegung baut Kortisol ab, das dein Immunsystem und die Fettverbrennung hemmt. Eine natürliche Umgebung hemmt ebenfalls Stress.[51]

Sport: Powervolles Training (besonders im Grünen) setzt Endorphine frei, die glücklich machen.[52]

Pausen machen: Tanke neue Kraft und mach den Kopf leer.

Kräfte einteilen: Sag rechtzeitig *stopp*, wenn du etwas nicht schaffst.

Über Probleme reden: Befreie dich von Dingen, die dich bedrücken.

Ausreichend schlafen. Schlafmangel führt zu Stress und begünstigt Heißhungerattacken.

Gewichten: Stell deine Waage neu ein: Was ist dir (und nur dir!) wichtig?

Energie aufladen: Nicht durch Zucker oder Kaffee, sondern durch ausreichend Schlaf und nährstoffreiche Ernährung.

Woher kommt unsere Energie?

Energie ist die Quelle allen Lebens. Pflanzen nehmen Energie über das Sonnenlicht auf. Alle Tiere und auch wir Menschen benötigen Nahrung, damit unsere Körperfunktionen aufrechterhalten werden können. Nahrung, Licht und die Atmung liefern uns alles, was wir brauchen, um genügend Energie aufzunehmen und im eigenen Körper umsetzen zu können.

Was ist Energie?

Der Energiebedarf des menschlichen Körpers wird in Joule und Kilokalorien angegeben. Eine Kilokalorie ist nichts anderes als die physikalische Einheit für Wärmeenergie. (Kalorie kommt aus dem Griechischen *calor* = Wärme.) So weit, so einfach. Wird im Körper Energie »verbrannt«, entsteht Wärme. Das merkst du, wenn du einen Sprint hinlegst. Nach 100 Metern in voller Geschwindigkeit ist dir wärmer, als wenn du gemütlich gegangen wärst. Das liegt daran, dass du auf diesen 100 Metern mehr Energie verbraucht hast, mehr Kilokalorien.

ABER: Eine Kalorie ist nicht gleich eine Kalorie. Es kommt darauf an, woher die Kalorie stammt, die verbrannt wird. Eiweiß, Kohlenhydrate und Fett werden im Körper unterschiedlich verstoffwechselt. Wenn du 100 Kilokalorien aus einer Eiweißquelle zu dir nimmst, ist das nicht dasselbe für deinen Körper, als 100 Kilokalorien Kohlenhydrate aufzunehmen. Mit Hilfe von Eiweiß kannst du beispielsweise Muskelzellen aufbauen. Mit Kohlenhydraten kannst du Muskeln mit Energie versorgen oder Fettreserven bilden. Und natürliches Fett liefert nicht nur Energie, sondern schützt deine Zellen, indem es sich in die Zellwände einlagert.

Kalorienzählen kann dabei helfen, Energieverteilungen in der Ernährung zu erkennen und einen groben Überblick dafür zu bekommen, ob du zu viel oder zu wenig Energie zu dir nimmst. Es ist aber nur der erste Schritt hin zu einem breiten Bewusstsein darüber, was dein Körper wirklich braucht.

Wie viel Energie braucht der Mensch?

Der Energiebedarf eines jeden Menschen ist individuell, da er sich nach Größe, Geschlecht und Gewicht richtet. Die Energiemenge, die ein Mensch benötigt, damit erst einmal alle Körperfunktionen wie Gehirn, Herzschlag, Atmung, Verdauung und Stoffwechsel funktionieren, nennt man Grundumsatz. Es gibt eine Pi-mal-Daumen-Formel, nach der man (sehr vereinfacht) den täglichen Grundumsatz berechnen kann. Für einen groben Überblick reicht diese einfache Formel.

Individueller Grundumsatz

Der Grundumsatz ist die Energiemenge, die ein Mensch in Ruhe, also liegend oder sitzend, verbraucht.

$$\frac{1 \text{ Kilokalorie pro kg}}{\text{Körpergewicht pro Stunde}} \times 24 \text{ Stunden des Tages}$$

Ein 100 kg schwerer Mann hätte demnach einen Grundumsatz von 2 400 kcal.

INFO

Diese 2 400 Kilokalorien verbraucht der Körper des Mannes, während er liegt, vor dem Fernseher, dem Computer oder lesend im Sessel sitzt. Bei allen Bewegungen, die am Tag hinzukommen, verbraucht der Körper weitere Energie, die sich Leistungsumsatz nennt und über das sogenannte metabolische Äquivalent berechnen lässt.

INFO

Leistungsumsatz

MET (abgekürzt aus dem Englischen: metabolic equivalent of task) berechnet die Energiemenge, die bei Bewegung pro Stunde verbraucht wird.

$$1 \text{ MET} = 1 \times \frac{\text{kcal}}{\text{kg Körpergewicht}} \times \text{Stunde}$$

Damit kann man den energetischen Energieumsatz verschiedener Bewegungsarten grob berechnen. Hier einige Beispiele, für den Energieverbrauch in METs bei unterschiedlichen Aktivitäten[53]:

Tätigkeit	METs
Sitzen, fernsehen, liegen	1
Bügeln, Geschirr abwaschen	2,3
Langsames Gehen (4 km/h), Bowling	3
Staubsaugen, mittleres Gehen (5 km/h)	3,5
Golf spielen, Rasen mähen, Unkraut jäten	4,5
Langsam Rad fahren (15 km/h), moderates Schwimmen	6
Fußball spielen, bergauf wandern	7
Klettern, Bodybuilding, laufen (8 km/h)	8

Unser Mann mit dem Gewicht von 100 kg verbraucht also bei langsamem Gehen: 3 (METs) x 100 kcal/h = 300 kcal/h. Das ist etwa so viel Energie, wie bei einer handelsüblichen Größe von 57 g in einem klassischen Schokoriegel mit Erdnüssen steckt.

Diese Berechnungen des Grundumsatzes und des Leistungsumsatzes sind allerdings nur Näherungswerte, denn hierbei wird die Körperzusammensetzung nicht berücksichtigt. Es macht aber einen Unterschied, ob unser 100-Kilo-Mann einen höheren Muskel- oder Körperfettanteil hat. Muskeln sind energiehungriges Gewebe, das versorgt werden muss, um erhalten zu bleiben. Dabei ist zu unterscheiden, aus welchen Energiequellen die tägliche Energiezufuhr bestritten wird. Muskeln bestehen aus Eiweiß. Das ist der Grund, warum Bodybuilder täglich eine Menge Eiweiß zu sich nehmen müssen, um ihre hart erarbeitete Muskelmasse nicht wieder zu verlieren. Würden sie die gleiche Kalorienmenge in Kohlenhydraten zu sich nehmen, würde der Muskelaufbau nicht funktionieren. Menschen mit hoher Muskelmasse verbrauchen mehr Energie als Menschen mit identischem Körpergewicht, aber geringer Muskelmasse und hohem Körperfettanteil.

Der Grundumsatz gibt die Menge der Energie (Kilokalorien) an, die der menschliche Körper benötigt, um alle lebenswichtigen Körperfunktionen aufrechtzuerhalten. Jede Bewegung erfordert weitere Energiezufuhr. Wer weniger Energie aufnimmt, als er verbraucht, nimmt ab. Wer mehr Energie aufnimmt, als er verbraucht, nimmt zu.

Was passiert, wenn ich zu viel Energie zu mir nehme?

Dein Körper hat verschiedene Möglichkeiten, die Makronährstoffe Eiweiß, Fett und Kohlenhydrate zu nutzen. Eiweiß benötigt der Körper, um Muskeln, Gewebe und Körperzellen aufzubauen. Überschüssiges Eiweiß scheidet er über die Leber und die Nieren aus. Kohlenhydrate kann dein Körper in Form von Glykogen speichern. Er schafft sie mit Hilfe des Insulins in die Zuckerspeicher – deine Leber und deine Muskulatur. Die Leber kann 10 % ihrer Organmasse speichern, also etwa 150 Gramm Glykogen. Die Muskeln speichern nur 1 % ihrer Gesamtmasse. Durchschnittlich sind das etwa 250 Gramm Glykogen. Menschen mit einer hohen Muskelmasse können daher mehr Glykogen speichern.

Was aber passiert, wenn wir zu viel Zucker zu uns genommen haben? Zucker wird nicht wie Eiweiß wieder ausgeschieden, sondern gespeichert. Die Leber wandelt diesen wertvollen Energielieferanten in den effektivsten Energieträger um – in Fett.

Nimmst du zu viel Energie in Form von Kohlenhydraten zu dir, wird die Energie des Zuckers in Fettenergie umgewandelt und in den Fettzellen deines Körpers, den Adipozyten, gespeichert. Hast du sehr viele Adipozyten, nennt man das entsprechende Krankheitsbild Adipositas.

Kann ich die Zuckerspeicher auch wieder leeren?

Wenn du, was typisch für die heutige Zeit ist, viel sitzt und dich wenig bewegst, kannst du deine Zuckerspeicher nicht anzapfen und leeren. Wenn du dann noch gerne Kohlenhydrate mit hoher Energiedichte, wie Brot, Kekse, Kuchen, Nudeln, Pizza, Reis, Kartoffeln, Süßigkeiten, Schokolade und andere industriell verpackte Lebensmittel, isst und chronischen Stress hast, wird dein Körper aufgrund der veränderten Stoffwechsellage vermehrt Fette einlagern.[54] Das Resultat: Deine Adipozyten wachsen fröhlich vor sich hin. Das ist ungünstig, denn auch Adipozyten nehmen Einfluss auf deinen Stoffwechsel. Sie sind in der Lage, selbständig Entzündungsmediatoren in deine Blutbahn freizugeben. Darüber hinaus erhöhen sie das Hormon Leptin, das eigentlich für die Sättigung verantwortlich ist. Je mehr Leptin die Fettzellen freisetzen, desto unempfindlicher reagiert dein Gehirn auf dieses Hormon. Das ist in etwa so, als würdest du immer wieder den gleichen Jingle im Supermarkt hören. Irgendwann nimmst du ihn einfach nicht mehr wahr. Wenn dein Gehirn auf Leptin nicht mehr reagiert, wirst du nicht mehr wirklich satt. Ein Teufelskreis entsteht. Du kannst ihm aber auf drei natürlichen Wegen entkommen:

1. Positiv denken!

Jeder positive Gedanke hemmt chronischen Stress. Noch besser: chronischen Stressoren adieu sagen und sich von ihnen trennen.

2. Bewegen!

Bewegung leert die Zuckerspeicher im Körper, baut Muskeln auf und führt dazu, dass auch Fette verbrannt werden können. Am besten geht das, wenn auch mal eine Mahlzeit ausfällt. Dann zapft dein Körper seine eigenen Energiespeicher an, die Adipozyten.

3. Zucker meiden!

Vor allem Industriezucker lässt dich immer weiteressen und nicht satt werden. Industriezucker besteht zur Hälfe aus Glukose, zur anderen aus Fruktose. Auch Fruktose hemmt das Hormon Leptin und verhindert damit ebenfalls, dass du dich satt fühlst (siehe Seite 91).

Energie und Nährstoffe

Es gibt Phasen im Leben, die einen erhöhten Energiebedarf mit sich bringen. In der Schwangerschaft, bei Erkrankungen wie Infekten oder Erkältungen oder in der Wachstumsphase hat der Körper andere Bedürfnisse. Kinder und Jugendliche zum Beispiel, die sich im Wachstum befinden, brauchen viel Energie, damit Zellen, Gewebe und Strukturen wie Knochen, Muskeln, Haut, Haare, Zähne und Organe wachsen können. Wichtig gerade bei Kindern (aber auch grundsätzlich im Leben) ist nicht nur die Zuführung von Energie in Form von Kalorien, sondern vor allem auch die Aufnahme von Nährstoffen. Knochen brauchen Calcium. Damit Calcium in die Knochen eingebaut werden kann, braucht der Körper Vitamin K (vor allem aus grünem Gemüse) und Vitamin D (Sonnenlicht). Voraussetzung dafür, dass der Körper Vitamin K und andere Nährstoffe aufnehmen kann, ist ein funktionierender Darm. Der Darm benötigt für eine reibungslose Funktion wiederum andere Vitamine, wie z. B. Vitamin

B_{12} (aus Fleisch oder Innereien). Um die Energie überhaupt nutzen zu können, benötigen wir funktionierende Zellen, die wiederum, um ihre Arbeit verrichten zu können, auch das bekommen müssen, was sie brauchen: insbesondere Vitamine, Mineralien und Spurenelemente. Fehlen diese Mikronährstoffe, kann es trotz reichlicher Kalorienaufnahme zu Energiedefiziten kommen. Es kann sein, dass du genug isst, das heißt genug Kalorien aufnimmst, dich aber trotzdem müde und schlapp fühlst. Das passiert, wenn du zu wenig Mikronährstoffe zu dir nimmst oder dein Darm sie nicht an deine Zellen weiterleitet. Eine funktionierende Darmflora ist elementar wichtig, damit dein Darm dem Körper die mit der Nahrung aufgenommenen Nährstoffe überhaupt erst verfügbar machen kann. Der Themenbereich Mikronährstoffe und ihre Auswirkungen auf Stoffwechsel und Energiehaushalt ist riesig. Ich möchte an dieser Stelle nicht in die Tiefe gehen, da es den Rahmen des Buches sprengen würde.

Fakt ist: Um körperliche Energie zu nutzen, brauchen und verbrauchen wir Mikronährstoffe.

Es gibt noch eine besondere Lebenssituation, die viel Energie erfordert. Stress! Wenn du dich erinnerst: Stress verändert unsere Stoffwechsellage dahingehend, dass wir alle Energieressourcen unseres Körpers anzapfen, um maximale Leistung bringen zu können. Normans Flucht vor Frau Säbelzahn oder Herrn Tiger war purer Stress und kostete Norman eine Menge Energie. Heute sind es Frau Müller und Herr Meier, vor denen wir flüchten oder gegen deren Einfluss auf unser Leben wir kämpfen. Auch das verbraucht viel Energie. Stress beginnt mit dem ersten Gedanken deines Tages. Wenn du jetzt sagst: »Ach, so schlimm ist das doch jetzt nicht …!« Dann antworte ich: »Doch!«, denn jeder negative Gedanke verändert deine Stoffwechsellage. Vor allem dann, wenn dieser eine negative Gedanke häufiger auftaucht. Meist ist es leider nicht nur ein negativer Gedanke, sondern eine ganze Flut, die dir Tag für Tag durch den Kopf und damit durch den Körper jagt. Das ist chronischer Stress, und der ist energetisch *teuer!* Wenn du nämlich viel Stress hast, verbrauchst du Energie, und da dann auch dein Stoffwechsel auf Hochtouren läuft, verbrauchst du mehr Mikronährstoffe. Zudem werden bei anhaltendem Stress in deinem Körper vermehrt »freie Radikale« produziert. Mikronährstoffe und Vitamine fangen diese freien Radikale ein und neutralisieren sie. Du spürst den Mikronährstoffverlust als Erschöpfung und versuchst vielleicht, mit viel Essen gegenzusteuern. Nimmst du aber viele Kohlenhydrate (Brötchen, Nudeln etc.) oder viel Zucker und industriell gefertigte Lebensmittel zu dir, kommt dabei die Nährstoffaufnahme zu kurz. Es sind die Mikronährstoffe aus natürlichen Nahrungsmitteln, die dir helfen können.

> Stress raubt dir Energie. Eine natürliche Ernährung hilft dir, die Nährstoffe aufzunehmen, die dein Körper braucht, um dir Energie bereitzustellen. Zucker liefert zwar einen schnellen Energiekick, aber die Energie hält nicht lange an. Dein Blutzuckerspiegel rauscht in die Tiefe, und du fühlst dich müde und unkonzentriert. Deshalb merke dir: Zucker ist ein Energieräuber!

Liefern Energydrinks Energie?

Wann hat Normans Körper unserem tapferen Steinzeitmann am meisten Energie zur Verfügung gestellt? Genau, bei akutem Stress! Durch Adrenalin und Noradrenalin wurde der Blutdruck erhöht, der Stoffwechsel sorgte dafür, dass er alle Energiereserven nutzen konnte, und sein Herz schlug schneller, damit das Blut in alle Muskeln gepumpt werden konnte. Greifst du bei Stress zum Energydrink, der meist Wasser, Haushaltszucker, ein paar künstlich zugesetzte Vitamine, Koffein und Taurin enthält, nimmst du Substanzen zu dir, die dazu beitragen, den Körper auf seiner Stressachse und in seiner Energieversorgung nur noch mehr anzukurbeln[55, 56]. Dabei bist du doch schon leistungsfähig, wenn du gestresst bist. Statt des Energydrinks könntest du eine Handvoll Obst nehmen, die

Früchte mit etwas Wasser in eine Küchenmaschine geben und dir daraus einen leckeren, natürlichen und frischen Smoothie machen. Der enthält neben Wasser und natürlichem Fruchtzucker eine ganze Menge Vitamine, Mineralien und Spurenelemente sowie Faserstoffe aus dem Obst (oder Gemüse), das dein Darm freudig begrüßt, um daraus richtige Energie zu ziehen und sie deinem Körper zur Verfügung zu stellen. Anders als mit den Inhaltsstoffen in einem Energydrink weiß dein Körper mit den Inhaltsstoffen natürlicher Nahrungsmittel wirklich etwas anzufangen, denn sie enthalten Stoffe und Zellen, die unser Körper seit Jahrtausenden kennt.

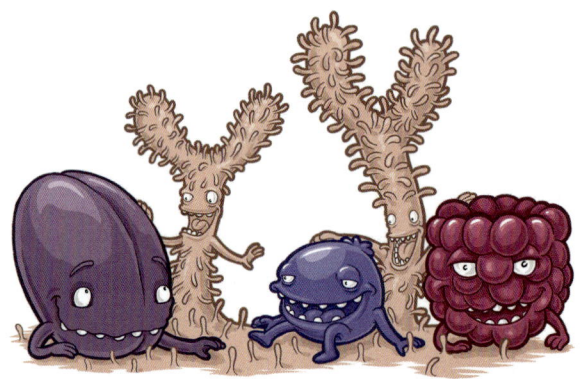

Kampf kostet Energie

Norman, seine liebe Waldtraut und ihre Sippe leben in Frieden. Sie haben ein Stück fruchtbares Land an der Düssel, Nähe Düsseldorf, gefunden. Hier wachsen viele Früchte, und es ist ein fischreiches Gebiet. Bis sie in Frieden hier leben konnten, mussten sie den ein oder anderen harten Kampf austragen. Borg aus der Nachbarsippe fand ihren hübschen Platz auch ganz schick. Und Ilse, seine Gattin, war ziemlich scharf auf Waldtrauts Lieblingsplatz auf der Blumenlichtung, aber da durfte sie Waldtrauts harte Rechte kennenlernen. Irgendwann war dann doch alles geklärt. Beide Sippen kennen mittlerweile ihre Grenzen, und Borg und Ilse wissen, dass sie Probleme mit Norman und seinen Leuten bekommen, wenn sie in ihr Territorium eindringen. Umgekehrt ist das übrigens genauso. Auch Norman und Waldtraut respektieren die Grenzen der Nachbarsippe, denn unnötige Kämpfe kosten wertvolle Energie.

Heute ist das nicht so viel anders. Gott sei Dank müssen wir uns nicht mehr die Köpfe einschlagen – wobei es Menschen gibt, die das immer noch vereinzelt tun –, wenn wir Grenzen setzen wollen. Wir setzen Grenzen, indem wir klar und deutlich zum Ausdruck bringen, was wir können, wollen, erwarten und uns wünschen. Oder, was genauso wichtig ist, sagen, was wir nicht wollen, akzeptieren und wovor wir Angst haben. Tun wir das nicht, sind wir anderen gegenüber nicht eindeutig, und das kann zu Verwirrung, Problemen, Streit und Krieg führen. Und das kostet Energie.

Kampf kostet Energie. Frieden bringt Energie.

Wenn du deinen Mitarbeitern nicht sagst, was du von ihnen erwartest, und nicht klar definierst, welche Aufgaben in ihr Arbeitsgebiet fallen, kannst du nicht davon ausgehen, dass sie deine Erwartungen und Ziele erfüllen. Ebenso wichtig ist, als Angestellter dem Chef oder Vorgesetzten gegenüber klarzumachen, was du kannst und erwartest, *und* auch klar zu formulieren, wo deine Grenzen liegen, was du nicht schaffst und was du noch lernen musst, damit Abläufe und Aufgaben besser funktionieren.

Oft arbeite ich mit Menschen, die anderen unklare Grenzen setzen, mit der Folge, dass sie diejenigen sind, die sich eingegrenzt oder ausgegrenzt, weil unverstanden fühlen. Viele von ihnen arbeiten maßlos und nehmen alles auf sich. Sie würden sich nach außen hin nie beklagen, innerlich aber sind sie hilflos und traurig. Meist tritt dann ein gefährlicher Prozess in Gang, der folgenden Ablauf hat:

1. Ich habe versäumt, klare Grenzen zu setzen. Ich habe nicht gesagt: »Nein, Frau Säbelzahn, es tut mir leid, ich kann diese Aufgabe in dieser Woche nicht auch noch erledigen, weil die anderen zehn Aufgaben oberste Priorität haben.« Jetzt habe ich eine Zusatzaufgabe an der Backe und damit ein Problem, was es zu lösen gilt. Also beginne ich nach einer Lösung zu *suchen*.

2. Die Lösung wäre, klar und deutlich zum Ausdruck zu bringen, dass ich zu viele Aufgaben auf dem Tisch habe und sie nicht alle in der vorgegeben Zeit lösen kann. Aber da ich schon seit geraumer Zeit mit so vielen Aufgaben zurechtkomme, geht Frau Säbelzahn davon aus, dass ich immer alles schaffe. Also gibt sie mir munter weiterhin viele neue Aufgaben. Eigentlich müsste doch jeder sehen, dass das nicht machbar ist. Ich bekomme langsam *Wut*.

3. Trotzdem: Ich komme nicht hinterher. Die Arbeit und die Aufgaben beginnen sich zu stapeln. Es wird immer mehr und mehr, und ich weiß einfach nicht, wie ich das alles schaffen soll! Langsam bekomme ich *Angst*.

4. Monate, vielleicht Jahre sind vergangen, und ich arbeite und arbeite wie besessen. Bislang habe ich den Chefs immer noch nicht gesagt, dass alles zu viel ist. Wütend bin ich schon lange nicht mehr, denn die Angst hat mich im Griff. Ich habe einfach das Gefühl, nur noch zu funktio-

nieren. Irgendwie muss ich es schließlich schaffen. Wenn ich abends nach Hause komme, bin ich völlig erledigt. Entweder schlafe ich sofort ein oder ich liege stundenlang wach, weil ich mir so viele Gedanken mache. Was ist, wenn schon alle über mich reden? Was, wenn alle mich auslachen und sehen, dass ich so ein Trottel bin und immer alles annehme, obwohl ich gar nicht mehr kann? Oder wenn sie glauben, dass ich nicht leistungsfähig bin? Nicht belastbar? Dann könnte ich meinen Job verlieren. Und dann …? Ich bekomme *Panik*.

5. Die Panik ist immer häufiger da. Körperlich habe ich meine Grenzen bereits weit überschritten. Ich bin antriebslos, abgeschlagen, komme morgens nicht aus dem Bett. Meine Freunde haben sich von mir abgewandt. Oder war ich es, der sich abgewandt hat? Ich weiß es nicht. Alle sind irgendwie komisch um mich herum. Keiner erkennt mich und meine Bedürfnisse. Niemand sieht, was ich leiste, was ich kann. Leiste ich denn noch? Kann ich denn noch? Irgendwie nicht. In der letzten Zeit war ich oft krank und hatte ständig Infekte.

6. Als ich wieder ins Büro kam, war Frau Säbelzahn weg. Auf ihrem Posten saß jetzt ein Herr Tiger, der ein neues Team aufgebaut hat. Viele erfahrene Leute, die genau sagen, was sie wollen. Alle sind irgendwie sehr harmonisch miteinander, aber ich fühle mich noch immer gefangen. Ich habe es einfach nicht geschafft, mich zu lösen, und integrieren konnte ich mich auch nicht. Wollte ich auch nicht wirklich. Gestern hat mir mein Chef gesagt, dass ich mir dringend eine Auszeit nehmen soll, damit ich mal Zeit für mich habe und mir klarwerden kann, was ich denn eigentlich will und was wirklich gut für mich ist. Das klang nett, aber ich glaube, das war ein Rausschmiss.

Was ich hier beschrieben habe, ist der klassische Weg in ein »Burn-out«. Ausgebrannt zu sein bedeutet, keine Energie mehr zu haben. Es ist leichter gesagt als getan, aber die eigenen Grenzen kennenzulernen und auch zu kommunizieren ist ein wichtiger Schritt, um inneren Frieden zu finden und mehr Energie für sich selbst zu haben. Frieden kommt übrigens von »befrieden«. Im Mittelalter hat man Länder »befriedet«, indem man sie abgegrenzt oder umzäunt hat. Um Streit zu vermeiden, um Frieden zu schaffen. Es ist wichtig, dass wir uns abzugrenzen lernen und klare Grenzen ziehen. Es müssen keine harten oder eisernen Grenzen sein, aber klar definiert sollten sie sein, damit sie erkennbar sind. Vielleicht ist dafür professionelle Unterstützung hilfreich, vielleicht auch ein Jobwechsel. Aber innere Unruhe führt zu chronischem Stress, und der kostet Energie und letztendlich die Gesundheit.

Deine persönlichen Grenzen wahren deinen inneren Frieden. Keiner darf sie ungefragt überschreiten.

Was passieren kann, wenn man seine eigenen Grenzen nicht kennt oder nicht beachtet, wissen wir alle. Wir machen mehr, als wir wollen, schlucken mehr, als wir wollen, essen mehr, als wir wollen. In meinen Coachings habe ich festgestellt, dass besonders übergewichtige Menschen häufig Probleme haben, klare Grenzen zu setzen. Jeder Frust, jede Zurückweisung und jedes Übergangenwerden führen zu Frust, also Stress und dem Versuch, die negativen Gefühle durch Essen zu kompensieren. Passiert das chronisch wie im oben beschrieben Fall, erwächst daraus eine Körperfülle, ein physischer Raum, der dem Betroffenen andere Menschen »vom Leibe« hält. Leider macht das auch einsam.

Was, wenn das Leben leicht wäre?

Was wäre, wenn nicht alles im Leben so schwer wäre? Wenn du einfach alles leichtnehmen würdest. Warst du schon einmal verliebt? In einen Menschen, ein Gefühl oder eine Idee? Kennst du das Gefühl, dass alles plötzlich ganz leicht geht? Die Welt erscheint dir bunt und wunderbar, und Probleme verschwinden hinter dem Rand der rosafarbenen Wolke, in der du schwebst. Du hast das Gefühl, endlos viel Energie zu haben.

Wie würden wir wohl, wenn wir tagtäglich verliebt wären, mit anderen Menschen umgehen? Wie würden wir mit Problemen umgehen? Wie anstrengend wäre die Welt, wenn wir tagtäglich verliebt wären? Wäre sie nicht leichter? Was glaubst du, wie viel müssten wir dann noch essen? Wie viel würden wir rauchen? Wie viel Alkohol würden wir trinken? Wie lange würden wir fernsehen? Wie viel Zeit wären wir in sozialen Netzwerken unterwegs? Würde uns die alte Dame an der Kasse aufregen, wenn sie ihr Kleingeld aus dem Portemonnaie kramt, während wir völlig versonnen an unsere Partnerin oder unseren Partner denken? Oder an die Arbeit, die uns so erfüllt?

Wie könnte deine Welt aussehen, wenn du vor allem Dinge tun würdest, die sich gut anfühlen, weil es Dinge sind, die du gerne machst? Du weißt schon: Alles, was du nicht gerne machst und mit einer negativen Emotion verbindest, wird teuer, denn immer wiederkehrende negative Gedanken führen zu Stress. Und Stress kostet eine Menge Energie! Da der Mensch dazu neigt, sich auf die negativen Seiten des Lebens zu konzentrieren, kommen positive Gedanken oft zu kurz. Dabei machen sie das Leben wirklich leichter. Also such dir Dinge, die sich für dich positiv anfühlen. Was könnte das sein? Fahrrad fahren, laut Musik hören, klettern, schnorcheln, einen schmalzigen Liebesroman lesen, Fotobücher durchblättern, auf einer Bank an einem See sitzen, den Blick vom Berg ins Tal schweifen lassen, ein Haufen spielender Hundewelpen, der Duft einer besonderen Blüte oder ein tiefer Blick in die Augen eines Menschen, den du magst? Positive Momente machen dein Leben leichter. Schaffe dir mehr von diesen Momenten. Wenn du mit positiven Gefühlen geladen bist, haben negative Gefühle weniger Platz.

Ein paar praktische Tipps

Starte den Tag mit einem freudigen Gedanken.

Schreibe dir heute Abend für morgen früh einen kleinen Zettel, auf dem etwas steht, worüber du dich morgen früh freuen wirst. Notiere eine schöne Erinnerung, ein Zitat, das dir gefällt, den Namen eines lieben Menschen, an den du gerne denkst, oder einen albernen Reim – irgendetwas, das dir hilft, dich gut zu fühlen.

Sei freundlich.

Lächele den ersten Menschen an, der dir begegnet. Schenke der alten Dame, die immer die Tauben füttert, eine Blume. Ohne Worte. Oder halte jemandem die Tür auf, obwohl er sie eigentlich dir aufhalten sollte.

Sei dankbar.

Dankbarkeit macht zufrieden. Überlege dir, wofür du dankbar bist. Das muss nichts Großes sein. Bist du vielleicht dankbar, dass du eine gute Freundin hast? Dass du gesund bist? Dass du in einem friedlichen Land lebst?

Die negativen Gefühle anderer.

Nicht jeder Tag ist leicht. Wenn negative Dinge auftauchen, lass sie dort, wo sie herkommen. Sie gehören nicht zu dir. Wenn jemand dich an der Ampel anhupt, hat er es eilig, und nicht du. Fahr los und verzeih ihm seine Ungeduld. Ja, ohne »Blödmann« hintendran. Nicht ganz leicht, geht aber.

Sei geduldig.

Wenn du dein Leben bisher mit Grummeln und Frust verbracht hast, die Welt ungerecht zu dir war und die Nachbarn sowieso alle doof sind, braucht es ein wenig Zeit, gute Gedanken in dein Leben zu integrieren. Mach kleine Schritte, aber übe regelmäßig.

Das alles mag im ersten Moment etwas komisch klingen. Klar! Aber versuch es doch einfach mal! Was hast du zu verlieren außer ein paar negativen Gedanken und deinem alten Muster, das gerade sagt: »Das ist doch alles Quatsch. Lass den Blödsinn und mach einfach so weiter wie bisher. Läuft doch alles. Du bist erwachsen und kein kleines Kind. Und am besten ziehst du dir morgen noch Sandalen und Wollsocken an, nachdem du dir die Räucherstäbchen angezündet hast und 50-mal Ommmm gemacht hast … So ein Schwachsinn.«

Merkst du was? Dein innerer Nörgler versucht, dich davon abzuhalten, etwas zu ändern. Aber du hast das Ruder in der Hand. Hör nicht auf ihn. Nimm wahr, was er sagt, aber dann entscheide dich für das, was du willst. Es geht um *dich* und *deine Gedanken* und *Wünsche*. Du hast es verdient, dass dein Leben leichter wird.

2 Natürliche Ernährung

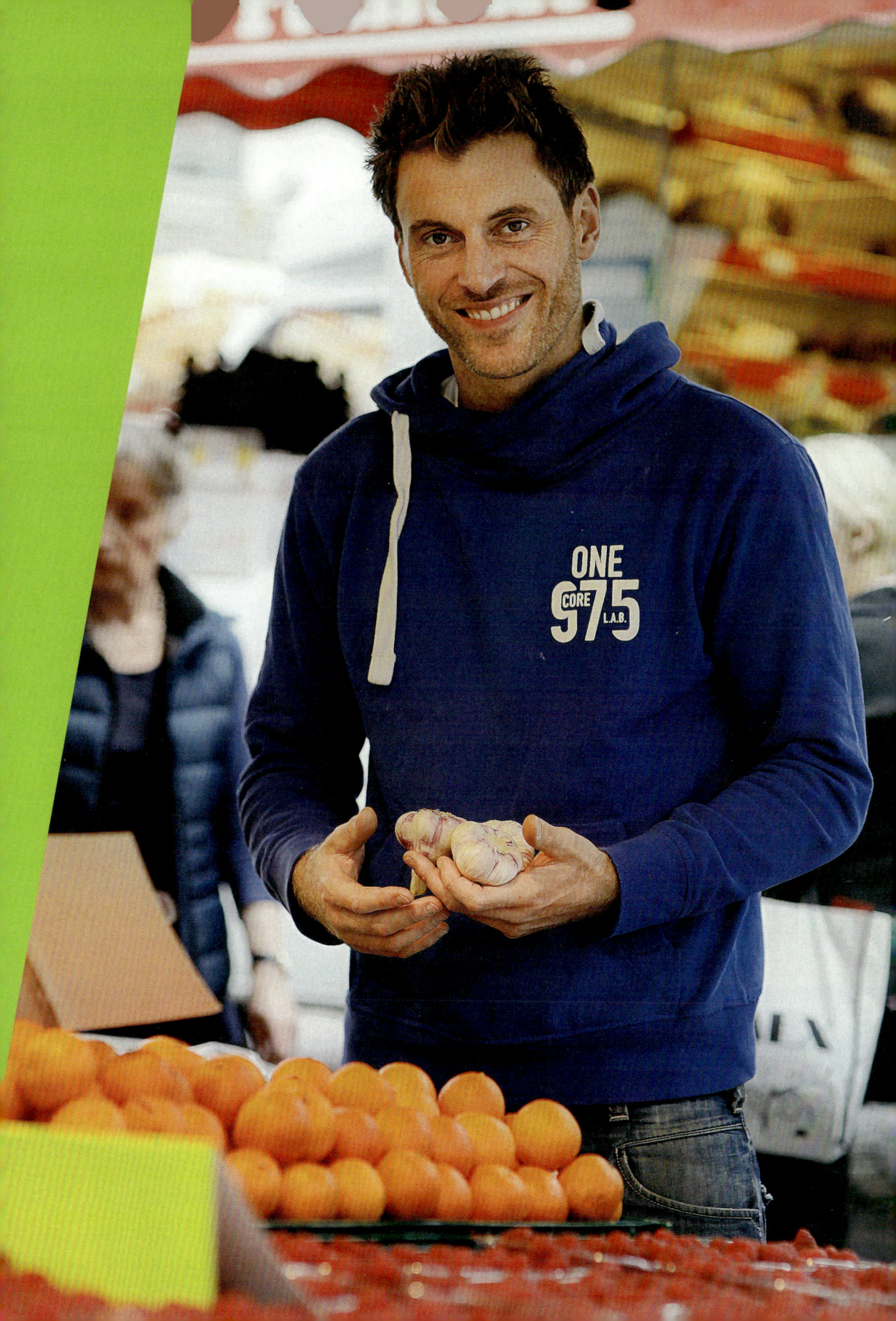

Ernährung – Was ist gesund?

Die meisten Menschen, die ich kenne und mit denen ich arbeite, wissen durchaus, dass sie sich gesund ernähren sollten, dass sie das *Richtige* essen sollten. Sie wissen, dass frisches Obst und Gemüse wichtige Nährstoffe liefern, und ihnen allen ist klar, dass eine Tüte bunter Weingummis kein gutes Frühstück darstellt und die Chips am Abend zwar im weitesten Sinne aus Gemüse bestehen, aber nicht das sind, was wir gemeinhin unter *gesund* verstehen. Sie essen all das trotzdem. So viel vorab: Das ist menschlich. Warum das menschlich ist, wirst du am Ende dieses Kapitels verstehen.

Gesunde Ernährung

Welche Art von Ernährung bringt das mit sich, was deinem Körper guttut? Wie kannst du deinem Körper etwas geben, womit er sich nicht nur gut fühlt, sondern auch leistungsfähiger ist? Leistungsfähiger in der Form, dass du gesättigt, aber nicht voll bist. Dass du klarer denken kannst, den ganzen Tag über aufgeladen bist, Interesse und Energie hast, deinen Weg zu gehen und Dinge neu zu entdecken. Und dass du zufrieden bist, weil du dich gut fühlst, deinen Körper, deine Bedürfnisse und deine Emotionen gut fühlen kannst. Es gibt verschiedene Ansätze, wie eine gesunde Ernährung auszusehen hat. Von vegetarischer und veganer Küche über Low Carb und fettarme Diäten bis hin zu Paleo, dem die vermutete Ernährung von Norman und Waldtraut zugrunde liegt, kursieren diverse Varianten. Aber was ist denn jetzt gesund? Ich bin der Meinung, dass es *die* gesunde Ernährung nicht gibt. Jeder Mensch ist und isst anders, hat andere Vorlieben und Bedürfnisse. Jeder Mensch isst unterschiedlich, je nachdem, wann und wo er lebt. Trotzdem hat der menschliche Körper Grundbedürfnisse, die befriedigt werden müssen, damit der Organismus funktioniert.

Um herauszufinden, was der menschliche Körper braucht, um gesund zu leben, ist es hilfreich, wieder einmal einen Blick in die Vergangenheit zu werfen. Lass uns schauen, woher der Mensch kommt, was für eine Art Lebewesen er ist und welche Ernährung das Lebewesen Mensch benötigt.

Was braucht der Mensch? – »Artgerechte« Ernährung

Der Mensch, wie er heute lebt, hat seine Gene einer langen Evolution zu verdanken. Wie du schon gesehen hast, nimmt die moderne Zeit, in der wir leben, erdgeschichtlich nur einen winzigen Raum ein. Sie ist noch sehr neu. Mikrowellengeräte gibt es seit den 1970er Jahren, Tiefkühlkost ein paar Jahre länger, aber was aß der Mensch in den vielen Jahrtausenden davor? Die Gattung Homo ist ein »Erfolgsmodell«, das seit 2,5 Millionen Jahren auf dieser Erde lebt. In der Zeit bis zur »Neolithischen Revolution«, dem Übergang zu Ackerbau und Viehzucht vor 10 000 Jahren, aßen diese Menschen, was die Natur hergab. Tatsächlich gibt es Untersuchungen, die belegen, dass unsere Vorfahren in der Steinzeit robust und frei von den typischen Erkrankungen der heutigen Zeit waren. Fielen sie nicht Verletzungen, Naturkatastrophen oder Infektionen zum Opfer, wurden sie gesund und stark recht alt.[1] Da unsere Gene sich heute nur unwesentlich von ihren unterscheiden, schauen wir einmal, was Norman und Waldtraut aßen.[2] Was ihrem Körper ein gesundes Leben schenkte, sollte demnach auch für unsere Körper gesund sein.

Norman und Waldtraut waren Jäger und Sammler. Sie aßen alles, was sie in der Natur fanden. Ihre Steinzeitnahrung (englisch: Paleo diet) enthielt Pilze, Wurzeln, Nüsse, Blätter, Gräser. Obst und anderes »Gemüse« gehörten ebenso zu ihrem Speiseplan wie Eier, kleinere Lebewesen wie Insekten, Würmer, Schnecken, Vögel und das Fleisch von Wildtieren. Norman und seine Sippe lebten meist in Wassernähe, wo sie nicht nur Trinkwasser hatten, sondern auch ein reiches Nahrungsangebot an Muscheln und Fischen. Mit etwas Glück gab es reife Früchte und Honig. Ab und an wird Norman vermutlich auch Aas gesammelt haben, das große Raubtiere erbeutet und liegenlassen haben. (Wenn du dich jetzt ekeln solltest, denk mal kurz daran, wie lange ein gutes Steak abhängen muss …) Das war auch kein Problem, denn höchstwahrscheinlich haben Norman und Waldtraut viele Nahrungsmittel gekocht. Das Feuer war zu ihrer Zeit bereits ein fester Bestandteil des menschlichen Lebens[3] und half, zähes Fleisch weicher und damit leichter verzehrbar zu machen und Giftstoffe in bestimmten Pflanzen zu zerstören, damit diese überhaupt erst genießbar wurden. Die Nahrungspalette wuchs.

Dass der Mensch in der Lage ist, pflanzliche Kost ebenso wie tierische Nahrung zu verdauen, zeigt die Beschaffenheit unseres Darms. Unser Darm ist kürzer als der unserer nahen Verwandten, der Affen, die größtenteils Pflanzenfresser sind. Pflanzenfresser haben einen langen Darm, um die pflanzliche Nahrung aufschließen zu können. Fleischfresser wie Raubtiere haben einen sehr kurzen Darm. Der Mensch liegt, was die Darmlänge angeht, ziemlich in der Mitte mit einer Tendenz zum Pflanzenfresserdarm. Dennoch kann der Mensch, genau wie seine nächsten Verwandten, die großen Menschenaffen, Fleisch verdauen. Biologisch gesehen ist der Mensch demnach ein Allesfresser[4]. Und genau wie andere »Säugetiere« war er in seiner Entwicklungsgeschichte an eine bestimmte Ernährungsweise angepasst. Kühe und Schafe fressen Gras, Rehe auch Blätter und Bären Fisch, Fleisch und ein bisschen Grünzeug. Was also aß der Mensch, als er noch nicht die Qual der Wahl zwischen Pizza funghi, Salamibrötchen und Buttercremetorte hatte? Auf jeden Fall aß er Fleisch. In der Wissenschaft werden sowohl der Vorgang des Jagens als auch der Fleischverzehr in Zusammenhang mit dem Gehirnwachstum gebracht[5]. Ein größeres Gehirn erwies sich im Laufe der Evolution als vorteilhaft, benötigte aber auch mehr Energie, als eine reine Pflanzenkost hätte liefern können.

Was braucht der Körper?

Der Mensch als Allesfresser ist ein absoluter Anpassungskünstler. Als Nahrungsmittel noch nicht an jeder Ecke zu kaufen waren, passten sich die Menschen ihrer Umgebung an. Es gibt Kulturen wie die Eskimos, in denen viel Fleisch oder Fisch verzehrt wird, aber auch andere wie die Jains in Indien, die rein vegetarisch leben. Wüstenvölker überleben die karge Ernährung ebenso gesund wie Eskimos, die sich sehr eiweißreich ernähren. Doch alle Ernährungsweisen haben etwas gemeinsam: Der menschliche Körper benötigt die richtige Nahrung. Der Begriff »nähren« bedeutet von der Wortherkunft her neben »mit Nahrung versorgen« auch »(er)retten, genesen machen, am Leben erhalten«. Das beschreibt meiner Meinung nach genau das, was Nahrung immer tat – den Menschen gesund und am Leben zu erhalten. Ein Übermaß an Nahrung ist dazu gar nicht nötig, denn der menschliche Körper hat sich an Hungerphasen gewöhnt. Doch dazu kommen wir später noch einmal.

Um am Leben zu bleiben, braucht der menschliche Körper Energie, die er aus den Grundbestandteilen der Nahrung bezieht – aus den Nährstoffen: Zu den Makronährstoffen zählen Kohlenhydrate, Fette und Proteine, zu den Mikronährstoffen Mineralien, Spurenelemente und Vitamine.

Was sind eigentlich Kohlenhydrate?

Kohlenhydrate, also alle Formen von Zucker, sind die wichtigsten Energielieferanten des Körpers. Wir Deutschen verzehren vor allem gerne Zucker in Form von Stärke, die zum Beispiel in Getreide und damit in Produkten wie Brot, Kuchen und Pizzateig, aber auch in Reis, Kartoffeln und Mais steckt. Es gibt Einfach-, Zweifach- und Mehrfachzucker. Alle Zuckerformen werden im Körper über unterschiedliche Mechanismen aufgespalten und zu Glukose gewandelt, die in Form von Glykogen in Leber- und Muskelzellen gespeichert werden kann. Stärkehaltige Nahrungsmittel haben einen hohen glykämischen Index. Der glykämische Index gibt an, wie stark die Insulinreaktion auf ein Nahrungsmittel ausfällt. Je höher der glykämische Index, desto höher der Insulinausstoß des Körpers. Wenn der Körper hohe Mengen an Insulin ausschüttet, kann es im Anschluss zu einem starken Abfall des Blutzuckerspiegels kommen. Die Folge davon ist Heißhunger, so dass man dann insbesondere die Lust und das Bedürfnis nach zuckerreichen Nahrungsmitteln – mit hohem glykämischem Index – hat, um den Blutzuckerspiegel möglichst schnell wieder anzuheben. Daraus entwickelt sich ein Teufelskreis, der auf Dauer zu Übergewicht bis hin zu Diabetes Typ 2 führen kann.

Vor allem Industriezucker, der in Süßigkeiten, süßen Getränken, Kuchen und Keksen zu finden ist, schmeckt süß. Er enthält wenige oder keine Mikronährstoffe und ist daher vor allem ein Energielieferant. Genau da liegt unser heutiges Problem, denn in Normans Leben spielte die gefährliche Kombination aus Glukose und Fruktose, die wir im Industriezucker vorfinden, keine Rolle. Ebenso wenig gab es für Norman künstlich hergestellte Zuckerarten. »Süßes«, also leicht verfügbare Energie, gab es nur dann, wenn das Obst reif war oder Norman einen Bienenstock entdeckte und Honig naschen konnte.

Normans Speiseplan enthielt keinen Industriezucker. Nur selten fand er süße Früchte oder Honig. Sein Körper wies sehr wahrscheinlich einen ziemlich konstanten Blutzuckerspiegel auf.

Trockenfrüchte oder Früchte aus der Dose enthalten viel Fruktose. Beeren eher weniger. Du kannst dir vorstellen, wie selten Norman, der meist Beeren aß, an etwas richtig Süßes kam. Umso glücklicher war er, wenn er etwas davon erwischte. Schnelle Energie – rein damit. Schnell, schnell, bevor sie alle ist! Wenn Norman konnte, aß er so viel Süßes, wie er bekommen konnte. Damit das funktionierte, half ihm seine Körperchemie: Die Fruktose im süßen, reifen Obst nimmt Einfluss auf das Hungergefühl, indem sie die Hormone Leptin und Ghrelin beeinflusst. Leptin signaliert dem Körper »Ich bin satt«, und Ghrelin macht Hunger. Leptin wird durch Fruktose gehemmt, das heißt, dein Sättigungsgefühl wird unterdrückt. Gemeinerweise wird gleichzeitig vermehrt Ghrelin produziert, weshalb du mehr Hunger bekommst. Fruktose regt also den Appetit an. Für Norman war das gut, denn dadurch war er in der Lage, in den seltenen Situationen, in denen er an etwas Süßes kam, so lange zu »tanken« und sich wertvolle Energie für schlechtere Zeiten anzufuttern, wie er wollte. Vor allem hohe Mengen an Fruktose – wie wir sie heute aus Industriezucker zu uns nehmen – werden im Körper in Fette gewandelt und gespeichert[6, 7, 8, 9]. Bei Igeln wirkt übrigens das gleiche Prinzip. Im Herbst frisst ein Igel sich Winterspeck an – nicht dadurch, dass er viel Fett, sondern dass er so viel »Süßigkeiten« frisst. Er frisst Fallobst und kann nicht aufhören zu fressen, weil der hohe Fruktoseanteil im reifen, süßen Obst dazu führt, dass er immer mehr Appetit bekommt und dabei nicht satt wird. So kann er einen reifen Apfel, eine reife Frucht nach der anderen essen. Er nimmt so viel Energie zu sich, wie er kann, und schafft sich damit Energiereserven für den Winter. Für den Igel – wie auch für Norman – bietet diese Reserve einen Überlebensvorteil.

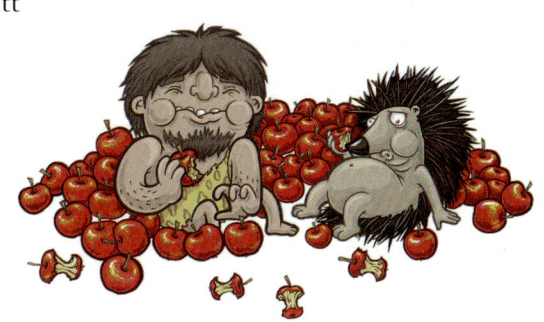

Hohe Mengen an Fruktose hemmen das Sättigungshormon Leptin. Im gleichen Moment kurbelt die Fruktose ein zweites Hormon an: Ghrelin. Ghrelin macht Appetit. Viel Fruktose – meist aus industriell hergestellten Süßigkeiten – zu essen bedeutet also mehr Hunger zu bekommen und weniger schnell satt zu sein. Für Norman war das ein Überlebensvorteil. Bei uns funktioniert der Mechanismus genauso: Wenn du Süßigkeiten isst, gibt die Fruktose deinem Körper das Gefühl, nicht satt zu sein, sondern noch mehr essen zu wollen.

Auch wenn ich es jetzt vorwegnehme: Mir ist es wichtig zu betonen, dass Fruktose kein Problem darstellt, wenn du sie in natürlichen Nahrungsmitteln zu dir nimmst. Jedes natürliche Nahrungsmittel enthält Fruktose, allerdings in viel geringerer Menge als industriell hergestellte Nahrungsmittel mit Industriezucker. Das Gemeine an Industriezucker ist, dass er zu einer Hälfte aus Glukose, zur anderen Hälfte aus Fruktose besteht. Die Fruktose sorgt dafür, dass du endlos Weingummi essen kannst. Die Glukose hebt deinen Blutzuckerspiegel, wirkt auch auf dein Belohnungssystem und sorgt dafür, dass du dich gut fühlst[10].

Zuckeralarm!

Süßer Geschmack verheißt in der Natur meist energiereiche, ungiftige Nahrung. Norman konnte jede zusätzliche Energie für sein Überleben gut gebrauchen. Wie gesagt, es gab für ihn kaum Möglichkeiten, an etwas Süßes heranzukommen. Hatte er die Gelegenheit, schlug er sich den Bauch mit Süßem voll. Damit Norman nicht vergaß, wie wichtig die Energieaufnahme ist, regte sich in seinem Gehirn das Belohnungszentrum und schüttete bei jeder Portion Zucker Dopamin aus, und Norman ging es richtig gut. Bis vor etwa 200 Jahren sah das für alle Generationen nach ihm genauso aus. Mit der industriellen Revolution im 19. Jahrhundert begann der Siegeszug des Zuckers. Die Zuckerrübe wurde gezüchtet, und der aus ihr raffinierte Haushaltszucker löste den bisher aus Übersee importierten teuren Rohrzucker ab. Zucker wurde damit für jedermann erschwinglich, eroberte die Küchen und wurde in immer größeren Mengen verzehrt.

Zucker ist lecker, und dein archaischer Körper lechzt nach wie vor nach jeder Portion lebensrettender Energie. Heute nehmen wir aber viel mehr Energie auf, als wir bei unserem bewegungsarmen Lebensstil verbrauchen. Norman hat die aufgenommene Energie direkt wieder in Bewegung investiert. Deshalb war sein Körper auch froh über jedes bisschen Extraenergie. Unsere »Reserven« machen sich heute in Fettpölsterchen bemerkbar. Das liegt daran, dass der menschliche Körper nur eine gewisse

Menge an Zucker speichern kann, nämlich nur etwa 400 Gramm. Von diesen 400 Gramm werden etwa 250 Gramm in deinen Muskeln gespeichert, was sinnvoll ist, weil dein Körper die Energie dort bei Bewegung sofort abrufen kann. Die restlichen 150 Gramm bleiben in deiner Leber. Wenn diese Speicher voll sind, gibt es für den Zucker nur noch einen einzigen Weg – und das bedeutet, er wird als Körperfett gespeichert.

> Dein Körper kann nur rund 400 Gramm Zucker (das entspricht 1 600 Kilokalorien) speichern. Alles, was du mehr zu dir nimmst, wandert in die Fettzellen.

Hast du eine kohlenhydratreiche Mahlzeit genossen, muss die aufgespaltene Glukose in deine Zellen transportiert werden. Dabei hilft das Hormon Insulin. Stell dir das Insulin wie einen kleinen Lkw vor. Es lädt ein Glukosemolekül auf und macht sich auf den Weg zu den Muskeln. Es fährt bei den Beinmuskeln vorbei und fragt: »Kann ich Glukose abladen? Habt ihr Platz?« Die Beinmuskeln winken nur müde ab. Alles voll. Das Insulin fährt weiter zu den Brustmuskeln. Die paar Muskelzellen in unserem Beispielmenschen sind ebenfalls voll. Leberspeicher? Voll. Was macht das Insulin also? Es liefert die Glukose in den Adipozyten ab. Und hier ist immer Platz. Adipozyten sind unsere Fettzellen, und von ihnen können wir quasi unendlich viele bilden, weil das Einlagern von Fetten immer unser Überleben gesichert hat.

Insulinresistenz

Eine Insulinresistenz entsteht, wenn du deinem Körper permanent zu viel Zucker zur Verfügung stellst. Wenn du dich dann auch noch wenig bewegst, ist die Gefahr umso größer, einen Diabetes Typ 2 zu entwickeln. An den Zellen deiner Zuckerspeicher gibt es sogenannte Rezeptoren. Diese Rezeptoren kannst du dir wie ein Türschloss vorstellen. Und wie das mit Türen so ist, kannst du sie nur öffnen, wenn du den passenden

Schlüssel hast. Das Insulin hat diesen Schlüssel. Ist die Zelle aber voll, nützt das leider nichts. Das ist wie in einem mit Menschen überfüllten Raum, bei dem die Tür nach innen aufgeht. Da kann man aufschließen und noch so fest gegen die Tür drücken, es passt trotzdem keiner mehr rein. Wenn das passiert, sagt man, der Rezeptor ist resistent. Er reagiert quasi nicht mehr auf die Anfrage des Insulins. Der Schlüssel passt ins Schloss, lässt sich auch drehen, aber die Tür geht nicht auf. Wie auch!? Ist ja voll!

Je mehr Zucker du zu dir nimmst, desto mehr hat dein Insulin zu tun. Norman nahm nur selten hohe Mengen an Insulin zu sich. Die Kohlenhydrate, die er aufnahm, stammten aus Gemüse, Gräsern, Blättern und Wurzeln und enthielten eine Menge Faserstoffe, die lange verdaut werden müssen und satt machen. Sein Blutzuckerspiegel war demnach sehr ausgewogen, und dadurch, dass sein Darm die faserstoffreiche Nahrung lange verdauen musste, war er lange satt, denn während des Verdauungsprozesses wurden nach und nach die Zuckermoleküle aus den Wurzeln und Gemüsesorten aufgespalten und in die Blutbahn abgegeben.

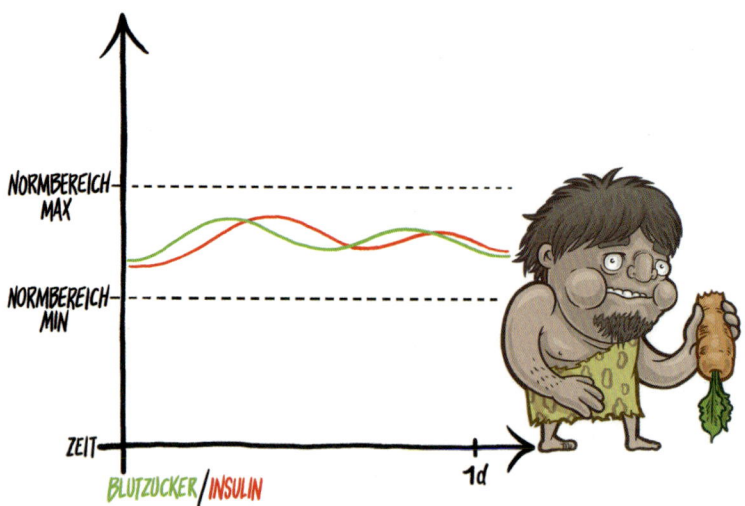

Problematisch wird es erst, wenn der Nüchternblutzuckerspiegel höher oder niedriger als der Normbereich (60–110 mg/dl) liegt. Diabetiker wissen das. Ist der Blutzuckerspiegel zu niedrig, kann es lebensgefährlich werden. Dann können die Organe irgendwann nicht mehr richtig arbeiten, weil zu wenig Energie da ist. Wenn der Spiegel dagegen zu hoch ist, wird es ebenfalls gefährlich, denn auch dann können die Organe nicht mehr richtig arbeiten. Wenn ein Diabetiker, der Insulin spritzen muss, eine Cola trinkt und kein Insulin gespritzt hat, bekommt er ein Problem, weil sein Körper den ganzen Zucker nicht verarbeiten kann. Das kann zu Übelkeit, Erbrechen, Schwindel bis hin zur Bewusstlosigkeit führen. Aber auch bei dir als gesundem Menschen hat dein Körper mächtig viel zu tun, wenn du zu viele Kohlenhydrate zu dir nimmst. Frühstückst du zum Beispiel ein Brötchen mit Marmelade und trinkst dazu einen Kaffee mit Zucker (oder Zuckerersatzstoff) sowie einen Saft, geht dein Blutzuckerspiegel steil nach oben. Insulin sorgt dafür, dass er wieder in einen Bereich kommt, wo er sich idealerweise aufhalten sollte. Enthält deine Mahlzeit sehr viel Zucker, muss sehr viel Insulin ausgeschüttet werden. Dadurch fällt der Blutzuckerspiegel schnell wieder ab. Im Toleranzbereich zwischen den gestrichelten Linien ist noch alles easy. Dann bekommst du vielleicht ein leichtes Hungergefühl. Fällt der Blutzuckerspiegel aber darunter, folgt Heißhunger. Du isst einen Schokoriegel, und dein Blutzuckerspiegel geht wieder hoch. Dann sinkt er wieder, dann gibt es vielleicht mal einen Kaugummi. Und so geht dein Blutzuckerspiegel ständig auf und ab. Jedes Mal muss Insulin mitarbeiten, um den Blutzuckerspiegel in einen Bereich zu bringen, der natürlich ist.

Insulin macht aber noch etwas. Es schaltet deine Fettverbrennung aus. Solltest du abnehmen wollen, ist das kontraproduktiv. Wenn du über den ganzen Tag verteilt immer wieder Mahlzeiten zu dir nimmst, Kaugummi kaust, Bonbons lutschst, eine Cola (oder Cola light) trinkst oder einen Müsliriegel knabberst, ist dein Insulinspiegel ständig erhöht, und dein Stoffwechsel kommt nicht in die Fettverbrennung.

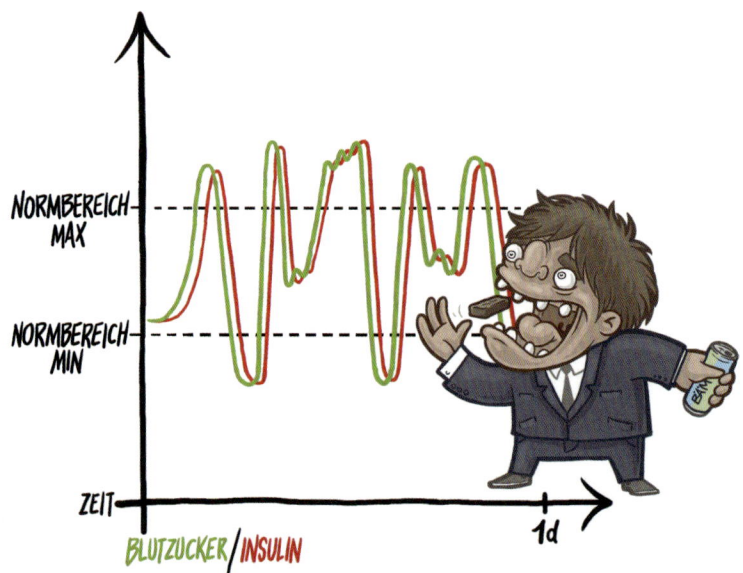

Insulin ist nicht nur Glukosetransporter, sondern auch ein Wachstumshormon, denn es regt das Zellwachstum an. Leider nicht nur das der guten, sondern auch der »schlechten« Zellen. Deshalb haben sehr übergewichtige Menschen, die durch größeren Zuckerkonsum einen ständig erhöhten Insulinspiegel haben, auch häufiger mit Tumoren und Krebs zu tun[11, 12, 13].

Ein dauerhaft erhöhter Insulinspiegel schaltet die Fettverbrennung aus und regt das Zellwachstum an, leider auch das »bösartiger« Zellen.

Salz

Ebenso selten, wie er süße Früchte fand, kam Norman in den Genuss von Salz. Wenn er schwitzte, verlor sein Körper das lebensnotwendige Mineral, und er musste es auffüllen. Norman freute sich jedes Mal, wenn er

Salz bekam, und wie beim Zucker signalisierte ihm sein Belohnungszentrum: »Gut! Das brauchst du! Füll deine Reserven auf. Mehr davon!« Es ist also kein Wunder, dass auch dein Körper dich mit guten Gefühlen belohnt, wenn du Zucker und auch Salz zu dir nimmst. Immerhin rettest du jedes Mal auf eine Art dein Leben.

> Dein »archaischer« Körper belohnt dich jedes Mal mit guten Gefühlen, wenn du Zucker oder Salz zu dir nimmst. Deshalb kannst du nicht genug davon bekommen. Norman hat diese Motivation durch das Belohnungszentrum das Überleben gesichert. Er hatte allerdings auch nur selten Gelegenheit, Zucker und Salz zu finden.

Allerdings war der menschliche Körper bis vor gar nicht so langer Zeit eine durchschnittliche Salzmenge von maximal ein Gramm Salz pro Tag gewohnt[14, 15, 16]. In der heutigen Zeit steckt Salz in fast jedem Lebensmittel: Brot, Käse, Wurst, Chips, Fertigprodukte, selbst Kuchen enthält Salz. In zu hohen Mengen aufgenommen, kann Salz Bluthochdruck auslösen.

Macht Fett fett?

Nein, Fett macht nicht fett. Fett ist toll, denn es macht ein gutes Gefühl im Mund und transportiert Geschmack. Besonders gut sättigen mehrfach ungesättigte Fette (z. B. Fisch, Meeresfrüchte, Nüsse) und gesättigte Fette (Samen, Eier, Nüsse, Geflügel, Kokosfett, Schmalz von frei lebenden und natürlich gefütterten Tieren)[17, 18]. Fett wirkt auf ein Hormon mit dem Namen Peptid YY (Peptid-Tyrosyl-Tyrosin). Und genau dieses Hormon macht uns satt. Zudem ist Fett der beste Energieträger, sorgt dafür, dass Hormone und Enzyme funktionieren, und verringert Blutzuckerschwankungen. Du erinnerst dich: Fällt der Blutzuckerspiegel rapide, setzt Heißhunger ein.

Aber was ist mit den ganzen Diäten, die eine fettarme Kost propagieren? Früher glaubte man, Fett mache fett, weil es so viel Energie enthält. Was die Energiedichte betrifft, ist das richtig. Das Problem der Gewichtszunahme liegt aber nicht beim Fett. Die Nahrungsmittelindustrie reduziert Fett und fügt den Nahrungsmitteln dafür Zucker hinzu. Genau das erzeugt aber noch mehr Hunger und macht leider nicht satt. Mittlerweile weiß man außerdem, dass es der im Vergleich zur Kost unserer Vorfahren massiv erhöhte Anteil von Kohlenhydraten ist, der unsere Adipozyten füllt.

Hochwertiges Fett ist gut für dich, denn es liefert deinem Körper Energie, transportiert Vitamine und versorgt deine Zellen mit wichtigen Fettsäuren. Und es macht satt.

Wichtiger als die Menge des Fetts, das du zu dir nimmst, ist es, dass du gesundes Fett zu dir nimmst. Gesunde Fette findest du in natürlichen Nahrungsmitteln wie Nüssen, Avocados, Kokosfett, nativem Olivenöl, Fisch und Meeresfrüchten und magerem Fleisch von Tieren, die sich bewegt haben und artgerechtes Futter gefressen haben. Deshalb ist Butter von Kühen zu empfehlen, die auf der Weide standen, sich bewegen und Gras, Kräuter und andere Pflanzen fressen konnten.

Besonders in fettem Fisch und Meeresfrüchten finden sich die wichtigen Omega-3-Fettsäuren. Dein Körper kann diese Fettsäuren nicht selbst herstellen, deshalb musst du diese wichtigen Baustoffe für die Zellmembranen gerade deiner Hirn-, Nerven- und Sehzellen über die Nahrung zu dir nehmen. Wichtig ist dabei, auf ein ausgewogenes Verhältnis zwischen Omega-3- und Omega-6-Fettsäuren zu achten. Omega-3-Fettsäuren wirken entzündungshemmend, Omega-6-Fettsäuren entzündungsfördernd. In einem ausgewogenen Verhältnis aufgenommen, können beide Fettsäuren ihre positive Wirkung auf deinen Körper entfalten.

Omega-3-Fettsäuren findest du vor allem in Leinsamen, Leinöl, Chiasamen sowie Fisch und Meeresfrüchten (welche die Fettsäuren über pflanzliche Nahrung wie Algen aufnehmen). Omega-6-Fettsäuren sind in allen fetthaltigen Lebensmitteln wie Sonnenblumenöl, Nüssen und den Keimlingen von Getreide enthalten.

> Gesunde Fette findest du in natürlichen Nahrungsmitteln wie Nüssen, Avocados, Kokosfett, Oliven oder nativem Olivenöl, Fisch und Meeresfrüchten und Fleisch von Tieren, die sich bewegt haben und artgerechtes Futter gefressen haben.

In unseren heutigen industriell gefertigten Nahrungsmitteln nehmen Omega-6-Fettsäuren den größeren Part ein. Das Verhältnis zwischen Omega-6- und Omega-3-Fettsäuren liegt hier meist bei 10:1, oft sogar höher. Ein ausgewogenes Verhältnis liegt etwa bei 3:1 und kann helfen, Entzündungskrankheiten wie rheumatoide Arthritis oder Asthma zu reduzieren[19,20,21]. Nimmst du zu viele Omega-6-Fettsäuren zu dir, unterdrücken sie nicht nur die positiven Wirkungen von Omega-3-Fettsäuren, sondern wirken auch entzündungsfördernd. Ich setze das therapeutisch ein, wenn Menschen zu mir kommen, die immer wieder mit Entzündungen an Gelenken, Sehnen oder Muskeln zu tun haben. Dann gucke ich mir einen Fettsäurestatus an, den ihr Arzt gemacht hat, und schaue, wie viel Omega-6-Fettsäuren da unterwegs und wie viele Omega-3-Fettsäuren vorhanden sind. Überwiegen Omega-6-Fettsäuren, kann das Verhältnis relativ einfach reguliert werden: Weniger Sonnenblumenöl, mehr Leinsamen oder Leinöl, Avocados, Walnüsse und frischer Fisch. Wer an Omega-3-Fettsäuren reiche Nahrungsmittel zu sich nimmt, bekommt Omega-6-Fettsäuren gleich mitgeliefert, da es sich ebenfalls in diesen Nahrungsmitteln befindet. Eine Verbesserung der Entzündungsproblematik ist bei regelmäßigem Verzehr von an Omega-3-Fettsäuren reichen Nahrungsmitteln zu erkennen.

Achte darauf, möglichst viele Omega-3-Fettsäuren zu dir zu nehmen. Sie wirken entzündungshemmend, während zu viele Omega-6-Fettsäuren Entzündungen begünstigen.

Künstlich hergestellte Fette wie Margarine, raffinierte Pflanzenöle und besonders die Transfette, die beim Erhitzen dieser Fette entstehen, liefern deinen Zellen nicht das, was sie brauchen. Ganz im Gegenteil. Transfettsäure, die in allem Frittierten enthalten ist, steht unter Verdacht, sich in den Gefäßen abzulagern. Sie wird für den Anstieg von Arteriosklerose, Herzinfarkten[22], Entzündungsneigung[23], erhöhten Blutdruck, Übergewicht und Störungen im Immunsystem verantwortlich gemacht.

Proteine

Norman und Waldtraut aßen Fleisch. Dieses Fleisch – meist fettarm, weil die erbeuteten Wildtiere genau wie Norman und Waldtraut mehr Muskeln als Fett aufwiesen – enthielt eine Menge Proteine. Proteine sind die Baumaschinen des Körpers. Dein Körper braucht sie zum Zellaufbau. Sie sind maßgeblich an der Bildung, Reparatur und Pflege von Muskeln, Knochen und Haut, aber auch am Aufbau von Enzymen und Hormonen beteiligt und helfen bei der Heilung. Essenzielle Aminosäuren kann der Mensch nicht selbst bilden und muss sie über die Nahrung zu sich nehmen. Ein Eiweißmangel tritt in europäischen Ländern eher selten auf. Gefährdeter sind Menschen, die an einem Enzymmangel (z.B. bei Zöliakie oder Schilddrüsenerkrankungen) leiden oder sich vegetarisch oder vegan ernähren und sich mit pflanzlichen Proteinquellen nicht gut auskennen. Fleisch enthält viele essenzielle Aminosäuren und deckt schnell den Eiweißbedarf des menschlichen Körpers. Zu viel Eiweiß belastet allerdings Leber und Nieren, weil beim Eiweißstoffwechsel Ammoniak entsteht, der toxisch wirken kann.

Eine gesunde Eiweißmenge nimmst du zu dir, wenn du pro
Kilogramm Körpergewicht etwa ein Gramm Eiweiß zu dir nimmst.

Mikronährstoffe – Vielfalt gewinnt

Vitamine, Mineralien und Spurenelemente sind Mikronährstoffe. Sie sind
an allen Stoffwechselvorgängen beteiligt, sorgen dafür, dass Enzyme arbeiten und Zellen wachsen und sich erneuern können. Ein Mikronährstoffmangel kann Störungen des Stoffwechsels verursachen. Es gibt einige bekannte Mangelerscheinungen wie die Seefahrerkrankheit Skorbut,
die durch Vitamin-C-Mangel verursacht wird, oder die Knochenerwei-
chungskrankheit Rachitis, die entsteht, wenn nicht genug Vitamin D vorhanden ist. Vitamin D kann der menschliche Körper selbst bilden, wenn
er dem Sonnenlicht ausgesetzt ist, Vitamin C hingegen muss mit der
Nahrung aufgenommen werden. Eine ausgewogene, natürliche Ernährung gewährleistet eine ausreichende Versorgung mit Mikronährstoffen.
Trotzdem kommt heute recht häufig ein Mikronährstoffmangel vor. Bei
Stress verbraucht dein Körper mehr Mikronährstoffe. Isst du dann auch
noch lieber Brötchen mit Erdbeermarmelade (keine Nährstoffe) als frische Erdbeeren (jede Menge Nährstoffe: Vitamine C, Beta Carotin, Folsäure und kleine Mengen Vitamin B_1, B_2, B_6 und E), kann es gut sein, dass
dein Mikronährstoffhaushalt etwas dürftig ist. Menschen mit einem
Leaky-gut- oder Reizdarmsyndrom, chronischem Stress oder Autoimmunerkrankungen sowie Raucher haben einen erhöhten Nährstoffbe-
darf, weil ihr Körper die Nährstoffe entweder nicht richtig aufnehmen
kann oder mehr von ihnen benötigt.

Nahrung nährt dich und hält dich am Leben. Und je reicher deine Nahrung an Mikronährstoffen ist, desto gesünder ist sie. Was für Mikronährstoffe gilt, trifft auf die Makronährstoffe nicht unbedingt zu. Ein Zuviel
an Kohlenhydraten, Eiweiß und Fett kann schnell problematisch werden.
Norman musste für seine Nahrung körperlich hart arbeiten. Darüber

hinaus war Nahrung nicht jeden Tag verfügbar. Heute haben wir durch die Überversorgung in den modernen Gesellschaften keine Probleme mehr mit Hungerperioden. Es gibt Nahrungsmittel satt, im wahrsten Sinne des Wortes. Es gibt so viel, dass wir täglich essen können, so viel wir wollen – und ironischerweise entsteht genau daraus ein Problem. Unser Körper hat noch immer die »alte« Programmierung, möglichst viel Energie zu speichern, um auf eine mögliche Hungerperiode vorbereitet zu sein. Er sorgt dafür, dass wir nehmen, was wir kriegen. Und somit speichern wir und speichern wir … Eine gute Umgebung für unsere Zellen schafft das nicht.

Die Gier nach Zucker, Salz und Fett ist uns angeboren. Besser gesagt, Norman hat sie uns vererbt. Und auch er ist nur ein Erbe. Seit die ersten Lebewesen das (salzige) Wasser verließen, ist Salz überlebenswichtig, da es den osmotischen Druck der Zellen aufrechterhält. Wir müssen Salz mit der Nahrung aufnehmen. Beim Genuss von Salz, genau wie bei dem von Zucker und Fett, belohnt uns unser Gehirn jedes Mal mit guten Gefühlen, um uns zu motivieren, immer wieder nach Energie und Salz zu suchen. Eine Suche mit dem Ziel, das Überleben zu sichern.

Norman brauchte Zucker, Salz und Fett, um zu überleben. Da er es nur selten bekam, war sein Körper ganz wild darauf. Unser heutiges industriell gefertigtes Essen enthält jede Menge der drei Süchtigmacher Zucker, Salz und Fett, und es ist verdammt schwer, ihnen zu widerstehen.

Ein gutes Beispiel sind die leckeren Chocolate Cookies, die knusprigen mit den dicken Schokoladenbrocken. Sie enthalten viel Zucker, Fett und eine Prise Salz. Deshalb schaffst du es auch, so lange zu essen, bis die Packung leer ist. Der Norman oder die Waldtraut in dir sorgt dafür, dass all die »gute« Energie und das seltene Salz auf die sichere Seite gebracht werden: in deinen Bauch.

Ich möchte an dieser Stelle noch einmal auf die spannenden Versuche von Bruce H. Lipton hinweisen, der bewies, wie wichtig die Umgebung für die Entwicklung von Zellen ist. Das Gleiche gilt nämlich auch für die Ernährung. Lipton stellte fest, dass Zellen, die in »guter« Nährstofflösung saßen, gesund blieben, Zellen hingegen, die er einem schädlichen Umfeld aussetzte, erkrankten. Medizinisch versorgt, lebten diese erkrankten Zellen weiter, blieben aber krank. Als Lipton sie wieder in ein gesundes Nährstoffmilieu setzte, wurden sie prompt wieder gesund. Er stellte fest, dass ein gesundes Umfeld zu gesunden Zellen, ein krankes Umfeld zu kranken Zellen führt.[24] Alle seine Experimente konnten diese Erkenntnis bestätigten. Wenn du dich jetzt fragst, was diese Zellen in den Schalen mit dir zu tun haben, erinnere dich noch einmal daran, was ich im ersten Kapitel bereits angedeutet habe: Dein Körper besteht aus Billionen von Zellen. Wenn ein paar Zellen in einer Petrischale davon beeinflusst werden, wie ihre Nahrung aussieht, wieso sollte das bei den vielen Zellen in einem Menschen anders sein? Dein Blut ist das, was die Nährstofflösung in der Testschale des Biologen ist. Es versorgt deine Zellen mit Nährstoffen. Mit ebenjenen Nährstoffen, die du zu dir nimmst – oder nicht zu dir nimmst.

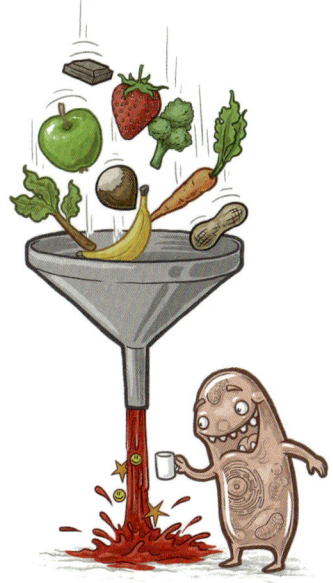
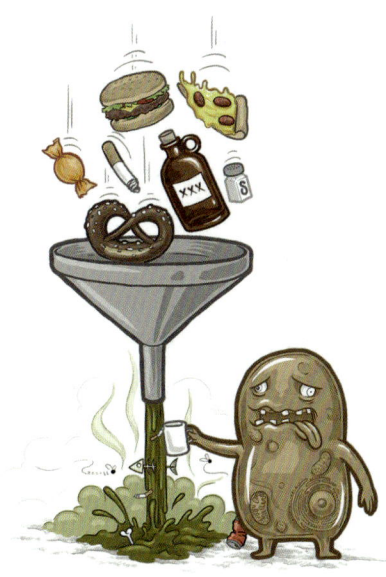

Natürliche Lebensmittel

Nahrungsmittel sind dann natürlich, wenn sie in einer natürlichen Umgebung (auf)gewachsen und gereift sind. Das gilt für Pflanzen genauso wie für das Fleisch von Tieren. Natürlich ist, was die Natur dir gibt. Dosen- und Mikrowellengerichte, stark verarbeitete Nahrungsmittel wie Müsli, Teigwaren, künstlich gehärtete Fette wie Margarine, haltbar machende Zusatzstoffe oder Geschmacksstoffe sowie Softdrinks, Süßigkeiten und Tütenwaren stellt nicht die Natur, sondern der Mensch her. Diese Nahrungsmittel sind evolutionsbiologisch gesehen neu, und unsere Zellen erkennen sie nicht.

Bevor du jetzt einen Schreck bekommst: Mein Anliegen ist es nicht, dich zum Rohkost-Jünger zu machen. Ich möchte dich dafür sensibilisieren, dich bewusst zu ernähren. Mache dir klar, was du zu dir nimmst. Sei dir bewusst, was deinem Körper wertvolle Nähstoffe zuführt und was nicht. Die Steinzeiternährung orientiert sich an dem, was unser genetisch »archaischer« Körper benötigt, um leistungsfähig und gesund zu sein, nämlich Nahrungsmittel, die natürlich gewachsen und nicht stark verarbeitet sind. Wenn du dich auf die Art deiner Vorfahren ernährst, bekommt dein Körper eine ausreichende Menge an Fett, Eiweiß und Kohlenhydraten und die wichtigen Mikronährstoffe, die ihn nähren. Das bedeutet aber nicht, dass du nie wieder Eis oder Kuchen essen darfst! Auch ich lebe nicht hundertprozentig nach den Prinzipien der Steinzeiternährung. Unsere moderne Gesellschaft hat fantastische Möglichkeiten, sich vielseitig, lecker und außergewöhnlich zu ernähren. Darauf möchte ich nicht verzichten. Deshalb esse ich fünf Tage in der Woche nach den Grundlagen der Steinzeiternährung und zwei Tage in der Woche esse ich auch einmal etwas anderes. Das kann dann das Eis mit meiner Tochter sein oder ein Bier auf einer Party. Doch wie bei allem macht die Dosis das Gift. Es macht einen Unterschied, ob ich jeden Tag Fertiggerichte, Süßigkeiten und Sandwiches aus der Kühltheke der Tankstelle esse und am Wochenende ein paar Erdbeeren auf dem Kuchen oder ob ich mich generell bewusst und nährstoffreich ernähre, mein Essen wertschätze und genieße und mir ab und zu ein Stück Sahnetorte oder einen Burger gönne. Was ich dann auch sehr genieße! Das Wichtigste für mich ist, das richtige Maß im Leben zu finden.

Was die Natur uns gibt

Norman und Waldtraut kannten keine raffinierten Pflanzenöle und auch kein Frittierfett oder gehärtete Fette in Margarine, Kuchen oder Chips. Sie aßen Gemüse, Nüsse, Obst, Fette sowie viel Eiweiß aus Eiern, Fisch, Meeresfrüchten und Muscheln und das Fleisch von Wildtieren, die sich ebenso natürlich ernährten und viel bewegt hatten wie sie selbst. Konzentrierte Kohlenhydrate wie Zucker, Mehl oder polierter Reis kamen in ihrer Ernährung genauso wenig vor wie Milch und Milchprodukte, die genau wie das Getreide erst seit der Zeit der ersten Viehhaltung und des beginnenden Ackerbaus vor 10 000 Jahren den menschlichen Speiseplan bereichern. Ich möchte nicht behaupten, dass die Ernährung von Norman und Waldtraut »richtig« ist, aber der menschliche Körper hat sich über rund zwei Millionen Jahre an die Ernährung der Jäger und Sammler angepasst[25]. Normans und Waldtrauts Lebensweise ist unser Erbe, denn nur diejenigen unserer Vorfahren, die mit dieser Art Ernährung gesund und erfolgreich waren, konnten ihr Erbgut an die nächste Generation weitergeben. Ihre Ernährungsweise erfüllt die evolutionären Grundbedürfnisse deiner Zellen. Norman und Waldtraut ernährten sich »natürlich«. Natürliche Nahrung sorgt dafür, dass dein Körper alles bekommt, was er braucht. Ernährst du dich natürlich, wird er dir auch wieder zeigen können, was ihm fehlt.

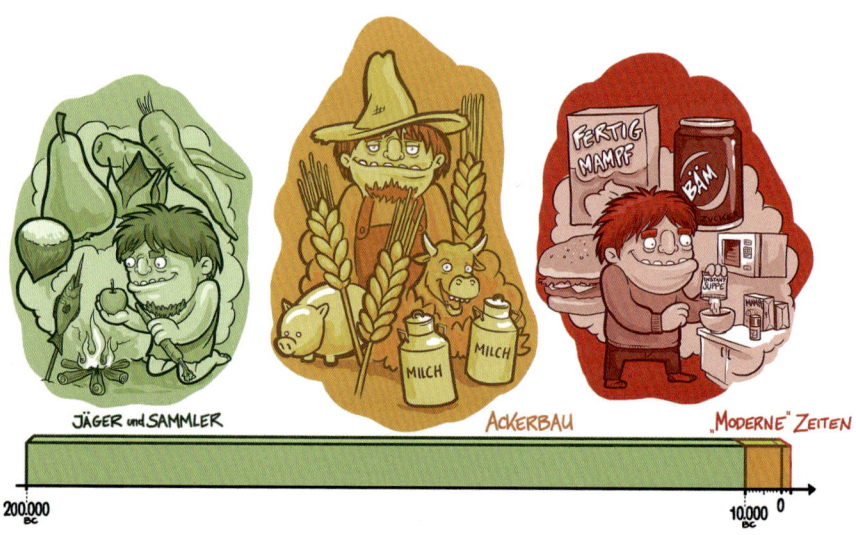

JÄGER und SAMMLER   ACKERBAU   „MODERNE" ZEITEN

200.000 BC   10.000 BC   0

Wenn wir über natürliche Lebensmittel sprechen, ist es erst einmal wichtig, zu fragen, was bedeutet eigentlich *natürlich*? Am besten gehen wir wieder einmal dorthin, wo wir herkommen, in unsere Natur. Ich habe es bereits erwähnt: Norman und Waldtraut aßen, was die Natur ihnen bot. Aber was bot ihnen die Natur? In der Natur gibt es ganz bestimmte Dinge, die es nur dort und eben nicht in einem Gewächshaus, einer Brotfabrik oder einem Chemielabor gibt. Es gibt natürliches Sonnenlicht und natürliche Wetterbedingungen. Mal ist es kalt, mal warm oder heiß, mal regnerisch, mal windig. Darüber hinaus gibt es natürlichen Boden, der ganz bestimmte Nährstoffe mitbringt. Und es gibt Gefahren und Herausforderungen. Was macht ein Reh, wenn es eine Gefahr wittert? Es flüchtet. Was macht eine Pflanze, wenn ein Fressfeind oder eine Krankheit droht? Da Pflanzen keine Beine haben, um weglaufen zu können, haben sie verschiedene Abwehrmechanismen entwickelt, um sich zu schützen. Sie bilden Abwehrstoffe wie Säuren oder Bitterstoffe, die Fressfeinden im wahrsten Sinne des Wortes den Appetit nehmen oder sogar deren Immunsystem angreifen[26]. Eine andere Art der Verteidigung ist es,

Substanzen freizusetzen, die Tiere anlocken, die dann wiederum die Fressfeinde der Pflanze fressen. Ziemlich clever, bewegliche Unterstützung »anzulocken«, wenn man sich selbst nicht bewegen kann.

Natürlich gewachsen

Natürlich gewachsene Pflanzen sind unter anderen Voraussetzungen gediehen als Pflanzen im Gewächshaus. Waldtraut pflückte einen Apfel, wenn er rotbackig vom Baum leuchtete. Hatte dieser Apfel es geschafft, über den Sommer hinweg nicht von Fäulnis befallen oder von einer hungrigen Made zerfressen zu werden, hatte er sich erfolgreich gegen Fressfeinde zur Wehr gesetzt und erst kurz vor der Reife Vitamine gebildet. Waldtraut aß also einen an Vitaminen, Fruktose und Ballaststoffen reichen Apfel. Dass diese Frucht keine Rückstände von Pflanzenschutzmitteln oder eine nachträglich aufgetragene Wachsschicht besitzt und der Apfelbaum auch nicht gedüngt wurde, ist klar.

Natürlich gereiftes Obst enthält mehr Vitamine als nachgereiftes.

Ein schönes Bild dazu ist es, sich vor Augen zu führen, wie das bei einem menschlichen Lebewesen ist. Ein Baby, das im Mutterleib heranwächst, braucht auch ungefähr neun Monate, bis es »reif« ist und auf die Welt kommen kann. Bis dahin wird es von der Mutter ausreichend mit allen nötigen Vitaminen, Mineralien, Spurenelementen, Eiweißen, Kohlenhydraten und Fetten versorgt. Wird ein Baby drei Monate vor der errechneten Geburt auf die Welt geholt, muss es auch in ein »Reifehäuschen«. Es wird im Brutkasten versorgt, damit es richtig heranreifen kann. Aber der Reifeprozess wird ein anderer sein, als wenn es mit der Mutter verbunden geblieben wäre.

Auch die Umgebung einer Pflanze spielt eine große Rolle. Es macht einen Unterschied, ob eine Tomate in natürlichem Boden gedeiht, Sommersonne tankt und Regen abbekommt, bis sie erntereif ist, oder ob sie in einem

Gewächshaus in nährstoffgetränkter Watte steht, ohne Sonnenlicht und abgeschottet von jeglichen Fressfeinden. Ohne Fressfeinde hat die Frucht keinen Anlass, Abwehrstoffe zu bilden, die sekundäre Pflanzenstoffe genannt werden.

Sekundäre Pflanzenstoffe

Diese sekundären Pflanzenstoffe erfüllen in erster Linie den Zweck, die Pflanze zu schützen. Sie wirken aber auch in uns Menschen und erzeugen auch in uns Schutz. Manche von ihnen, wie die Flavonoide, können krebserregende Stoffe unschädlich machen oder das Herzinfarktrisiko senken. Isothiocyanat in Kohl und Allicin in Knoblauch wirken antibakteriell. Vitamin C, das in vielen Obst- und Gemüsesorten vorkommt, ist ein Antioxidans. Wenn etwas oxidiert, Eisen zum Beispiel, dann rostet es. Das Gleiche passiert im menschlichen Organismus, wenn schädliche Formen des Sauerstoffs, sogenannte freie Radikale, die durch Umweltgifte und Zigarettenrauch entstehen, durch den Körper schwirren. Vitamin C kann diese frei gewordenen Verbindungen auffangen und unschädlich machen. Es braucht zusätzlich Vitamin E und Glutathion, um den Prozess abzuschließen. Glutathion ist ein Tripeptid aus drei Aminosäuren, die der menschliche Körper aus anderen Aminosäuren selbst herstellen kann.

Sekundäre Pflanzenstoffe sind für die bunten Farben in reifem Obst und Gemüse verantwortlich. Am besten wirken sie in ihrem natürlichen Zustand. In frischem Obst oder Gemüse genossen, unterstützen sie das Immunsystem, schützen uns vor Infektionskrankheiten und Krebs, fördern die Verdauung und verhindern Blutgerinnsel. Allerdings nur, wenn man sich vielseitig ernährt. Erdbeeren sind gesund, lecker und haben eine Menge Nährstoffe. Aber kannst du dir vorstellen, jeden Tag Erdbeeren zu essen? Das wird nicht nur für dich, sondern auch für deinen Körper schnell langweilig und einseitig. Die Mischung macht's: Wenn du täglich Obst und Gemüse in unterschiedlichen Farben isst, nimmst du eine große Bandbreite verschiedener sekundärer Pflanzenstoffe zu dir.

Nahrungsmittel tierischer Herkunft

Ein Ei ist ein natürliches Lebensmittel. Aber es ist nur so gesund wie die Lebensumstände des Huhns, das es gelegt hat. Wie war sein Umfeld? Hat das Huhn Tageslicht gesehen? Hat es fröhlich in der Wiese gescharrt und gepickt und den ein oder anderen Käfer verspeist? Oder stand es einge- pfercht mit Tausenden von Leidensgenossen auf Gitterrosten in einem Mastbetrieb, wurde mit Soja und Weizen gefüttert und mit Antibiotika vor Erkrankungen geschützt? Das gilt natürlich nicht nur für Hühner, sondern auch für Puten, Schweine, Rinder und Fisch aus Aquakulturen. Es ist meiner Meinung nach immer wichtig, einmal nachzufragen, wo das herkommt, was auf meinem Teller landet. Wie hat das Tier, das ich esse, vorher gelebt? Wenn du die Wahl hast, entscheide dich für ein Ei von Freilandhühnern, ein Weiderind und Fisch aus freiem Fang. Ich möchte an dieser Stelle betonen, dass wir nicht täglich Fisch oder Fleisch essen sollten. Einerseits werden wir sehr wahrscheinlich vor Tausenden von Jahren (und auch nicht vor 100 Jahren) nicht täglich Fleisch gegessen ha- ben, denn Fleisch und Fisch sind wertvolle Lebensmittel. Das erkennst du heute auch noch, wenn du gutes Fleisch kaufst. Bio-Fleisch oder Deme- ter-Fleisch ist deshalb teurer, weil diese Tiere andere Lebensbedingungen haben und natürlich und langsam wachsen können. Andererseits fördern wir mit einem zu hohen Fleisch- und Fischkonsum die Massentierhal- tung und damit die Produktion klimaschädlicher Methangase sowie die Überfischung der Meere. Der Fleischkonsum sollte also sensibel und be- wusst gehandhabt werden. Trotzdem: In tierischem Fett und Eiweiß ste- cken sämtliche essenziellen Fettsäuren und Proteine, die dein Organis- mus benötigt. Hochwertiges Fleisch, frischen Fisch und Eier aus Freilandhaltung zu essen erfüllt somit die evolutionären Grundbedürf- nisse deiner Zellen. Heute enthält Fleisch aus nicht artgerechter Massen- tierhaltung leider einige unschöne Nebeneffekte.

Unnatürliche Nahrungsmittel

Viele Menschen benötigen viel Nahrung. Seit Beginn von Ackerbau und Viehzucht sind die Bevölkerungszahlen stetig gestiegen. Mehr Menschen konnten mit mehr Nahrungsmitteln versorgt werden, die immer ertragreicher werden mussten, um diese Zahl von Lebewesen zu ernähren. Dieser Kreislauf führte dazu, ehemals natürliche Nahrungsmittel so zu »optimieren«, dass sie weniger anfällig für Krankheiten und maximal ertragreich wurden. Mittlerweile kann der Mensch Nahrungsmittel produzieren, die durch die Zucht genetisch so stark verändert sind, dass sie allein, ohne menschliche Hilfe, in der Natur nicht überlebensfähig wären. Es gibt zum Beispiel Weizenarten, bei denen Ähren und Samen so freiliegen, dass Fressfeinde ein leichtes Spiel hätten – würden wir sie nicht durch Pestizide »schützen«[27].

Bei der genetischen Veränderung von Pflanzen handelt es sich nicht immer um einen Eingriff im Labor. Auch die »normale« Züchtung ist ein genetischer Eingriff, meist mit dem Ziel, eine Pflanze ertragreicher und schädlingsresistenter zu machen. Wenn das gelingt, hat die Pflanze anschließend eine andere genetische Ausprägung. Doch diese Ertragssteigerung hat auch eine Kehrseite: Die genetische Struktur dieser Pflanzen hat sich so sehr verändert, dass unser Körper und unser Mikrobiom diese neue Struktur nicht mehr erkennen können. Zum Beispiel haben viele Weizensorten viel mehr Gluten-Gene als die Urgetreidesorten[28]. Im menschlichen Körper als fremd klassifiziert, aktivieren die neuen Strukturen das Immunsystem, das gegen die »Gefahr« mobilmacht. Damit wird ein alter Freund, der das Urgetreide einmal war, zu einem neuen Feind. In Tierversuchen konnte gezeigt werden, dass durch genetisch verändertes Soja Veränderungen an der Bauchspeicheldrüse, dem Darm, der Leber und in den Geschlechtsorganen ausgelöst werden[29]. Ähnliches passiert, wenn Tiere nicht in einer weitestgehend natürlichen Umgebung aufwachsen. Genau wie wir brauchen sie Licht, Luft, Bewegung und artgerechtes Futter. Eine Kuh frisst Gras, und das normalerweise draußen auf der Weide. Eine Kuh frisst naturgemäß weder Mais noch Soja, ein Futter, das sie oft in Mastbetrieben bekommt, um schneller zu wachsen oder mehr Körpermasse anzusetzen. Ganz abgesehen davon, dass dieser Futtermais und das Soja möglicherweise auch schon genetisch verändert wurden, um bei der Ernte einen höheren Ertrag zu erzielen.

Diese »neuen« Nahrungsmittel haben, genau wie im menschlichen Körper, eine Auswirkung auf die Physiologie der Tiere. Sowohl Futter als auch unnatürliche Haltungsbedingungen wie enge Ställe ohne Tageslicht oder die Möglichkeit natürlicher Bewegung führen – abgesehen von ethischen Aspekten – zu einer anderen Zusammensetzung des Fleisches. Auch bei Tieren wirkt sich Stress auf das Immunsystem aus, mit der gleichen Folge wie beim Menschen: Stresshormone kursieren im Organismus, führen zu immunologischen Veränderungen und zu Veränderungen im Körper. Medikamente und Antibiotikabehandlungen verändern ebenfalls das Blutbild, die Immunlage und die Zellen der Tiere. Diese Veränderungen wirken sich beim Fleischverzehr und beim Trinken der Milch auf uns aus. So wenig (ganzheitlich gesehen) gesund die Tiere sind, so wenig gesund ist ihr Fleisch für uns. Jetzt mal gemein: Wenn du ein Kannibale wärst, wen würdest du wohl lieber essen?

> Bewegungsmangel, Stress, Medikamente und minderwertiges Futter von Zuchttieren haben nichts Natürliches. So wenig (ganzheitlich gesehen) gesund die Tiere sind, so wenig gesund ist ihr Fleisch für uns.

Umsetzung im Alltag

Natürliche Ernährung ist einfach. Wenn du darauf achtest, frisches Obst und Gemüse, gutes Fleisch, frischen Fisch, Eier und Nüsse in deinen Speiseplan einzubauen, isst du Nahrungsmittel, die – evolutionsbiologisch gesehen – deinen Körper mit allem versorgen, was er braucht: Eiweiß, Fette, Kohlenhydrate, Ballaststoffe und Mikronährstoffe. Wenn du abnehmen möchtest, ist es äußerst sinnvoll, Kohlenhydrate aus Brot, Nudeln, Reis, Mais, Getreide und Kartoffeln nur zweimal pro Woche zu essen. Insbesondere industriell hergestellte Süßigkeiten sowie Kekse, Kuchen, Torten und ähnliche Körperfettproduzenten rutschen ganz schnell vom Mund auf die Hüfte. Gerade zu Beginn einer Ernährungsumstellung wirst du möglicherweise häufig das Gefühl haben, dass du Zucker »brauchst«! Dafür gibt es drei Gründe:

Neu Lernen: Dein Körper hat verlernt, auf deine Fettreserven zurückzugreifen, und meldet jedes Mal, wenn er Energie benötigt: *Iss etwas!* Er lebt ja in der luxuriösen Situation, dass er ständig und überall Nahrung vorfindet.

Belohnung und Abhängigkeit: Dein Belohnungszentrum im Gehirn ist möglicherweise seit Jahren oder sogar Jahrzehnten durch Zucker und Getreide belohnt worden. Vor allem Weizen wirkt wie Opioide in deinem Gehirn und führt tatsächlich zu Abhängigkeit[30,31]. Zucker ruft ebenso Abhängigkeitserscheinungen hervor. Dein Blutzucker fährt durch viele kohlenhydratreiche Mahlzeiten Achterbahn, und wenn plötzlich kein neuer Zucker nachgefüllt wird, bist du *unter*zuckert. Die Folge: Du bist schneller gereizt, wirst unruhig und bist launisch. Dein Gehirn sagt dir: »Lass den Mist mit der Umstellung! Das ist sowieso Quatsch! Wozu solltest du auf all die ›Leckereien‹ und dann auch noch auf dein täglich Brot verzichten!? Lass das sein und mach so weiter wie bisher, denn jetzt geht es dir viel schlimmer als vorher!« Sind diese Gedanken nicht denen von Rauchern oder Drogenabhängigen ähnlich …?

Gewohnheit: Die Tütensuppe, die Tiefkühlpizza und die Tafel Schokolade brauchen weder viel Zubereitungszeit noch viel Gehirnschmalz, was die Einkaufs- und Kochplanung angeht. Sei dir sicher, dass du definitiv mehr Zeit benötigst, um deine neue *natürliche* Nahrungsaufnahme zu realisieren. Dies hat aber eine Menge Vorteile: Dein Körper wird dir in wenigen Wochen mit tiefer Dankbarkeit begegnen, weil deine Zellen endlich wieder Nahrung erhalten, die sie kennen und mit der sie optimal arbeiten können. Dies wirst du dadurch merken, dass du besser schläfst, weniger Schlaf benötigst, leistungsfähiger, belastbarer, ausgeglichener und aufmerksamer wirst. Diese Änderungen werden sich aus meiner Erfahrung heraus etwa nach 10 bis 14 Tagen bemerkbar machen.

Du brauchst definitiv keine Punkte zu sammeln, die du für tolle andere Dinge eintauschen kannst, oder Kalorien zu zählen, mit denen du akribisch deine Wärmeenergie berechnest. Wer möchte denn sein ganzes Leben lang Punkte sammeln und Kalorien zählen? Ich finde, man kann die Zeit für viel sinnvollere Dinge nutzen. Ich vermute, Norman hat mit seiner Waldtraut lieber andere Dinge getan, als vor dem fetten Abendmahl erst einmal durchzurechnen, ob sie den Nachtisch lieber weglassen sollten …

Kohlenhydrate	Eiweiß	Fett
Obst Gemüse Wurzeln Kräuter	Fisch Meeresfrüchte Eier Fleisch Nüsse	Fisch Meeresfrüchte Nüsse Olivenöl Leinöl Nussöl Butter Schmalz Kokosfett

Pflanzen, also Salat, Gemüse und Obst, dominieren deinen Speiseplan. Je natürlicher sie gewachsen und gereift sind, desto besser für deinen Körper.
Leider ist es für die meisten Menschen heutzutage kein Kinderspiel, natürliche und wirklich biologische Produkte zu kaufen. Ist kein Bio-Laden in der Nähe, achte im Supermarkt wie oben beschrieben auf die Beschriftungen und ernähre dich mit dem dortigen Sortiment so natürlich und

biologisch wie unter diesen Umständen eben möglich. Besser Gemüse aus konventionellem Anbau als überhaupt keins, das ist hier die Devise. Regionale Produkte haben den Vorteil, dass sie keine lange Reise hinter sich bringen müssen und daher später geerntet werden können. Und dein nordeuropäischer Körper braucht im Winter keine Erdbeeren. Iss, was da ist, und das möglichst bunt. Die verschiedenen Jahreszeiten bringen Abwechslung und Farbe auf den Teller. Mit ein bisschen Übung fällt es dir immer leichter, dich ausgeglichen und kreativ zu ernähren.

Klingt einfach, oder? Ist es auch! Hier ist deine »natürliche Nahrungsliste«:

INFO

Fleisch
Fleisch ist wertvoll und etwas Besonderes. Deshalb sollte Fleischkonsum nicht täglich stattfinden. Wenn du Fleisch isst, konzentrierst du dich am besten auf Muskelfleisch und Organe von artgerecht gehaltenen und ernährten Tieren. Das ist zwar teurer, aber eben auch gehaltvoller für dich und besser für Tier und Umwelt.

Fisch & Meeresfrüchte
Hiervon ist alles erlaubt. Je fetter, desto besser, und je natürlicher aufgewachsen, desto gesünder. Auch hier gilt: Wertvolle Nahrung, die nicht täglich auf den Speiseplan muss.
Kleiner Geheimtipp: Findest du nirgends frischen Fisch oder magst du ihn einfach nicht, kannst du stattdessen auf Algen zurückgreifen.

Gemüse
Täglich und am besten saisonal, regional, ökologisch und unbearbeitet. Gibt es das gerade nicht, greifst du eben mal zur Supermarktversion.

Obst (siehe Gemüse)

Fett

Fett ist gut für dich. Am besten entscheidest du dich für natürliches Fett: unraffiniertes/kaltgepresstes/natives ungehärtetes Kokosfett oder selbstgemachtes Ghee aus Weidebutter. Auch Olivenöl oder Leinöl ist gut und schmeckt lecker zu Salaten oder Fisch. Mein Tipp: Obstschüssel mit Nüssen und Minze morgens zum Frühstück mit etwas Olivenöl verfeinern. Lecker!

Eier

Am besten aus Freilandhaltung, denn Eier von Hühnern, die neben Samen auch frische Pflanzen, Würmer und Insekten fressen dürfen und sich viel im Sonnenlicht bewegen, haben eine bessere Nährwertzusammensetzung als Eier aus Legebatterien.

Getränke

Trink vor allem Wasser. Auch hier wirst du entdecken, welche Geschmacksunterschiede es zwischen den verschiedensten Sorten gibt. Tee ist auch ein super Getränk, vor allem, wenn du die Möglichkeit hast, ihn selbst aus eigenen Kräutern herzustellen. Trinke, wenn du Durst hast. Wenn du viel Gemüse oder Obst isst, wirst du nicht mehr so viel Durst haben, da in diesen Nahrungsmitteln auch viel Wasser enthalten ist.

Gewürze

Gewürze machen Mahlzeiten erst richtig fein und lecker. Darüber hinaus liefern sie dir eine Menge wichtiger Mikronährstoffe, die auf deine Zellen positive Wirkungen haben. Curcuma, Knoblauch, Ingwer, Zimt und mediterrane Kräuter wie z. B. Salbei oder Oregano stärken das Immunsystem. Frische Zitronenmelisse, Basilikum, Majoran, Rosmarin, Thymian und Petersilie bringen neben gutem Geschmack viele Nährstoffe mit. Am besten frisch aus dem Gemüsegarten oder aus dem Topf auf der Fensterbank oder dem Balkon.

Du lebst in einer Gesellschaft, in der nahrungstechnisch alles möglich ist. Und natürlich musst du dich nicht kasteien. Auch ich esse alle Arten von Nahrungsmitteln. Dabei nehme ich täglich so viel ich will von dem, was unser Körper schon ewig kennt (siehe »natürliche Nahrungsliste« auf der vorherigen Seite). Zwei- bis dreimal in der Woche esse ich von dem, was wir schon länger kennen, aber woran wir nicht gut angepasst sind (A). Maximal einmal in der Woche gibt's bei mir etwas, das sehr neu für die Normans und Waldtrauts in uns ist (B).

(A) Nahrungsmittel, die wir schon etwas länger kennen, die aber problematisch sein können:

- Getreide/-produkte
- Hülsenfrüchte
- Soja und Tofu
- Milchprodukte

(B) Nahrungsmittel, die sehr neu sind und mit denen unsere Zellen nicht gut umgehen können:

- Süßigkeiten: alle Formen von industriell hergestellten Süßigkeiten
- Muffins, Kekse, Kuchen
- Schokolade
- Fertiggerichte
- Dosen- und Tütenwaren

Wenn du Übergewicht haben solltest, ernähre dich nach der natürlichen Nahrungsliste und bewege dich regelmäßig (siehe Kapitel 3). Dann wirst du automatisch Gewicht verlieren.

Es muss nicht immer bio sein

Viel wichtiger als der Aspekt, ob ein Stück Obst mit dem Biosiegel ausgezeichnet ist oder nicht, ist für mich zu wissen, wo es herkommt. Je natürlicher Nahrungsmittel (auf-)gewachsen und gereift sind, desto besser für deinen Körper. In vielen Supermärkten findest du Produkte regionaler Erzeuger und bekommst häufig auch die Information, wo genau die Nahrungsmittel gewachsen sind bzw. woher das Fleisch stammt und was gefüttert wurde. Ich mag es besonders, auf dem Markt oder im Hofladen direkt vom Bauern zu kaufen. Bei regionalen Produkten weiß ich auch, dass die Lieferwege kurz sind. Lagerung und lange Lieferwege mindern den Vitamingehalt. Auch wenn der Apfel nicht bio ist, wasch ihn mit warmem Wasser ab und iss ihn mit der Schale. Das ist alle Male gesünder als ein Schokoriegel oder kein Apfel. Bio-Fertigprodukte sind oft nicht besser als konventionelle Waren. Tütensuppe mit gehärteten Fetten ist noch immer Tütensuppe. Nach wie vor ist es leider nicht überall möglich, wirklich biologische Nahrungsmittel zu kaufen.

Ob jetzt regional erzeugt, bio oder aus konventionellem Anbau: Natürliche Nahrungsmittel kannst du, so wie du es am liebsten magst, selbst verarbeiten. Es macht einen Unterschied, ob du frische Kartoffeln kaufst und selbst zu Kartoffelbrei oder Pellkartoffeln verarbeitest oder ob du Kartoffelpüree in Pulverform aus dem Supermarkt mit H-Milch anrührst. Ein Großteil aller Nahrungsmittel, die du im Supermarkt kaufen kannst, ist industriell hergestellt. Im nächsten Kapitel zeige ich dir, wie du natürliche Nahrungsmittel einkaufen kannst.

Klarheit oder Veränderung, die im Vorratsschrank beginnt

Es ist aber auch gemein: Überall lockt der Zucker. Kein Gang im Supermarkt, in dem es nicht leckere, verzehrbereite Lebensmittel gibt, die mit bunten Schachteln, knisternden Tüten und appetitanregenden Abbildungen auf der Verpackung locken. Es ist so einfach! Zugreifen, aufreißen, aufessen. Norman und Waldtraut würden durchdrehen. Hätte ihnen damals jemand erzählt, dass man einfach in eine große Höhle gehen und dort nehmen und verzehren kann, was man möchte, *ohne* sich dafür anzustrengen, hätten sie einen hysterischen Lachanfall bekommen. Nein, vermutlich wären sie sofort losgestürzt und hätten sich die Bäuche vollgeschlagen. Und das jeden Tag. Unsere alten Waldtraut- und Norman-Gene sind der Grund, warum auch wir heute (und selbst im Erwachsenenalter) Zucker und bunte, knisternde Sachen einfach noch echt cool finden. Damit wir das auch ja nicht vergessen, gibt es in unserer modernen Zeit schlaue Menschen – die Werbefachleute. Sie lassen sich ausgefeilte Strategien einfallen, um uns täglich daran zu erinnern, dass wir noch mehr von den süßen Leckereien essen wollen, weil wir uns mit diesen »süßen Seiten des Lebens« *verbinden* wollen. Backen ist Liebe, man gibt guten Freunden ein Küsschen oder sagt den Liebsten mit Schokolade »danke«. Gerne zeigt man auch Kindheitserinnerungen. Wie schön ist doch die Welt, wenn man mit Mutti im Garten Zuckerzeug nascht. Hach. Ganz schön raffiniert, die Strategie der Werbeexperten, uns emotional an die Momente zu erinnern, in denen »alles gut« war. Es braucht schon ein aufgeräumtes Bewusstsein und viel Klarheit, um all die Verlockungen zu umschiffen.

Vielfalt ist verführerisch

Der amerikanische Konsum-Forscher und Fachmann im Bereich Ernährungsgewohnheiten Brian Wansink hat einmal festgestellt, dass jeder Mensch täglich 250 Entscheidungen rund ums Thema Essen fällt. Das geht schon morgens los: Frühstücke ich oder lasse ich das Frühstück ausfallen? Nehme ich ein oder zwei Brötchen? Mit Körnern oder mit Sesam? Salami, Käse oder beides? Salat drauf? Beiße ich gleich rein oder warte ich bis zur Pause? Trinke ich den Kaffee dazu oder lieber später. Kekse mit Milchschokolade oder Zartbitter. Oder doch lieber einen Schokoriegel? Ich verkneife mir, diese Liste bis zum Ende durchzuziehen. Was sie sofort klarmacht, ist dies: Wir haben die Wahl. Gäbe es nur ein paar Beeren am Busch oder die Grassamen, die noch umständlich ausgepult und zu Brei gerieben werden müssten, würde keiner lange überlegen müssen. Aber so? Auch Norman und Waldtraut würden es sich leichtmachen, würden sie durch eine Zeitreise plötzlich neben uns im Supermarkt stehen. Wenn du aber ein paar dieser Fallen durschaust, kannst du selbst entscheiden, ob du dich von der Versuchung einfangen lässt oder ob du ihr widerstehst.

Falle Nummer eins: Vielfalt ist verführerisch. Um das herauszufinden, machte Brian Wansink einen Versuch[32]. Unter dem Vorwand, Werbespots bewerten zu sollen, lud er Testpersonen ein. Vor dem Start der Spots bekam jeder Proband eine Schüssel mit bunten Schokolinsen. Die Hälfte der Personen bekam Schokolinsen in sieben verschiedenen Farben, die andere Hälfte hatte zehn Farben in der Schüssel. Nach der Vorführung gaben die Testpersonen die restlichen Linsen zurück. Wansink zählte die verbliebenen Süßigkeiten aus und stellte fest, dass diejenigen, die mehr Farben in der Schüssel hatten, 70 Prozent mehr gegessen hatten. Je vielfältiger also das Angebot, desto mehr kaufen oder essen wir. Das mag daran liegen, dass Vielfalt für unsere Vorfahren eine ausgewogene Nährstoffversorgung bedeutete. Je mehr Auswahl, desto besser ernährt. Das gilt auch nach wie vor – aber nur für natürliche Nahrungsmittel. Bunte Farben wie Rot, Gelb, Orange, Lila oder Rosa signalisieren Reife und damit Süße und viele Vitamine. Und je unterschiedlicher die Farben, desto unterschiedlicher die Nährstoffe. Man sagt nicht umsonst, dass Gemüse und Obst in allen Farben auf den täglichen Speiseplan gehören. In Japan lernen das die Kinder in der Schule. Farben und Duft machen Nahrungsmittel attraktiv. Da unser Körper aber nicht zwischen bunten Früchten oder bunten Schokolinsen unterscheidet, musst du das tun.

Wenn du jetzt an deine Süßigkeitenschublade oder den Naschzeugschrank denkst: Wie viele unterschiedliche Dinge hast du da bevorratet? Kekse, verschiedene Sorten Weingummi, Schokoriegel, Chips, Popcorn? Stell dir einmal vor, dort läge nur eine Sorte Schokolade, am besten noch dunkle. Und du hättest entschieden, dass es nur noch diese eine Schokoladensorte für dich gibt. Hättest du dann noch genauso viel Lust, mehrmals am Abend zum Schrank zu tigern, um nachzuschauen, was es noch Leckeres gibt?

Je vielfältiger und bunter das Angebot, desto mehr essen wir.

Ein weiterer spannender Versuch von Brian Wansink drehte sich um die Menge des Essens, die wir während einer Mahlzeit zu uns nehmen. Dieses Mal lud er seine Studenten in eine Bar ein, um gemeinsam ein Footballspiel anzuschauen. Er spendierte Chickenwings, und jeder durfte essen, so viel er wollte. Bei einer Hälfte der Zuschauer ließ er die abgenagten Knochen abräumen, bei der anderen Hälfte blieben die Schüsseln mit den Knochen stehen. Ergebnis der Untersuchung war, dass diejenigen, die nicht sehen konnten, wie viel sie schon gegessen hatten, mehr aßen. Er folgerte daraus, dass wir nicht essen, bis wir satt sind, sondern bis wir glauben, satt zu sein. Zu sehen, wie viel man schon gegessen hat, mindert den Appetit[33]. Und Bequemlichkeit ist auch appetitzügelnd. Je leichter man an verführerische Leckereien herankommt, desto mehr isst man. Büromitarbeiter, die Pralinen auf dem Schreibtisch stehen hatten, aßen bei einem weiteren Versuch neun Pralinen und damit drei mehr als diejenigen, deren Schokolade in einer Schublade lag. Nur zwei Pralinen aßen hingegen diejenigen, denen man die Süßigkeiten in einen zwei Meter entfernten Aktenschrank gestellt hatte. Das ist so, als würdest du nachts für einen Schokoriegel das Haus verlassen müssen. Es gibt Momente, wo du vielleicht auch das tust, aber der Griff in die Bonbondose auf dem Couchtisch ist viel leichter, oder?

> Wir essen mehr Süßigkeiten, wenn sie in Griffweite stehen, als wir essen würden, wenn wir dafür Aufwand in Kauf nehmen müssten.

Wie entstehen Gewohnheiten?

»Der Teller wird leer gegessen!« Ob nun aus Sorge oder elterlicher Autorität ist egal, Kinder werden dazu angehalten, aufzuessen, mehr zu essen oder weniger zu essen – dadurch werden sie Schwierigkeiten haben, ein eigenes Gefühl für Hunger oder Sättigung zu entwickeln. Wer große Portionen vor sich stehen hat, isst mehr. Auch das testete Brian Wansink: Er verteilte in einer Kinovorstellung Fragebögen zum Film und »als Dank« für die Teilnahme kostenloses Popcorn. Die Hälfte der Zuschauer bekam eine große Portion, die andere Hälfte eine Riesenportion. Nach dem Film wurden die Zuschauer aufgeklärt, und sie wurden gebeten, die Popcornreste abzugeben und den Fragebogen nicht zum Film, sondern zum Geschmack des Popcorns zu beantworten. Es stellte sich heraus, dass diejenigen, die große Tüten erhalten hatten, mehr gegessen hatten als diejenigen mit kleineren Portionen. Selbst wenn sie angegeben hatten, dass ihnen das Popcorn nicht gut geschmeckt habe.

> Größere Portionen führen dazu, dass man mehr isst.

Anerzogene Gewohnheiten halten oft ein Leben lang. Ich habe einen Freund, der zwanghaft Junkfood futtert, weil seine Mutter als eine der ersten Vertreterinnen der Vollwertkost ihm in seiner Kindheit selbst auf Kindergeburtstagen Kuchen mit Weißmehl und Süßigkeiten untersagt hat. Statt Schokoriegel gab es Dattelschnitten und statt Vanillepudding Bananenmus mit Zimt. Er sagt heute selbst, dass ihm diese gesunden

Varianten eigentlich besser schmecken, die Opposition gegen seine Mutter aber bis heute anhält. Essen die Eltern viel, essen meist auch die Kinder viel, kochen die Eltern ohne Tütensaucen mit frischen Zutaten, kennen die Kinder den Geschmack von frischem Gemüse und Kräutern. Was gut schmeckt, lernen wir also schon als Kinder, wobei »gut« relativ ist.

Leider ist heute ein immer größer werdender Trend zu Fertiggerichten nicht zu leugnen. Immer weniger Kinder können Gemüse- und Obstsorten benennen, kennen dafür aber die Markennamen von Tiefkühlpizzen und können ihre Lieblingstütensuppe nennen. Bei Tests unter Schülern wurden zwei Suppen angeboten: eine aus frischem Gemüse gekochte und eine aus der Tüte. Beide Suppen wurden durch ein Sieb gegossen, damit sie gleich aussahen, dann wurde abgestimmt, welche Suppe besser schmeckte. Das Ergebnis war ernüchternd. Die Schüler stimmten ohne Gegenstimme für die Tütensuppe. Die Vermutung liegt nahe, dass diese Kinder den Geschmack von Aromen und Geschmacksverstärkern gewohnt sind[34]. Wenn die Eltern nicht selbst und mit frischen Zutaten kochen, woher sollen die Kinder den Geschmack natürlicher Nahrungsmittel kennen? Ihr Geschmackssinn ist seit jeher auf industriell gefertigte Nahrung geprägt. Genau das schmeckt ihnen. Leider genießt gerade der Geschmacksverstärker Glutamat einen zweifelhaften Ruf. Er steht unter Verdacht, das Sättigungsgefühl zu manipulieren. Zu viel davon – und der Hunger wächst. In einem Versuch mit Ratten stellten Forscher fest, dass Tiere, die Glutamat ins Futter gemischt bekamen, doppelt so viel fraßen wie zuvor.[35]

Geschmacksverstärker manipulieren das Hungergefühl. Je mehr Glutamat, desto größer der Appetit.

Solltest auch du dich bisher von Fertiggerichten ernährt haben, die durchschnittlich wesentlich mehr Salz, Zucker und Geschmacksstoffe enthalten, kann die Umstellung auf eine natürliche Ernährung ungewohnt sein.

Aber falls es dich tröstet: Keiner meiner Klienten ist, einmal auf den Geschmack gekommen, wieder rückfällig geworden. Dazu ist die Auswirkung frischer Lebensmittel viel zu positiv. Und wer sich größtenteils natürlich ernährt, kann sich auch mal ein Tiefkühlgericht gönnen.

Wenn du etwas Eingepacktes kaufen möchtest, ist es immer sinnvoll, auf die Zutatenliste zu gucken. Du wirst erstaunt sein, was da alles enthalten sein kann. Ein schönes Beispiel dafür ist Müsli. Eigentlich sollten in Müsli nur ein paar Haferflocken, Nüsse, Samen, Trockenobst oder Rosinen drin sein, aber meistens ist die Liste wesentlich länger: Emulgatoren, Aromen, Weizen- und Reismehl, Magermilchpulver und Salz. Und dazu kommen noch verschiedene Sorten von Zucker. Irgendwelche Zuckerarten, die nur nicht als Zucker benannt sind, sondern andere lustige Namen haben.

Norman und Waldtraut mochten von den natürlichen Nahrungsmitteln am liebsten diejenigen, die richtig schön gereift waren und süß schmeckten. Ihr Belohnungssystem belohnte sie mit guten Gefühlen, die sich tief in ihr Gehirn eingruben. Auch wir essen heute am liebsten Süßes. Schon Babys werden ganz aufgeregt, wenn man ihnen Zuckerlösung gibt. Mit meiner Oma verbinde ich noch heute den Duft einer ganz bestimmten Schokoladensorte, die ich immer bekam, wenn ich zu Besuch war – weil die Oma mich doch so liebhatte. Auch so entstehen Gewohnheiten. Wer seine Kinder mit Süßigkeiten »belohnt« oder tröstet, legt den Grundstein dafür, dass später negative Gefühle ebenfalls mit Essen kompensiert werden.

Unsere Liebe zum Zucker macht sich natürlich auch die Lebensmittelindustrie zunutze. Zum einen dient Zucker als Geschmacksverstärker, zum anderen wirkt er so schön auf unser Belohnungssystem und lässt uns immer wieder zugreifen.

INFO

Getarnter Zucker

Rohrohrzucker, Milchzucker, Traubenzucker … Dass sich hinter diesen Zutaten Zucker verbirgt, sieht man auf den ersten Blick. Schwieriger wird es, wenn man den Namen nicht einer süßenden Zutat zuordnen kann. Hinter all diesen Namen versteckt sich ganz banal – *Zucker:*

➡ Laktose

➡ Maltose

➡ Gerstenmalz/Gerstenmalzextrakt

➡ Fruktose-Glukose-Sirup

➡ Glukosesirup

➡ Karamellsirup

➡ Raffinose

➡ Molkenerzeugnis/(Süß-)Molkenpulver

➡ Dextrose

➡ Polydextrose

➡ Dicksaft

➡ Dextrin/Maltodextrin/Weizendextrin

➡ Insulin

➡ Fruchtsüße/Apfelsüße

➡ Malzextrakt

➡ Saccharose

Zuckeraustauschstoffe und Süßstoffe verstecken sich gerne hinter E-Nummern, beispielsweise: E 967 (Xylit), E 950 (Acesulfam-K), E 951 (Aspartam) oder E 965 (Maltit; Maltitsirup, Maltitol)

Einige Nachteile eines erhöhten Konsums von Zucker und Kohlenhydraten habe ich bereits genannt. Diesen Punkt möchte ich dir noch ans Herz legen: Ein konstant hoher Insulinspiegel kann zu Diabetes Typ 2 führen, denn freie Glukose im Blut wirkt wie ein freies Radikal, das den Körper schneller altern lässt. Ein hoher Insulinspiegel führt langfristig zu einer Insulinresistenz. Diese wiederum kann zu dem sogenannten »metabolischen Syndrom« führen. Kennzeichnend dafür sind folgende Faktoren:

- Gestörte Glukosetoleranz
- Erhöhter Nüchternblutzucker
- Erhöhter Blutdruck (höher als 130/90 mm/Hg)
- Erhöhte Triglyceride (Blutfette)
- Erhöhter Bauchumfang (Verhältnis von Taillen- zu Hüftumfang)
- Zu geringe HDL-Cholesterinwerte

Solltest du unter einigen dieser Faktoren leiden, lass diese Punkte von einem Internisten oder vom deinem Hausarzt kontrollieren. Da diese Symptome in den meisten Fällen aus einer Überernährung in Kombination mit einem Bewegungsmangel resultieren, ist die gute Nachricht, dass eine Umstellung auf natürliche Ernährung und mehr Bewegung im Alltag immer hilft. Dies ist darüber hinaus auch die gesündeste Art und Weise, den Körper wieder auf den Weg zu mehr Leistung zu bringen. Der einzige Haken daran ist, dass man den eigenen Hintern in Bewegung setzen muss. Also Änderung des Lebensstils statt Pillen. Jeder hat die Wahl.

Warum essen wir trotzdem so gerne Süßes? Kekse und Kuchen sind Opium für unser Gehirn. Und Opium ist gut gegen unser Schmerzempfinden. Vor allem wer emotionale Schmerzen hat, isst – und mittlerweile ist das wissenschaftlich erwiesen – gerne Süßes. Je stärker der Schmerz, desto mehr Kekse »helfen«, ihn zu unterdrücken. Bei Stress ist es das Gleiche. Das Dumme an der Sache: Kekse und Süßes lösen nicht das eigentliche Problem! Drückst du dich vor einem Problem im Job, geht dir die

Arbeit nicht von der Hand, hast du Anlaufschwierigkeiten, dann machst du wahrscheinlich noch eben schnell eine Kaffeepause, isst ein bisschen Nervennahrung oder rauchst eine Zigarette. Der Stress bleibt der gleiche. Kaffee, Kippen und Zucker machen nicht deinen Job und lösen auch kein Problem.

Was kann ich gegen schlechte Gewohnheiten und Verlockungen tun?

Wenn du die Muster, die dich zum Süßigkeitenschrank treiben, durchschaut hast, bist du schon einen ganzen Schritt weiter. Vielleicht sogar zwei. Wenn du auf dem Weg dorthin bist, frage dich, warum. Ist es reine Gewohnheit, dass du immer beim Fernsehen naschst? Hast du Hunger? Oder Langeweile, Frust, Wut? Fühlst du dich allein? Wenn du eine Antwort hast, frage dich, was dir außer Süßigkeiten helfen könnte. Ein Telefonat mit deiner Oma? Ein Spaziergang? Ein duftendes Bad oder ein spannendes Buch? So oder so gibt es einige einfache Maßnahmen, die dir gerade am Anfang einer Umstellung das Leben erleichtern:

Ent-sündige Kühlschrank & Co.!

Schon der Anblick verführerischer Zuckerprodukte lässt das Lustzentrum in deinem Gehirn (erinnerst du dich an den Nucleus accumbens?) vor Vorfreude in die Luft springen. Aber wo keine Verführung, da auch keine Sünde. Also nix wie raus mit Süßigkeiten, Zuckervorräten, Brot, Nudeln, Reis, Müslipackungen, Haferflocken, Keksen, Kuchen, Chips,

Crackern, Fruchtsäften (ja, auch Fruchtsäfte!), Speiseeis, Pudding, Waffeln, Ketchup, Remouladensauce, Fertiggerichten, Tüten- und Dosensuppen – und so weiter und so fort … Welche Nahrungsmittel bleiben können, hast du im vorangehenden Kapitel gelesen: natürliche Lebensmittel.

> Schaffe Süßigkeiten, Limos, Chips und andere »leere« Nahrungsmittel aus dem Haus. Wo keine Verführung, da auch keine Sünde!

Ein paar hilfreiche Tipps:

Geh niemals hungrig einkaufen, nimm immer deinen Einkaufszettel mit!

Knurrt der Magen schon beim Gang in den Supermarkt, hat die Versuchung die besten Karten. Und die Versuchung hat – zumindest am Anfang, meist in den ersten 14 Tagen – eh ihre beste Zeit. Persönlicher Vorschlag: Geh am besten gleich nach dem Frühstück Lebensmittel einkaufen. Dann bist du noch satt und hast den Einkauf für diesen Tag auch gleich erledigt. Kauf nur, was du wirklich brauchst! Also das, was du vorher auf den Einkaufszettel geschrieben hast, und *nichts* anderes.

Kauf »nackte« Nahrungsmittel!

Alles, was nicht in Dosen, Kartons oder Tüten verpackt ist (abgepacktes Gemüse ausgenommen), ist nicht nur umwelt- und energietechnisch besser, sondern auch gesünder – sofern man es vor der Zubereitung gut säubert. Gedächtnisstütze: *Nackt* ist *sexy*. Okay, manchmal geht es nicht anders … Dann gilt die Regel: Lies immer die Zutatenliste. Stehen in der Beschreibung Inhaltsstoffe, die du nicht aussprechen kannst oder die aus Nummern bestehen: zurücklegen! Dasselbe gilt für Invertzuckersirup, Glukosesirup oder Maissirup. Du wirst dich am Anfang wundern, wie viele Produkte Zucker enthalten, von denen man es gar nicht erwarten würde – saure Gurken, viele Aufschnittsorten oder Dosensuppen sind solche Beispiele. Tomaten in Dosen, Oliven, die nur Wasser und Zitronensäure enthalten, oder Mais in Wasser sind okay.

Meide die »Gänge der Verführung«!

In größeren Läden und Supermärkten sind die Regale nach einem bestimmten System aufgestellt. Meist stehen Obst und Gemüse, Fisch und Fleisch sowie Nüsse, Körner und Eier nah beieinander. Das sind deine Regale. Ein Gang durch die Süßigkeitenabteilung oder andere verführerische Strecken durch das »Schlaraffenland« im Supermarkt verkneifst du dir besser.

Lass dich nicht von den Versprechen der Lebensmittelindustrie austricksen!

Als »fettarm« deklarierte Lebensmittel enthalten im Gegenzug oft mehr Zucker, und »zuckerreduzierte« Süßwaren verstecken den Zucker gerne mal unter anderem Namen. Guck immer auf die Menge der Kohlenhydrate. Wenn du abnehmen möchtest, versuch Fertigprodukte zu meiden, denn sie enthalten neben Kohlenhydraten en masse meist viel zu viel Salz und gehärtete Fette.

Außer Haus essen ist viel einfacher, als du denkst.

Das Geheimnis besteht darin, dich auf das zu konzentrieren, was »erlaubt« ist – und den Rest dezent zu vermeiden oder an den Tellerrand zu schieben. Fast jede Pizzeria bietet Vorspeisen mit Gemüse-Variationen und Meeresfrüchten an. Danach ein großer Salat oder gegrillter Fisch mit Gemüse. Iss beim Asiaten keinen Reis. Gerade an Buffets hast du eine große Auswahl an Fleisch, Fisch und Gemüse. (Aber Vorsicht, hier könnte Glutamat lauern! Frag vorsichtshalber nach …) Und in jeder Kantine gibt es Beilagen, von denen man auch satt wird.

Verzicht auf Kaffee und Alkohol

Kaffee ist für viele Menschen wichtig. Warum? Er pusht dich kurzzeitig und bedient auch dein Belohnungssystem. Wenn du viel Stress hast, solltest du statt Kaffee lieber einen Melissentee trinken und statt Energydrinks lieber etwas, was dich vom Stress runterbringt. Wenn schon Kaffee, dann am besten schwarz – ohne Zucker, ohne Süßstoff. Dann bleibt der Insulinspiegel stabil. Gleiches gilt für schwarzen Tee. Alkohol hat viele Kalorien und muss in der Leber intensiv verstoffwechselt werden, was die Fettverbrennung runterfährt – und Bier wird aus Weizen gemacht, ist also ein Getreideprodukt.

Hartgesottene können zwar gänzlich darauf verzichten – ich allerdings möchte das nicht. Dafür bin ich wohl einfach zu »deutsch«. Ab und zu trinke auch ich eben gerne mal ein Bier. Oder ein kleines Glas Rotwein. Angeblich ist ein Glas Rotwein am Tag übrigens wirklich gesund, denn guter Rotwein enthält Resveratrol (eine antioxidative molekulare Verbindung), das gegen Entzündungen wirkt, das Immunsystem stärkt und einen zellschützenden Effekt hat. Außerdem soll Resveratrol die Telomere verlängern. Telomere nennt man die Schutzkappen an den Enden unserer Chromosomen. Je länger die Telomere, desto länger das Leben der Zelle. Es sieht so aus, als wirke sich der Lebensstil auf vielfältige Art auf unsere Gene aus. Chronischer Stress verkürzt die Telomere. Sind die Telomere aufgebraucht, stirbt die Zelle. Sterben alle Zellen, stirbt der Mensch. Telomere können sich aber wieder aufbauen, und das übt einen positiven Einfluss auf das biologische Alter der Zellen aus. Angeblich ist neben natürlicher, zuckerarmer Ernährung auch Resveratrol so ein positiver Einfluss.[36] Ein Glas guter Rotwein ab und zu verlängert also vielleicht die Lebensdauer. Aber ich denke, mit dem Wein verhält es sich genau wie mit allen anderen Genussmitteln: Die Menge macht's. Oder: Die Dosis macht das Gift.

Endlich satt!

Manche Ernährungswissenschaftler empfehlen drei große Mahlzeiten am Tag. Das ist gesund. Andere raten zu fünf kleinen Mahlzeiten. Oder drei großen Mahlzeiten und zwei Snacks. Isst du auch oft zwischendurch eine Kleinigkeit? Hier einen Keks, da eine Banane oder ein Lakritzbonbon? Ist ein einziges Bonbon eine Mahlzeit?

Was ist eine Mahlzeit?

In meinen Workshops stelle ich den Teilnehmern gerne genau diese Frage. Was ist eigentlich eine Mahlzeit? Wenn ich jetzt so zwischen Tür und Angel ein Brötchen esse, ist das eine Mahlzeit? Wenn ich einen Apfel esse, ist *das* eine Mahlzeit? Oder wenn ich ein paar Tomaten esse, ist das dann eine Mahlzeit? Hast du dir darüber jemals Gedanken gemacht? Ist es die Menge, die du zu dir nimmst, die bestimmt, ob etwas eine Mahlzeit ist? Sind 50 Gramm Nudeln eine Mahlzeit? Oder 200 Gramm, aber nur wenn Tomatensauce drauf ist? Hängen Mahlzeiten mit Tageszeiten zusammen, und muss man sie im Sitzen einnehmen? Ist ein Schokoriegel eine Mahlzeit? Zu wenig? Fünf Schokoriegel, die du dir ausgepackt auf einen Teller gelegt hast? Um das Spiel an dieser Stelle zu beenden, verrate ich dir: *Alles,* was Energie enthält, ist eine Mahlzeit. Wenn du einen Apfel isst, ist das für deinen Körper, physiologisch gesehen, eine Mahlzeit, weil ein Apfel Energie enthält, in Form von Kohlenhydraten.

Alles, was Energie enthält, ist eine Mahlzeit.

Ein schwarzer Kaffee enthält keine Energie, also ist er keine Mahlzeit. Ein Milchkaffee ist hingegen eine Mahlzeit, denn Milch enthält Milchzucker, also Laktose, und darüber hinaus auch Fett und Eiweiß. Selbst wenn du nur Zucker in deinen Kaffee tust, ist er eine Mahlzeit. Und auch wenn du frisch gepressten Orangensaft trinkst, ist das eine Mahlzeit.

Alles, was Energie enthält, ist also eine Mahlzeit. Und jetzt kommt der Knaller: Cola light auch, denn es geht noch ein bisschen weiter. Nicht nur, wenn dein Körper wirklich Energie zugeführt bekommt, sondern auch, wenn die Energiezufuhr nur angetäuscht ist, reagiert dein Stoffwechsel. Sobald das Gehirn das Signal »süß« bekommt, dann »weiß« dein Jahrmillionen altes Denkorgan: »Hmm, süß, das ist Nahrung! Gute Nahrung, pure Energie!« Wenn Waldtraut mal Honig gefunden hat, war es *das* Fest des Jahres. Reife, süße Früchte zu essen war ein Festmahl, schon immer, weil das pure Energie ist. Kommen deine Geschmacksnerven mit Cola light in Kontakt, signalisieren sie: »Achtung, da kommt etwas Süßes, das muss Nahrung sein. Körper, schütte mal Insulin aus!« Insulin sorgt dafür, den Blutzuckerspiegel in einem Rahmen zu halten, in dem Organe und Zellen funktionieren können. Deshalb müssen Diabetiker, die selbst kein Insulin mehr bilden können, Insulin spritzen, um den Blutzuckerspiegel nach der Nahrungsaufnahme regulieren zu können. Das ist nicht nur wichtig, es ist eine Frage des Überlebens. Auf die Gefahren von zu viel Insulin im Blut habe ich bereits hingewiesen, aber wusstest du, dass Produkte wie Lightgetränke oder Diätgerichte sogar dick machen können? Ich finde das mehr als ironisch, dass gerade die Produkte, die einen Gewichtsverlust versprechen, das Gegenteil bewirken. Wissenschaftler fanden heraus, dass Menschen, die Produkte mit dem Süßstoff Aspartam konsumierten, der in vielen Diätprodukten enthalten ist, höhere Blutzuckerwerte, eine gestörte Insulinausschüttung und zudem eine auffällig veränderte Darmflora aufwiesen[37]. Unter anderem wurden im gestörten Mikrobiom vermehrt schädigende Bakterien gefunden. Süßstoffe sind chemisch hergestellt und nicht natürlichen Ursprungs. Für mich kein Wunder, dass unser »archaischer« Körper nichts mit ihnen anfangen kann.

Lightprodukte machen dick, weil dein Körper auch Insulin ausschüttet, wenn ihm Süßes vorgetäuscht wird.

Aber zurück zur Mahlzeit. Auch ein Kaugummi ist übrigens eine Mahlzeit. Ja, auch wenn du ihn nicht verschluckst. Wenn du den ganzen Tag Kaugummi kaust, isst du den ganzen Tag. Du kaust. Entschuldigung, aber was soll denn dein Gehirn denken, wenn du kaust? »Huch? Trinken! Jetzt gibt's Wasser!« Nein, du kaust. Und wenn du kaust, werden im Mund Verdauungsenzyme bereitgestellt. Die Speichelproduktion wird angeregt, denn die Verdauung beginnt im Mund. Oder noch früher, nämlich wenn du etwas Leckeres siehst oder riechst. Oder das Knistern einer Chipstüte hörst. Dann läuft dir das Wasser im Mund zusammen, weil du genau weißt, dass etwas Nahrhaftes hinter dem Duft, der ausladenden Theke der Konditorei oder im Inneren der Chipstüte auf dich wartet. Mit dem Speichelfluss macht sich dein Körper zur Nahrungsaufnahme bereit. Beim Kaugummikauen produzierst du aber nicht nur permanent Speichel, dein Körper bekommt auch den Reiz »süß«. Was dann passiert, weißt du jetzt. Du nimmst, wenn du einen Kaugummi kaust, eine Mahlzeit zu dir.

Auch ein Kaugummi ist eine Mahlzeit! Durch den Speichelfluss und den Süßreiz beginnt dein Körper zu verdauen, obwohl keine Nahrung kommt. Insulin wird währenddessen ausgeschüttet und hemmt die Fettverbrennung.

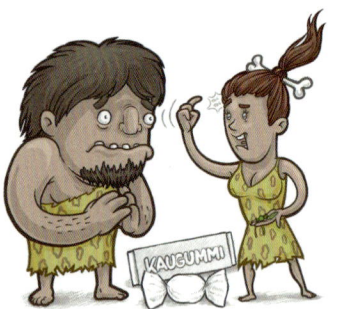

Was hätte Waldtraut wohl gesagt, wenn Norman statt mit Nüssen, Beeren oder Fisch mit einem Kaugummi nach Hause gekommen wäre?

Was macht satt?

Wenn du jetzt eine Mahlzeit zu dir nimmst, die viel Zucker enthält, schießt dein Insulinspiegel in die Höhe, sinkt wieder, und schon hast du wieder Hunger. Noch viel schneller geht es, wenn du nicht isst, sondern etwas

Süßes trinkst: Eistee, Cola, Säfte oder Energydrinks. Sie sind zwar eine Mahlzeit, trotzdem hat dein Körper nicht das Gefühl, etwas gegessen zu haben. Kauen fällt aus, die Energie muss nicht erst aufgespalten werden, sondern steht dem Organismus sofort zur Verfügung. Speicher voll, ab in die Adipozyten. Satt warst du zu keinen Moment. Kohlenhydrate machen nicht satt, sondern immer mehr Hunger. Fett macht satt, denn der Körper ist viel länger damit beschäftigt, es zu verdauen.

> Fett macht satt. Kohlenhydrate, besonders Industriezucker, machen nur immer mehr Hunger.

Mit Fett meine ich, du ahnst es wahrscheinlich, nicht Pommes oder viel Pizzakäse. Gesundes Fett beziehst du am besten aus natürlichen Nahrungsmitteln. Eine gute Möglichkeit, satt und zufrieden zu sein, findest du, wenn du zum Beispiel ein großes Stück Fisch, Salat mit Olivenöl und einen Haufen Gemüse isst. Fisch (oder Fleisch) liefert Eiweiß und Fett, das Gemüse Nähr- und Ballaststoffe.

Diät ist keine Lösung

Für mich können Diäten keine Lösung sein, denn Diäten arbeiten mit Verboten. Du *darfst* kein Fett! Du *darfst* keine tierischen Produkte essen! Du *darfst* keine Kohlenhydrate. Das gefällt mir nicht, denn es bedeutet Kampf. Kampf gegen den Hunger, Kampf gegen die Pfunde, Kampf gegen natürliche Bedürfnisse. Und zum Schluss verlierst du, weil sich die Gründe dafür, dass du zuvor zu viel oder die falschen Dinge gegessen hast, durch eine Diät kein bisschen ändern. Menschen, die sich den Magen verkleinern lassen, tun das oft in dem Glauben, dadurch weniger Hunger zu haben. Aber der Hunger kommt nicht aus dem Magen; der Hunger, der Menschen 230 Kilo wiegen lässt, entspringt ihrer Seele. Dieser Hunger verschwindet nicht mit einem Stück des Magens. Die Sorgen und die innere Zerrissenheit dieser Menschen bleiben auch nach einer Operation bestehen, und, was häufig fatal ist, jetzt fehlt das Ventil, das seit jeher zumindest kurz Linderung verschaffte, wenn sie nichts mehr aushalten konnten: das Essen. Ja, diese Menschen haben große Mengen gegessen, denn je mehr sie gegessen haben, desto effektiver haben sie sich und ihre seelischen Schmerzen betäuben können. Wenn diese Möglichkeit nicht mehr besteht, wird der Druck umso stärker, und sie brauchen neue Ventile.

Die Möglichkeit, viel zu essen, ist nicht mehr da. Das Belohnungszentrum im Gehirn braucht aber hohe Reize (also viel Zucker), damit es noch Dopamin ausschütten kann. Auf kleine Mengen Zucker reagiert es durch den vorangehenden chronisch hohen Zuckerkonsum nur gering. Dadurch bleibt das positive Gefühl aus, das sich sonst beim Essen eingestellt hat. Da der Körper nun anatomisch nicht mehr viel Nahrungsinhalt aufnehmen kann, »lösen« manche Menschen nach einer Magenverkleinerung ihr »Problem« mit süßen Getränken, oder sie erwärmen Schokolade, um sie trinken zu können. Für mich ist eine Magen-OP der falsche Ansatz, weil damit lediglich symptomatisch gearbeitet wird: »Aha, du isst zu viel. Wenn wir den Magen kleiner machen, hast du weniger Hunger, und das Problem ist gelöst.« Nein, ist es nicht. Die entscheidenden Fragen, mit denen man die Ursache für übermäßiges Essen herausfindet, fehlen:
Wonach *suchst* du, wenn du essen willst?
Was fehlt dir?
Was macht dich wütend? Was macht dich traurig?
Was macht dir Angst, und woher kommt diese Angst?
Wann hast du das erste Mal in deinem Leben ein Problem mit Essen kompensiert?
Was ist da passiert?
Was ist dein größter Wunsch?
Welche Fähigkeiten brauchst du, um dir deinen Wunsch zu erfüllen?

Es ist mir sehr wichtig, dass du verstehst, dass *jeder* Mensch *alle* menschenmöglichen Fähigkeiten und Emotionen in sich trägt. Jeder Mensch kann Wut und Freude, Hass und Liebe, Einsamkeit und Geborgenheit, Sicherheit und Unsicherheit, Verachtung und Respekt und alle weiteren Gefühle spüren. Demzufolge kann er sie auch aussprechen und anwenden. Durch die Regelmäßigkeit, die Intensität und die Häufigkeit, mit der wir diese Emotionen reflektieren und die Fähigkeiten nutzen, bestimmen wir unsere Einstellung. Aus unserer Einstellung wird unsere Überzeugung, und daraus entwickelt sich unser Verhalten. Wenn du jeden Tag denkst, du bist ein Versager, dann wirst du irgendwann glauben, dass du wirklich einer bist. Und wenn du glaubst, ein Versager zu sein, dann wirst du dich auch wie ein Versager verhalten.

Die Lösung ist also nicht die nächste Diät, der nächste Kampf, sondern Frieden mit sich selbst zu schließen. Wenn du deine Lebensweise änderst, gut für dich sorgst und lernst, deine sowie die Bedürfnisse deiner Zellen wieder wahrzunehmen, nimmst du automatisch ab. Zu hohes Gewicht ist nur das Symptom. Du erinnerst dich: Mit einem Symptom möchte dein Körper dir zeigen, dass etwas nicht in Ordnung ist. Hast du Hunger, obwohl du gegessen hast, weist dein Körper dich darauf hin, dass etwas nicht stimmt. Wenn es gar nicht sein kann, dass du »richtigen« Hunger hast, weil dein Magen gut gefüllt ist, finde heraus, was dir fehlt. Vielleicht fehlt dir Ruhe. Oder Sicherheit. Vielleicht möchtest du dich von einem Problem ablenken, von dem du nicht weißt, wie du es angehen sollst oder bewältigen kannst. Vielleicht hast du nicht gelernt, wie du mit Stress, Angst oder Traurigkeit anders umgehen kannst, als sie mit Essen zu betäuben. Das kannst du aber lernen. Hast du Hunger, ohne hungrig zu sein, halte kurz inne und frage dich: Was brauche ich jetzt wirklich? Das kann schmerzhaft sein. Wenn beispielsweise dein Bedürfnis ist, in den Arm genommen zu werden, aber niemand da ist, könntest du dich vielleicht erst einmal noch einsamer fühlen. Doch in diesem Moment bist du ehrlich und stehst natürlich mit dir in Verbindung! Jetzt etwas in dich hineinzustopfen bedeutet, dass du dich von dir selbst *ent*bindest und etwas betäubst oder ausschaltest, was gerade nervt, Angst verursacht oder Probleme macht. Um einen positiven und liebevollen Umgang mit sich selbst zu finden, braucht es manchmal Unterstützung von außen. Um Überzeugungen wie »Ich bin ein Versager« zu ändern, bedarf intensiver Arbeit.

Du bist richtig. Dich dafür, wie du bist und was du bist, mit Diäten, Verboten und Verzicht zu bestrafen ist Kampf. Und Kampf macht Stress, und Stress macht Hunger. Du kannst diese Tretmühle sofort verlassen, wenn du verstehst, dass du die Macht dazu hast. Ich kann deine Ernährungsgewohnheiten nicht für dich umstellen, aber ich kann dir zeigen, wie es geht.

INFO

Wichtig bei bekannten Essstörungen!
Menschen, die Essen als Kompensation von vergangenen Lebenstraumata einsetzen, Essattacken haben oder Binge-Eater sind, sollten sich zusätzlich professionelle Unterstützung holen.

Drei Mahlzeiten am Tag?

Innerhalb von einem Monat oder maximal sechs Wochen wird dein Körper lernen, dir zu signalisieren, wann er satt ist. Wenn du auf stark verarbeitete Industrieprodukte verzichtest und dich ausschließlich von natürlichen, wenig verarbeiteten Nahrungsmitteln ernährst, kommst du automatisch wieder an den Punkt, dass dein Körper dir meldet, sobald er satt ist. Das liegt auch an der Menge, die du isst: Statt 250 g Nudeln kannst du genauso gut 5 kg Gemüse essen. Aber diese Menge an Gemüse zu essen ist einfach nicht machbar. Wahrscheinlich bist du bereits nach einem Kilo Gemüse satt. Spätestens mit Sicherheit nach 2 kg Gemüse. Und warum? Dein Magen ist gefüllt, und weil in Gemüse auch viele Nährstoffe und eine ganze Menge an Faserstoffen enthalten sind, müssen diese im Darm erst einmal verdaut werden.

INFO

Leptinresistenz

Wer lange zu viel Zucker zu sich genommen hat, kann das Problem haben, dass aufgrund einer Leptinresistenz kein Sättigungsgefühl mehr entsteht[38]. Eine Resistenz auf Leptin kann entstehen, wenn man einen hohen Körperfettanteil hat, da auch über die Fettzellen (Adipozyten) Leptin in die Blutbahn freigegeben wird[39]. Irgendwann reagiert das Gehirn nicht mehr auf das Sättigungshormon. Die Folge: Auch wenn man viel gegessen hat, tritt keine Sättigung ein[40-43]. Die optimalen Maßnahmen gegen eine Leptinresistenz sind eine Ernährungsumstellung auf natürliche Lebensmittel, tägliche natürliche Bewegung sowie eine genaue Analyse des Natural Networks (siehe Kapitel 4), um chronische Stressoren zu minimieren oder im Idealfall auszuschalten. Durch diese drei Stellschrauben ist es auf natürliche Art und Weise möglich, ohne Medikamente den Körper wieder in eine gesunde Balance zu bringen.

Das dauert, und deshalb gibt der Körper das natürliche Signal: »Stopp! Wenn jetzt noch mehr reinkommt, bin ich überfordert.« Und das ist der entscheidende Punkt: Die richtige Dosis sagt dir dein Körper. Selbst wenn er es verlernt hat, kannst du ihn mit natürlichen Nahrungsmitteln wieder ins Lot bringen. Deine Zellen werden sich freuen, dass du sie wieder mit wertvollen Nährstoffen versorgst. Dein Belohnungszentrum im Gehirn wird allerdings vermutlich die erste Zeit mit dir schimpfen: »Was soll denn dieser ganze Obst-Gemüse-Quatsch? Der ganze Süßkram und die vielen Kalorien waren doch viel besser!« Klar, denn Zucker triggert die ganze Zeit dein Suchtzentrum, und das sagt: *»Mehr davon!«*

Wenn du den ganzen Tag zu Hause oder im Büro sitzt und vor lauter Eintönigkeit an nichts anderes als an Essen denken kannst, tu dir etwas Gutes und beweg dich. Steh auf und suche dir eine Tätigkeit, die dir Spaß macht. Ist dir vielleicht mal aufgefallen, dass du, wenn du etwas tust, das dir Spaß macht oder dich total in seinen Bann zieht, gar nicht ans Essen denkst? Wenn du zum Beispiel mit einer Bekannten an der Ecke stehst und dich total verquatschst, hast du dann dabei das Bedürfnis, etwas zu essen? Wenn du deinen Balkon bepflanzt und darüber die Zeit vergisst oder mit dem Hund durch den herbstlichen Wald läufst, denkst du dabei ans Essen? Vermutlich nicht. Wenn die Zeit gekommen ist und du wirklich Hunger verspürst, dann machst du eine Pause und isst etwas.

Iss intuitiv, also je nach Hunger, zwei bis drei Mahlzeiten pro Tag. Hast du gar keinen Hunger, iss eben mal nichts oder trink einen Tee. Solltest du mehrere Tage keinen Hunger haben und nichts essen, gibt dein Körper falsche Signale. Du brauchst Nahrung, um deine Zellen mit Nährstoffen zu versorgen. Das hält sie und vor allem *dich* am Leben. Iss dich bitte satt und hungere dich nicht schlank. Das funktioniert nicht, außerdem ist es wirklich gefährlich für deine Gesundheit. Dein Hunger ist dein Freund, er signalisiert dir, wann du neue Energie brauchst. Überhörst du ihn, holt er sich die Energie irgendwann mit Macht. Wichtig ist, dass du deinen Freund, den Hunger, mit guter Nahrung fütterst. Bediene dich aus dem bunten Allerlei der natürlichen Nahrungsmittel. Und dann iss genussvoll und langsam. Fülle deine Gabel immer erst dann, wenn dein Mund wieder leer ist. Kaue gut und genieße dein frisches, leckeres Essen. Iss, bis du dich gesättigt und zufrieden fühlst. Wenn dir nach dem Essen etwas fehlt, überlege, ob es wirklich Essen ist, das du brauchst.

Achtung, Stolpersteine!

Deinen Körper wieder an eine natürliche Ernährung zu gewöhnen geschieht nicht von einem Tag auf den anderen – eher von einem Monat auf den anderen. Die ersten 14 Tage können sich ziemlich ungewohnt anfühlen. Hältst du dich so lange an deinen neuen Ernährungsplan, ist der größte und wichtigste Schritt getan. Spätestens nach vier Wochen hat sich dein Gehirn umstrukturiert. Das Lustzentrum im Kopf schreit nicht mehr ständig: »Gib mir Zucker!« Es ist nun auch ohne Zucker happy.

Auch deine Geschmacksnerven passen sich der neuen Situation an. Auf einmal schmecken süße Lebensmittel gar nicht mehr so lecker, und man steigt auf der Suche nach Glukose-Input lieber auf nicht mehr so süße Dinge wie zum Beispiel Obst um.

Heißhungerattacken

Wenn du deinem Körper sonst immer täglich viele Mahlzeiten und viel Zucker gegeben hast, wirst du etwa zwei Wochen brauchen, um vom Zucker wegzukommen. Das kann so weit gehen, dass du einen echten Entzug durchmachen musst, denn deine Zellen haben gelernt, auf Zucker aus der Nahrung zuzugreifen, statt diesen selbst herzustellen. Wenn der Heißhunger kommt, ist die beste Lösung: Bewegung! Geh um den Block. Lauf ein paar Treppen rauf und runter. Mehrere Etagen. Aber: Nicht schnell laufen oder gar rennen, sondern einfach gehen. Wähle eine sanfte Belastung. Dann verschwindet auch der Hunger, weil deine Zellen beginnen, dem Körper selbst Energie bereitzustellen. Was tun, wenn sich Bewegung gerade nicht realisieren lässt? Dann mach dir klar, dass dein Körper gerade auf Entzug ist. Kennst du den Grund für dein Befinden, ist es leichter, damit umzugehen.

Zuckerentzug

In der ersten Zeit ist dein Körper damit beschäftigt, sich an die neue Situation zu gewöhnen und sich umzustellen. Die Glucagon- (Hormon zur Regulierung des Blutzuckerspiegels) und Insulin-Ausschüttung kommt wieder in ihre natürliche Balance, neue Enzyme werden aufgebaut. Dein inneres Triebwerk ist gut beschäftigt. Das kann sich merkwürdig anfühlen, so als ob sich Nebel im Kopf ausbreitet. Bisweilen kannst du sogar Kopfschmerzen bekommen. Auch hier hilft Bewegung: Rad fahren, spazieren gehen oder mal eine Runde um den Block drehen. Entscheidend ist aber, dass du gerade bei Zuckerentzug eine lockere und wenig anstrengende Bewegung wählst, denn nur dann greift dein Körper auf deine Fettreserven zurück. Wenn du jetzt ein intensives und anstrengendes

Training absolvierst, würdest du noch stärker unterzuckern, und das würde für deinen Körper wirklich gefährlich werden. Eine starke Unterzuckerung kann Krämpfe bis hin zu Lähmungen mit sich bringen. Wichtig ist, dass du dir auf deine Bewegungstour einen Snack für den Notfall mitnimmst. Wenn dir schwindelig werden sollte oder deine Beine anfangen zu zittern, ist eine Banane oder am besten ein Päckchen Traubenzucker hilfreich. Traubenzucker enthält Glukose, und genau das braucht dein Körper bei Unterzuckerung.

Dein Körper passt sich der neuen Situation langsam an. Sei geduldig, denn schon bald gibt es nur noch selten Mittagstiefs; du wirst dich energiegeladener und weniger müde fühlen. Und dein Kopf ist klarer als jemals zuvor, sobald der »Entzugs«-Nebel verschwindet.

Die Familie zickt

Wenn du abnehmen oder mehr natürliche Nahrungsmittel zu dir nehmen möchtest, brauchst du Unterstützung, keinen Gegenwind. Erkläre deinen Liebsten, warum du dich verändern möchtest. Sag ihnen, was dich traurig macht, was du gerne wieder können würdest, und vielleicht auch, wie dich Blicke oder Sprüche anderer Menschen verletzen. Es ist nicht zwingend notwendig, dass die gesamte Familie ihr Essverhalten umstellt. Du kannst für dich auf Brot, Nudeln, Kartoffeln und Reis verzichten. Stattdessen gibt es Gemüse oder Obst. Falls es so sein sollte, dass euer gemeinsames Essen bisher tagtäglich aus Chips, Süßigkeiten, Tüten- und Dosengerichten oder Fastfood bestanden hat, solltet ihr allerdings ein grundsätzliches Gespräch führen. Denn diese Dinge täglich zu essen kann langfristig ähnlich gefährlich sein, nicht nur für dich, sondern auch für deine Kinder. Sei ihnen ein Vorbild, indem zuerst einmal du gesunde Nahrungsmittel zu dir nimmst. Lade sie ein, dir beim Schnippeln oder Kochen zu helfen und bitte – *keine* Verbote. Vielleicht einigt ihr euch auf einen Tag in der Woche, an dem »gesündigt« werden darf, gemeinsam, in Maßen und mit Genuss.

Ein paar hilfreiche Tipps

Was hilft gegen Heißhunger?

Wenn dich der Zuckerentzug packt, ist es gut, wenn du ungesalzene Nüsse in der Nähe hast. Ein paar Cashewkerne, Haselnüsse oder Walnüsse vertreiben die Zuckernot, denn sie enthalten gute Fette und Eiweiß, und beides sättigt. Versuche nur, nicht mehr als eine Handvoll Nüsse pro Tag zu essen, denn in Nüssen überwiegen die Omega-6-Fettsäuren, die Entzündungen erzeugen können.

Iss viel frisches Gemüse und Obst.

Grüne Blattgemüse enthalten viele Nährstoffe und stärken deine Darmflora. Du kennst nur Spinat und Eisbergsalat? Auch Mangold, Grünkohl, Chinakohl, Feldsalat und alle anderen Salatsorten, Möhrengrün, Rote-Bete-Blätter, Kresse, Petersilie und andere Gartenkräuter gehören dazu. Wenn du außer Salat nicht gerne Grünzeug isst, kannst du dich anfangs mit grünen Smoothies an das nährstoffreiche Grün gewöhnen. Besorg dir einen Mixer (zum Testen tut es ein Pürierstab) und probier mal den hier: 150 ml Wasser, 50 g Himbeeren (Tiefkühlhimbeeren gehen auch), eine Handvoll Kopfsalat und eine Banane oder einen Pfirsich. Alles kleinschneiden, mixen, essen. (Ich habe jetzt bewusst nicht *trinken* gesagt, da Obst und Gemüse, auch wenn sie vorher zerkleinert wurden, kein Getränk darstellen.)

Iss nicht vor dem Fernseher!

Durch die Ablenkung merkst du nicht so schnell, ob du schon satt bist oder nicht. Mit Blick auf die Mattscheibe wandern mehr Popkornkügelchen in deinen Magen. Wenn du es ganz konsequent halten möchtest, iss nur am Küchentisch. Auch Snacks. Und wenn du merkst, dass du ohne Knabberzeug vor dem Fernseher unruhig wirst, ist der Film vielleicht nicht so spannend, wie er sein sollte. Geh lieber spazieren, lies mal wieder ein Buch, spiel Karten mit Freunden, überlege dir, was du dir für den nächsten Tag oder die kommenden Tage Leckeres und Gesundes zubereiten möchtest.

Hunger, Fasten und Ketose

Der arme Norman! Die Beerenzeit ist vorbei, er hat keine Nüsse gefunden, und der Fluss, an dem sonst immer dicke Fische zu finden sind, führt gerade kein Wasser. Morgen muss er es am See versuchen, aber heute bleibt der Bratspieß leer. Als er zurück in die Höhle kommt, macht auch Waldtraut ein langes Gesicht. Die Grassamen, die sie mühsam aus den Grannen gepult hatte, hat ein Windstoß weggeblasen, und das getrocknete Fleisch hat sie gestern gegen ein weiches Fell getauscht. Norman wollte doch Fische fangen … Norman und Waldtraut haben Hunger.

Was ist Hunger?

Wann hast du das letzte Mal richtig gehungert? Ich meine damit nicht, wann hattest du heute das letzte Mal Hunger, sondern wann hast du zwei, drei Tage *nichts* gegessen. Warum frage ich das? Es gibt bis heute immer noch viele Menschen auf dieser Erde, die mehrere Tage, vielleicht sogar Wochen hungern, weil sie nichts zu essen bekommen. Das ist schlimm, aber unser menschlicher Körper ist daran angepasst, auch mal kein Essen zu haben. Seit Jahrmillionen gibt es immer wieder einmal Nahrungsmangel. Zur Zeit von Norman und Waldtraut war das eine natürliche Situation. Unser Körper hat sehr früh in der Evolution gelernt, mit Hunger umzugehen. Heute haben wir durch die Überversorgung in den modernen Gesellschaften keine Probleme mehr mit Hungerperioden. Ganz im Gegenteil. Fast die Hälfte der in Deutschland erhältlichen Nahrungsmittel wird nicht gegessen, sondern weggeworfen. Die Menge beläuft sich auf 20 Millionen Tonnen[44]! Von dieser Menge könnten so viele Menschen satt werden. Und selbst die andere Hälfte, die nicht im Müll landet, macht uns satter als nötig. Das Angebot ist so vielfältig und groß, dass wir tagtäglich essen können, was und so viel wir wollen. Und genau daraus entsteht ein Problem. Unsere Zellen sind nicht daran angepasst, Nahrung immer und überall verfügbar zu haben. Der menschliche Körper hat noch immer die

»alte« Programmierung, möglichst viel Energie zu speichern, um auf mögliche Hungerperioden vorbereitet zu sein. Und somit speichern wir alles, was zu viel in unseren Organismus gelangt. Unsere Zellen sind es aber auch nicht gewohnt, *nie* Hunger zu haben. Sie sind es gewohnt, sich zu bewegen und Energie zu verbrauchen. Ist nicht mehr genug Energie da, signalisieren sie durch Hunger, dass sie Nachschub brauchen. Jetzt kann Nahrung helfen. Gibt es keine, kommt der Körper auch schon mal ohne aus. Und nicht nur das. Ab und zu mal auf eine Mahlzeit zu verzichten ist gesund.

Du wirst nicht verhungern

Dein Körper besitzt Mechanismen, die es ihm ermöglichen, im Falle einer Nahrungsknappheit die eigenen Reserven anzuzapfen und daraus Energie bereitzustellen. Du weißt bereits, dass überschüssiger Zucker in den Adipozyten, den Fettzellen des Körpers, gespeichert wird. Genau diese Fettreserven sind dazu da, uns Energie zu liefern, wenn wir nichts zu essen haben.

Damit dein Körper das in den Adipozyten gespeicherte Fett in Energie umwandeln kann, braucht er Mitochondrien, auch »Kraftwerke der Zelle« genannt. Ein Mitochondrium ist ein Zellorganell, also quasi ein Miniorgan innerhalb einer Zelle. Nur Mitochondrien sind in der Lage, Fett in Energie zu verwandeln. Sie »verbrennen« die Fettsäuren zu ATP (Adenosintriphosphat), der Hauptenergiequelle deiner Zellen. Dafür benötigen sie B-Vitamine, Zink und Energie.

Besonders viele Mitochondrien sind in Zellen mit hohem Energieverbrauch wie den Nerven- und Muskelzellen enthalten. Neue Mitochondrien werden bei intensiver körperlicher Belastung gebildet. Je mehr Mitochondrien du

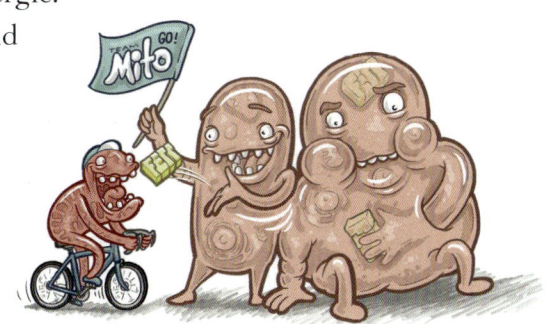

hast, desto besser kannst du Fett verbrennen. Und das Beste ist, egal ob du sitzt, liegst, einkaufst oder hüpfst, sie arbeiten immer. Das ist keine Zauberei, sondern reine Physiologie. Wenn du also eine Mahlzeit ausfallen lässt, zapft dein Körper die eigenen Energiereserven an. Wenn du länger keine Mahlzeiten zu dir nimmst, setzt ein weiterer Prozess ein, die Ketose.

Fasten und Ketose

Das Fasten ist fester Bestandteil vieler Kulturen. Neben religiösen Aspekten steht seine reinigende und heilsame Wirkung im Vordergrund. Tatsächlich ist Fasten für den Körper so etwas wie ein kleiner Hausputz. Das liegt an dem biochemischen Zustand, der bei Nahrungsmangel eintritt – der Ketose.

Bekommt der Organismus über einige Stunden keine Nahrung, insbesondere keine Kohlenhydrate, beginnt er, über den Prozess der Glukoneogenese neue Glukose aus Körpereiweiß herzustellen. Dafür geht er auf die Suche nach abbaubarem Eiweiß. Das findet er in kranken, abgestorbenen oder beschädigten Zellen. Werden diese Abfallzellen abgebaut, werden die darin enthaltenen Bakterien oder Viren gleich mit abgebaut. Dauert die Hungerperiode länger an, geht der Körper auch an andere Eiweißquellen, wie Muskeln, Bindegewebe, Haare, Nägel und sogar Organe. Deshalb ist langes Hungern auch gefährlich für die Gesundheit.

Beim Eiweißabbau entstehen sogenannte Keton-Körper, die der Körper und besonders das Gehirn prima als Energiequelle nutzen können. Gleichzeitig wird Fett aus den Adipozyten abgebaut, und auch hierbei fallen Keton-Körper an. Dadurch, dass der Körper beim Fasten keine Nahrungsenergie mehr über Insulin im Körper verteilen und verpacken muss, bekommt nicht nur das Insulin, sondern auch ein weiteres, wichtiges Hormon für diese Zeit »Urlaub«, das IGF-1 (Insulin-growth-factor-1). IGF-1 ist ein Wachstumshormon. Es unterstützt beispielsweise unseren Wachstumsprozess im Kindesalter, indem es Zellen vermehrt bzw. wachsen lässt. Auch im Erwachsenenalter produzieren wir IGF-1, denn auch dann wachsen und vermehren sich Zellen. Chronisch hohe IGF-1-Werte erhöhen aber offensichtlich die Gefahr, verschiedene Formen von Tumoren zu entwickeln[45, 46]. Durch intermittierendes Fasten oder *Dinnerskipping* kannst du auf einfache Art und Weise Krebs vorbeugen.

Ketose ist gesund: Sie putzt alte Zellen aus dem Körper, entzieht Krankheitserregern die Nahrung und bekämpft Krebszellen.

Es gibt bestimmte »ketogene« Ernährungsformen, die speziell zur begleitenden Krebstherapie eingesetzt werden. Dazu wird die Kohlenhydrat- und Eiweißzufuhr massiv reduziert und reichlich Fett wie z. B. Kokos-, Leinöl oder Butterschmalz verzehrt. Der Prozess der Ketose kann so unterstützt werden. Diese drastische Art der Ketose sollte immer ärztlich überwacht werden.

Fasten hat neben der reinigenden Wirkung positive Auswirkungen aufs Gehirn. Amerikanische Forscher fanden heraus, dass Fasten den Alterungsprozess des Gehirns verzögern kann[47] und damit den Ausbruch von Krankheiten wie Demenz und Alzheimer. Sie untersuchten die Auswirkungen von Fastentagen auf Mäuse, die zu Alzheimer neigten, und stellten fest, dass diese Mäuse, wenn sie nur jeden zweiten Tag Futter bekamen, wesentlich später Krankheitssymptome entwickelten. Mäuse hingegen, die Futter mit viel Zucker bekamen, entwickelten die Symptome viel früher. Übertragen auf den Menschen würde das bedeuten, dass die Krankheit bei jemandem, der zu Alzheimer neigt und viel Zucker isst, im Alter von 40 Jahren ausbrechen könnte. Würde dieselbe Person natürliche Nahrung zu sich nehmen und regelmäßig fasten, erst mit über 80 Jahren. Es gilt als erwiesen, dass eine nährstoffreiche, aber gemäßigte Ernährung – also eine natürliche Ernährung – in Kombination mit regelmäßiger Bewegung und einem ausgeglichenen Seelenleben, die besten Voraussetzungen für ein langes Leben bietet[48].

So oder so kann Fasten ein guter Einstieg für einen Ernährungs-»Neustart«

sein. Ein paar Tage der alten Laster entwöhnt, reagiert der Körper oft sensibler, und salzige Chips oder Süßigkeiten schmecken extremer und gar nicht mehr so gut. Der Körper möchte nun frische Nahrung. Da fällt ein Umstieg auf natürliche Nahrungsmittel oft leichter. Wer eine längere Fastenkur plant, sollte sie, besonders wenn es sich um die erste Fastenerfahrung handelt, unter Anleitung durchführen und nicht vergessen, sich zu bewegen. Es muss kein Sport sein, Spaziergänge reichen völlig. Um die Vorteile des Fastens und der Ketose zu genießen, sind aber keine wochenlangen Hungerkuren notwendig. Wenn du noch nie gefastet hast, kannst du es einfach mal versuchen, indem du eine Mahlzeit ausfallen lässt. Versuch doch mal ein Dinnerskipping. Das ist nicht mehr und nicht weniger, als ein Abendessen ausfallen zu lassen.

Dinnerskipping

Dinnerskipping ist so etwas wie eine kleine Fastenzeit. Mal angenommen, du frühstückst um 7.30 Uhr, Mittagessen gibt es um 13 Uhr. Normalerweise würdest du dann gegen 19 Uhr zu Abend essen. Eben dieses Abendessen lässt du ausfallen. Am nächsten Morgen frühstückst du um 8 Uhr. Von der Zeit des Mittagessens am Vortag bis zum Frühstück hättest du eine Nahrungskarenz von 19 Stunden. Diese Zeit ist im Prinzip eine kleine Fastenzeit, in der dein Körper Zeit hat, zu verdauen. Ein Dinnerskipping kann man so sehen wie eine Trainingspause. Du kannst ja auch nicht jeden Tag Marathon laufen. Deine Muskeln brauchen Pausen, um zu regenerieren. Auch dein Darm und alle anderen Organe, die an der Verdauung beteiligt sind, können manchmal eine Auszeit vertragen. Wenn du den ganzen Tag viele kleine Mahlzeiten isst, muss dein Darm den ganzen Tag verdauen. Es tut deinem Darm gut, wenn er mal ein paar Stunden entspannen kann.

Auch dein Darm braucht Erholung. Eine Mahlzeit, wie zum Beispiel beim Dinnerskipping das Abendessen, ausfallen zu lassen verschafft dem Darm eine Pause und begünstigt Ketose.

In meinen Seminaren werde ich immer wieder gefragt, ob es denn nicht schwierig sei, hungrig ins Bett zu gehen. Aber du musst ja gar nicht hungrig ins Bett gehen.

Nehmen wir einmal an, du hast mittags Nahrungsmittel gegessen, die den Blutzuckerspiegel stark anheben. Dann wird dein Blutzuckerspiegel im Anschluss rapide sinken, du rutschst in ein Heißhungergefühl und musst spätestens abends wieder etwas essen, weil du dann nicht nur ein bisschen, sondern richtig Hunger hast. Das kannst du dadurch vermeiden, dass du natürliche Nahrungsmittel isst, die länger verdaut werden müssen und damit einen niedrigen Insulinausstoß verursachen. Wenn das Nahrungsmittel sind, die faserstoffreich, eiweißreich und fettreich sind und die vor allem auch viele Nährstoffe enthalten, dann bist du davon lange satt. Wenn du möchtest, kannst du mittags eine größere Portion essen. Dann wirst du abends keinen großen Hunger haben, denn die Nahrungsmenge, die deinem Körper zur Verfügung steht, reicht locker bis zum nächsten Morgen. Bleib locker, denn du wirst ganz sicher nicht verhungern. Ein normalgewichtiger Mensch hat Reserven für mindestens sieben Tage. Da kannst du entspannt auf ein Abendessen verzichten, deinem Darm einen Kurzurlaub ermöglichen und dich parallel von ein paar toten Zellen verabschieden und aktiv sowie kostenlos etwas für deine Krebsvorsorge tun.

Vielen Menschen fällt es trotzdem schwer, Hunger zu ertragen. Der Gedanke daran, nichts essen zu »dürfen«, macht ihnen Angst. Solche Emotionen kommen auf, wenn es sich um das Thema Verzicht dreht. Wenn es dir ähnlich geht, finde heraus, was dieses Gefühl, Hunger zu haben, zu »hungern«, in dir auslöst (siehe Fragen bei »Diät ist keine Lösung«). Kannst du das aushalten? Norman *musste* den Hunger aushalten. Das war für ihn, wenn auch nicht angenehm, so doch ganz normal. Das Gefühl, etwas aushalten zu müssen, ist Millionen Jahre alt. Hunger zu ertragen ist eine Fähigkeit, die du nutzen kannst, um die Erfahrung zu machen, dass du in der Lage bist, Dinge, Situationen, Momente und Gefühle auszuhalten. Ich denke, je schwerer es jemandem fällt, zu hungern, desto weiter distanziert ist er von seinem natürlichen Körper, von einer natürlichen Gesundheit. Viele von uns sind quasi davon abhängig – und ich meine wirklich *abhängig* –, ihrem Körper Energie zuführen zu müssen. Wer seinem Körper nie die Gelegenheit gibt, seine Reserven anzuzapfen, versetzt seinen Körper nicht in die Lage, die Energie, die er gespeichert hat, zu nutzen. Der Körper reagiert dann auf Nahrungsmangel mit Unmut. Und dieser Unmut äußert sich in Angst oder Wut, wenn das Abendessen auszufallen droht. »Wenn ich nichts esse, bekomme ich Kopfschmerzen und schlechte Laune. Das kann ich niemandem zumuten!« ist eine der häufigsten Aussagen, die ich höre, wenn ich einem Klienten ein Dinnerskipping vorschlage. Und tatsächlich bekommen viele Menschen Kopfschmerzen, wenn sie nichts essen. Aber warum?

Die Kopfschmerzen resultieren nicht daraus, nichts gegessen zu haben. Sie entstehen, weil der Körper daran gewöhnt ist, Energie von außen zu bekommen, sobald er Energie braucht. Wir führen sie ihm meist in Form von Zucker zu. Normans Körper konnte in Situationen, in denen es nichts zu essen gab, die Energie, die sein Körper brauchte, aus den eigenen Reserven mobilisieren. Auch dein Körper kann das wieder lernen, wenn du ihm die nötigen Essenspausen zugestehst. Iss mittags gut und ausgewogen, und wenn du doch Hunger bekommst, trink ein Glas Wasser, geh spazieren oder früher ins Bett, schenke deinem Darm eine Nacht Urlaub und freu dich auf den Hunger am nächsten Morgen.

Natürlicher Hunger

Ziel der Nahrungsaufnahme ist es, genügend Nährstoffe zu bekommen, aber auch ausreichend Energie. Haben deine Zellen Energie verbraucht, signalisieren sie Hunger. Du isst, und dass du genug Energie aufgenommen hast, merkst du daran, dass du satt bist. Eigentlich. Bei vielen Menschen ist das Sättigungsgefühl gestört. Entweder haben sie ihren Hunger lange Zeit unterdrückt und zum Beispiel mit Kaffee und Zigaretten ruhiggehalten. Wer seinen Hunger lange genug ignoriert, spürt ihn irgendwann nicht mehr richtig oder endet in Heißhungeranfällen. Der Körper braucht ja Energie, also holt er sie sich, wenn er Gelegenheit hat, eben mit Anlauf. Andere Menschen verbieten sich, Hunger zu haben. Das ist gerade bei denjenigen der Fall, die von einer Diät zur nächsten wechseln. Das angenehme Gefühl der Sättigung, das entsteht, wenn man das »Richtige« gegessen hat, nämlich das, was der Körper braucht, kennen sie gar nicht mehr. Was Genuss bedeutet leider auch nicht, denn Diäten bauen nun mal meist auf Verzicht und nicht auf Genuss. Die Franzosen, Meister der guten Küche (und der vielen Butter), haben nur halb so viele übergewichtige Menschen und zudem eine höhere Lebenserwartung als die Amerikaner. Vielleicht liegt das daran, dass sie ihr Essen lieben und Essen als eines der schönsten Dinge der Welt betrachten[49]. Sie nehmen sich viel Zeit für den Genuss, sowohl für die Zubereitung als auch für die Mahlzeiten selbst, und schwelgen in Wohlgeschmack. Selbst wenn sie Fastfood essen, verzehren sie Burger und Fritten genussvoll und langsam.

Wer den leisen Hunger immer wieder übergeht, hört ihn abends laut brüllen: Es drohen Heißhungerattacken. Das fühlt sich nicht gut an, denn danach folgt meist das schlechte Gewissen. Freu dich, wenn dein Körper dir Hunger signalisiert. Das heißt, dass du mit deinem Körper in Kontakt bist. Wenn du morgens noch keinen Appetit hast, musst du dich nicht zwingen, große Portionen zu essen. Auch ich habe morgens direkt nach dem Aufstehen oft noch keinen Hunger. Der kommt dann erst ein paar Stunden später, wenn mein Körper etwas geleistet hat. Dann habe ich meist Obst und ein paar Nüsse für einen Snack im Büro dabei. Hunger äußert sich bei jedem Menschen anders, zum Beispiel durch Magenknurren, ein flaues Gefühl im Magen, Kopfschmerzen, Unruhe oder Gereiztheit oder zittrige Hände und weiche Knie. Wenn du diese Symptome verspürst, überlege genau, ob du genug gegessen hast.

Freu dich, wenn dein Körper dir Hunger signalisiert.
Das heißt, dass du mit deinem Körper in Kontakt bist.

Tu dir etwas Gutes

Essen ist ein Ritual – sogar ein Privileg – und nicht etwas, das auch noch »abgehakt« werden muss. Auch die Zubereitung kann ein sinnlicher Teil des Ganzen sein. Bereits die Zubereitung von Mahlzeiten kann reine Vorfreude machen auf das, was kommt: leckere, gesunde Nahrung. Achte sowohl beim Kochen oder Zubereiten als auch beim Essen auf alles: Farbe, Geruch, Konsistenz – und genieß es! Gib deinem Körper und deinen Sinnen Zeit, sich an den natürlichen und wertvollen Nahrungsmitteln zu erfreuen. Essen ist und bleibt etwas Schönes. Es darf auch Belohnung sein. Wenn du dich mit Lebensmitteln belohnst, dann sollten sie wirklich wertvoll für dich sein. Und wertvoll heißt vor allem – nahrhaft.

Das Beste zum Schluss: *Du bist wichtig.* Deshalb soll es dir gutgehen! Wenn es dir nämlich gutgeht, geht es deinen 50 Billionen Zellen auch gut. Schaff dir besondere Momente, in denen du Essen genießen und wertschätzen kannst. Am meisten Spaß macht es seit Menschengedenken, in einer großen Runde an einem gedeckten Tisch zu speisen, denn das bringt all unsere Bedürfnisse zusammen: die Gemeinschaft zu spüren, den Austausch mit anderen Menschen, das Essen sowie die gemeinsame Freude an köstlichen Speisen zu teilen und uns mit wertvollen Nährstoffen zu versorgen. Klar zählen zu dieser Gemeinschaft an der Festtafel auch unsere Zellen. Wenn ich darüber nachdenke, wie schön gemeinsames Essen ist, kommt mir immer das Schlussbild aus den Asterix-Comics in den Sinn: Dabei sitzen Asterix und Obelix abends nach einem bestandenen Abenteuer in ihrem kleinen gallischen Dorf in großer Runde am Tisch und halten ein Festmahl mit Wildschweinen und anderen Leckereien. Störfaktoren wie der schräge Musikant Troubadix werden ausgeschaltet, um das Essen und die Gemeinsamkeit in vollen Zügen zu genießen.

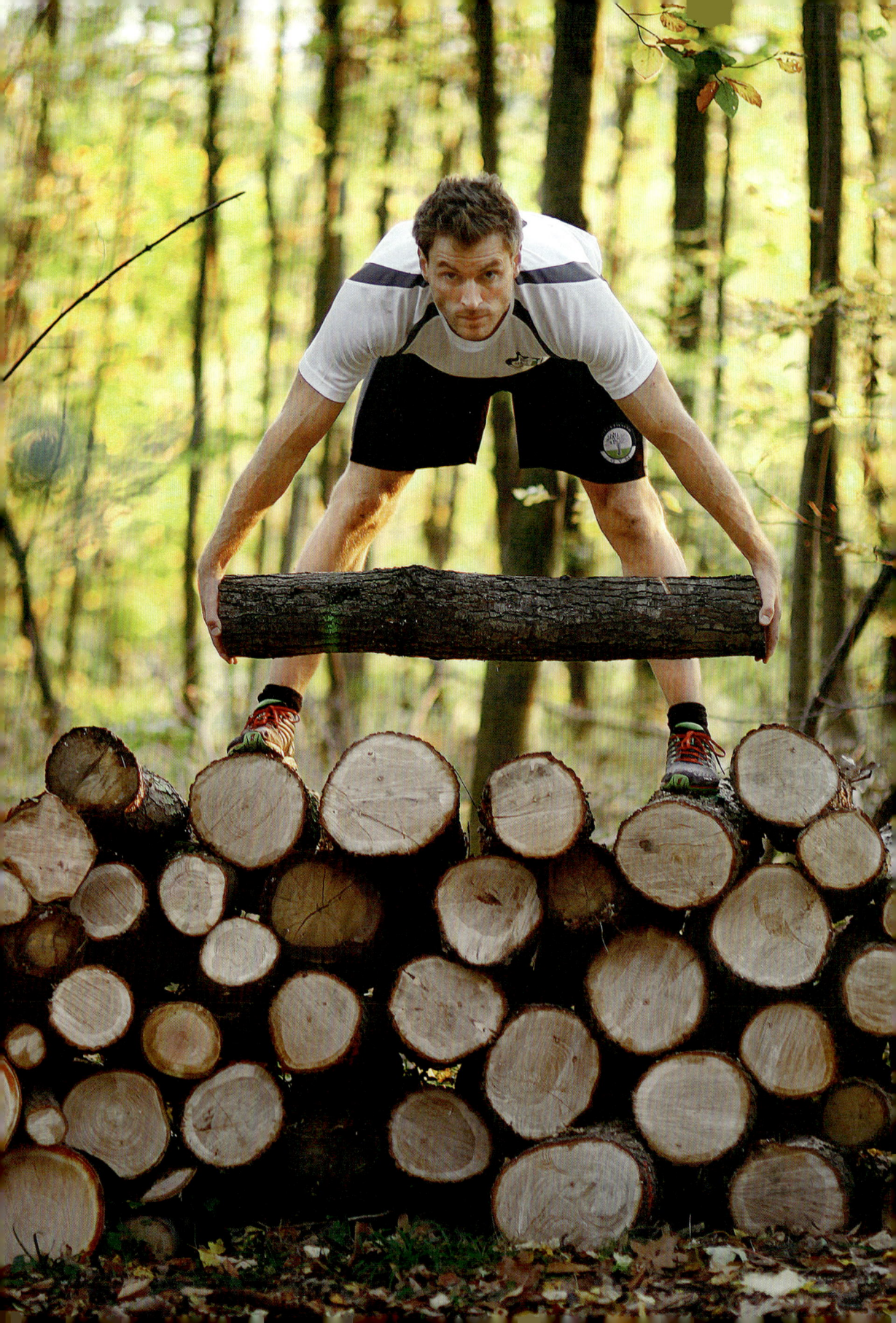

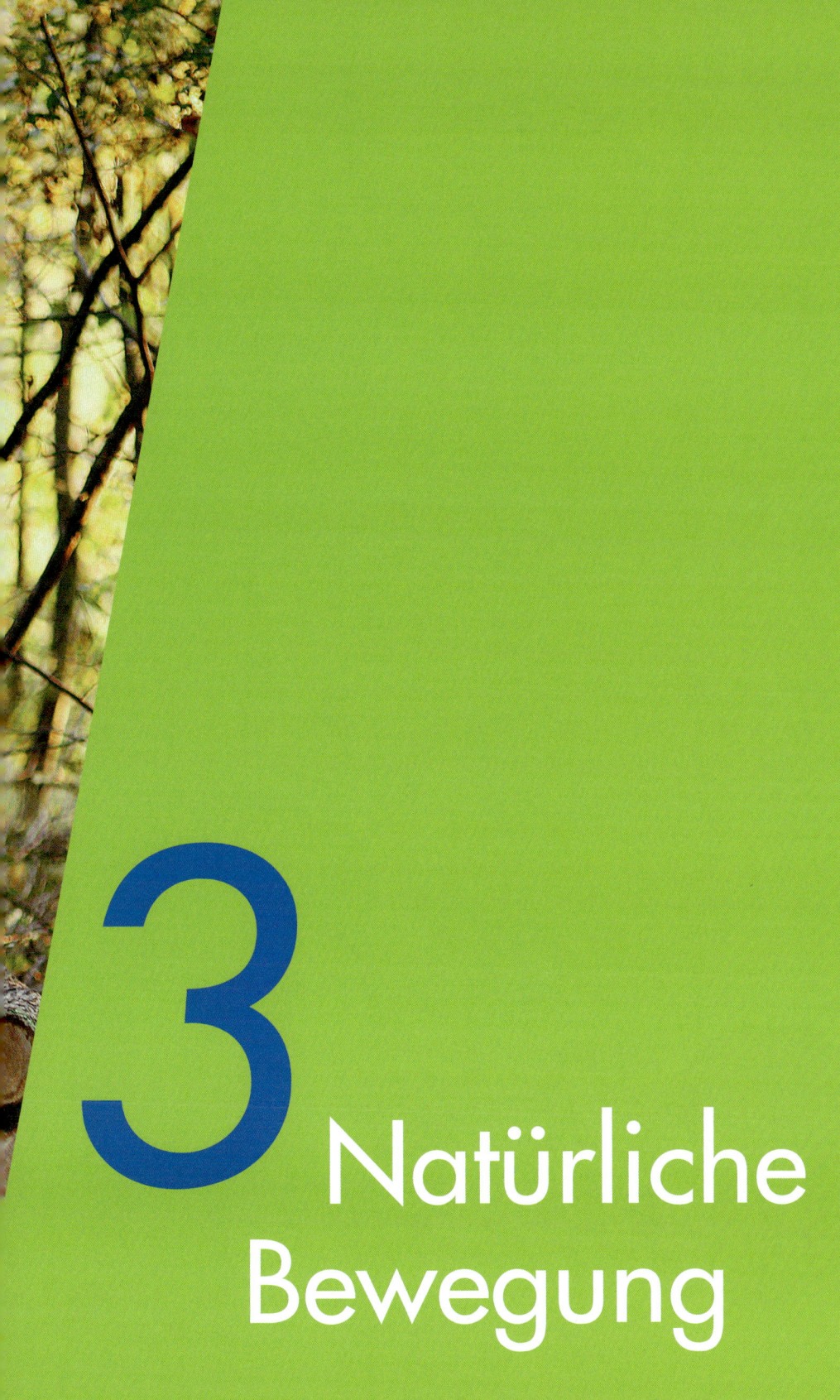

3 Natürliche Bewegung

Die Jagd fehlt uns

Hast du jeden Tag Lust, dich so richtig anzustrengen? Nein? Ich auch nicht. Und das ist ganz normal. Wir Menschen waren schon immer darauf bedacht, Energie zu sparen, und physiologisch gesehen ist dieses Verhalten äußerst intelligent, denn Bewegung bedeutet Energieverlust. Und Energieverlust ist immer ein Überlebensnachteil. Norman und Waldtraut hätten sich, wenn sie die Wahl gehabt hätten, möglichst wenig bewegt. Sie brauchten die Energie, die sie in ihren Fettreserven gespeichert hatten, dringend, um die nächste Hungerperiode zu überleben. Wenn ich morgens aufstehe und noch nicht wirklich in Schwung komme, stelle ich mir Norman vor, wie er in der Früh aus seiner Höhle kam, um sich etwas zu futtern zu besorgen. Da steht er, kratzt sich den Bart, gähnt, streckt sich, wirft noch einen sehnsüchtigen Blick zurück. Am liebsten würde er jetzt mit seiner Frau Waldtraut auf dem dicken Wolfspelz liegen und sich den eigenen Pelz kraulen lassen. Geht aber nicht. Der Hunger treibt ihn an. Norman seufzt und macht sich auf den Weg. Sein Motto war vermutlich, nur so viel Bewegung wie gerade nötig. Alles andere war Verschwendung wertvoller Reserven. Dieses Überlebensprogramm unseres archaischen Körpers tragen wir noch heute in uns. Auch wir vermeiden deshalb intuitiv jede »unnötige« Bewegung, um kein Energiedefizit zu erleiden.

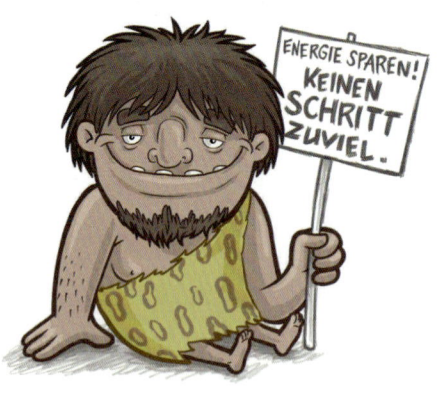

Trotzdem waren unsere Vorfahren mit großer Wahrscheinlichkeit jeden Tag draußen unterwegs, weil es, anders als heute, nicht zu jeder Zeit und an jedem Ort etwas zu essen gab. (PS: Die Kühltruhe befand sich auch noch ein paar tausend Jahre in der Zukunft.) Sie mussten tagtäglich dafür Sorge tragen, ausreichend Nahrung zu beschaffen. Deshalb haben Norman und seine Freunde gesammelt: Obst, Wurzelgemüse, Beeren, Nüsse, Eier, essbare Blätter und Pilze – eben all das, was die Natur an Essbarem hergab. Oder sie haben gejagt: Nicht nur die großen Mammuts, die wahrscheinlich am schwierigsten zu erlegen, zu zerlegen und zu transportieren waren, sondern vor allem kleinere Tiere wie Kaninchen, Vögel und Fische. Wer aber nur kleinere Tiere erlegt, ist davon nicht lange satt. Und schon muss er wieder los und neue Nahrung heranschaffen. Die Bewegungsleistung, die Norman und seinesgleichen damals vollbracht haben, war immens. Nahrungsbeschaffung hieß, sich stundenlang zu bewegen. Und damit meine ich nicht nur die Jagd. Auch das Sammeln war anstrengender, als es vielleicht klingt. Die meisten Nahrungsmittel lagen nicht einfach in der Nähe der Schlafstätte greifbar auf dem Boden. Unsere Vorfahren mussten auf Bäume klettern, um Früchte zu erreichen, mussten vielleicht auch mal Bäume schütteln, sich gegenseitig stützen, unwegsames Gelände durchschreiten und Höhen und Tiefen überwinden. Wenn sie dann genug Nahrung gefunden hatten, mussten sie das, was sie gesammelt oder erlegt hatten, zurück zu ihrer Schlafstätte transportieren.

Stell dir folgende Situation vor: Du bist Norman oder Waldtraut. Deine Sippe hat Hunger. Während deine Schwester auf die Kinder aufpasst, bist du etwa sieben Kilometer durch den Wald gelaufen, der sich oberhalb des Tals mit deinem Lager befindet. Schon auf dem Weg zu den großen Nussbäumen hast du alles Leckere und Nahrhafte eingesammelt, das du finden konntest. Du hast so viel wie möglich zusammengetragen, denn viel Nahrung zu haben bedeutet, zu überleben.

Nahrung zu haben bedeutet zu überleben.
Nahrung hatte nur, wer sich bewegte.

Essen war anstrengend

Damals bist du nicht mit Einkaufstüten losgelaufen, aber nehmen wir ruhig dieses Bild, weil du sicherlich weißt, wie schwer zwei prall gefüllte Taschen werden können, wenn du damit zu Fuß unterwegs bist: Du hast also zwei riesige Taschen im Arm, und ab geht's nach Hause. Fünf Kilometer zurück – und worauf ich noch nicht eingegangen bin –, da sind keine Straßen, nicht einmal kleine Wege … Also nimmst du deinen Weg quer durchs dichte Unterholz, balancierst wieder über unebenen Boden, steigst durch loses Geäst und bückst dich unter tief hängenden Ästen hindurch. Vielleicht musst du, beladen wie du bist, durch einen Fluss waten oder sogar schwimmen. Dann kletterst du mit deinen Taschen einen steilen Hang hinauf und arbeitest dich quer durch die dichte Brombeerhecke, die du letzte Woche schon abgeerntet hast. Du springst auf den ein oder anderen Felsen und auf der anderen Seite wieder hinunter. Gut, dass deine Knie so fit sind, denn jetzt hast du immerhin noch drei Kilometer bergab ins Tal zu überwinden, bis du dein Schlaflager erreicht hast. Du siehst, es war sicherlich eine ganz schön anstrengende Nummer damals, wobei es gerade nur darum ging, Essen zu bekommen. Und ganz nebenbei: Du hast gegessen, was die Natur hergab. Da gab es kein »Bäh, heute keine Wurzeln!«. Doch, heute Wurzeln. Etwas anderes gibt es nicht.

Neben der Bewegung, die du als Norman oder Waldtraut hattest, um etwas zu jagen oder zu sammeln, gab es natürlich noch die tägliche Bewegung für alles, was sonst so anfiel. Die Nahrung musste zubereitet werden, Nüsse wurden geknackt, Tiere gehäutet, Knochen verarbeitet. Felle wurden getrocknet, gegerbt, genäht. Die Schlafstätte, also die Höhle, die Hütte oder das Zelt, wurde gesäubert, wetterfest gemacht … nennen wir es einfach mal Hausarbeit. Und auch diese Tätigkeit wurde vermutlich tagtäglich verrichtet. Genauso musste täglich Wasser geholt werden, auch wenn man direkt am Fluss gelebt hat. All das. So war das in einer Welt ohne technische Hilfsmittel.

Diese Zeit, in der körperliche Bewegung zum täglichen Leben gehörte, liegt noch gar nicht so lange zurück. Man muss nicht bis in die Steinzeit zurückgehen, es genügt, sich in Gedanken in die Zeit zurückzuversetzen, in der es auch noch keine Fahrzeuge wie Autos oder Trecker gegeben hat. Oder Waschmaschinen. Deine Urgroßmutter hat wahrscheinlich in ihrer Jugend noch die Wäsche mit der Hand gewaschen. Und auch das war eine ganz andere körperliche Belastung, als die Waschmaschine zu beladen und einzuschalten. Hast du schon einmal ein triefend nasses Handtuch ausgewrungen? Nein? Mach dir mal den Spaß. Nimm ein großes Handtuch, dusche es nass und dann wringe es aus, bis es nicht mehr tropft. In so ein Handtuch passt viel Wasser, und du brauchst eine Menge Kraft, um es wieder auszuwringen. Wenn du kannst, mach das dreimal nacheinander. Danach spüre, was deine Hände, Arme und Schultern geleistet haben. Und dann stell dir vor, jede Wäsche, die du heute in die Waschmaschine packst, müsstest du mit der Hand waschen, auswringen und aus dem Haus tragen, um sie auf- und abzuhängen. Gut, das macht man heute auch, wenn man keinen Trockner hat, aber alles, was davor kommt, waren früher tägliche Bewegungsabläufe.

Verlassen wir das Haus und schauen uns ein wenig um. Stell dir vor, du wärst ein Bauer. Ein Bauer, der keinen Trecker hat, der sein Feld aus eigener Kraft oder mit Hilfe eines Ochsen und eines Pflugs bearbeitet. Du läufst hinter deinem Ochsen her und sorgst dafür, dass er die richtigen Bahnen zieht. Das machst du den ganzen Tag, und das machst du jeden Tag. Ist das Getreide reif, schneidest du es mit einer Sense oder Sichel, wie es auch bei uns vor der Erfindung der Mähmaschine vor etwas mehr als 150 Jahren üblich war. Bis dahin war alles Handarbeit, auch für diejenigen Bauern, die sich keine zwei Pferde für so eine Mähmaschine leisten konnten. Vergessen wir nicht, dass das Korn auch noch gebündelt, gedroschen, gemahlen und verladen werden musste. Ein ähnliches Maß an Bewegung haben Handwerker, Bauarbeiter, Händler, Bergleute, Krankenpfleger und Profisportler noch heute. Aber in einer Alltagswelt, wie wir sie hier in den hochentwickelten Industrieländern kennen, kommen viele dieser Tätigkeiten und die seit Jahrtausenden damit tagtäglich verbundenen Bewegungsabläufe kaum mehr vor.

Bewegung heute

Wir in der »modernen« Welt bewegen uns heute kaum noch. Wir lassen uns bewegen. Die Fähigkeit von uns Menschen, unsere Intelligenz für technische Entwicklung zu nutzen, hat dazu geführt, dass wir viele Hilfsmittel entwickelt haben, die unserem Körper Energie einsparen. Wir fahren Rad und Auto, Bahn und Bus, statt zu laufen, wir können fliegen und Maschinen bedienen, die uns schwere Arbeiten abnehmen. Natürlich brauchen auch all diese Hilfsmittel Energie. Aber diese Energie muss nicht mehr der menschliche Körper aufbringen, diese Energie liefern uns fossile Brennstoffe und erneuerbare Energien. Wir verbrauchen also weniger körperliche Energie, haben aber anders als Norman und Waldtraut zu jeder Zeit und allerorts energiereiche Nahrung zur Verfügung. Wir müssen uns nicht einmal anstrengen, um an sie heranzukommen. An der Nachttankstelle, am Kiosk, im Supermarkt oder im nächsten Imbiss – wir brauchen nur zuzugreifen und halten Nahrung aller Art in der Hand.

Waldtraut und Norman würden staunen, wenn sie, statt durch den Wald zu laufen und Nahrung zu suchen, einfach in ein Auto steigen und zum Supermarkt fahren könnten, um dort durch die Regalreihen zu schlendern und all das in ihren Einkaufswagen zu sammeln, was sie gerne essen möchten. Bunte Sachen, knisternde Sachen, süße Sachen – Sachen, in denen viel Energie steckt. Diese Vielfalt! »Oh ja, süß heißt reif, Norman, nimm ganz viele! Und da, bunte Nüsse, Buntes ist auch reif, oder? Norman, nimm die auch. So leicht werden wir es nie wieder haben!« Das stimmt, diese Vielfalt und diese schnelle Verfügbarkeit von Energie stand unseren Vorfahren nicht zur Verfügung. Sie hatten es nicht so leicht wie wir. Damals war das Leben körperlich echt anstrengend. Diese Anstrengung, genau diese stetige und häufige Bewegung ist es, was der menschliche Körper braucht. Unsere Zellen und unser Erbgut haben sich an ein bewegtes Leben angepasst. Die Lebensform, die unsere Zellen nun einmal seit Jahrhunderttausenden kennen, ist eine bewegte Lebensform. Der Mensch als aufrecht gehendes, sprechendes, reflektierendes und soziales Lebewesen entwickelte sich vor mehreren hunderttausend Jahren. Dieser Mensch lebte in und mit der Natur, bewegte sich viel und ausdauernd, um so viel Nahrung zu bekommen, dass sein Überleben gesichert war. Da es vermutlich nicht immer Nahrung gab, aßen unsere Vorfahren bei jeder Gelegenheit so viel sie konnten. Damit schafften sie sich die nötigsten »Vorräte« in Form von Fettzellen, die Energie für Notzeiten speicherten. Meist blieb nicht viel in diesen Speichern, denn die Energie, die sie durch die Nahrung aufnahmen, investierten sie direkt wieder in die Nahrungsbeschaffung. So war das. Immer. Aber seit wenigen Generationen hat sich dieser Lebenswandel geändert. Heute gibt es Nahrung im Überfluss. Sie zu bekommen ist einfach. Um die Energie zu verbrauchen, die wir zu uns nehmen, müssten wir uns viel bewegen. Tun wir aber nicht. Der heutige Mensch in den Industrienationen bewegt sich genau genommen so gut wie gar nicht, denn er sitzt, was ihm den Spitznamen *Homo sedens* – der sitzende Mensch – eingetragen hat.

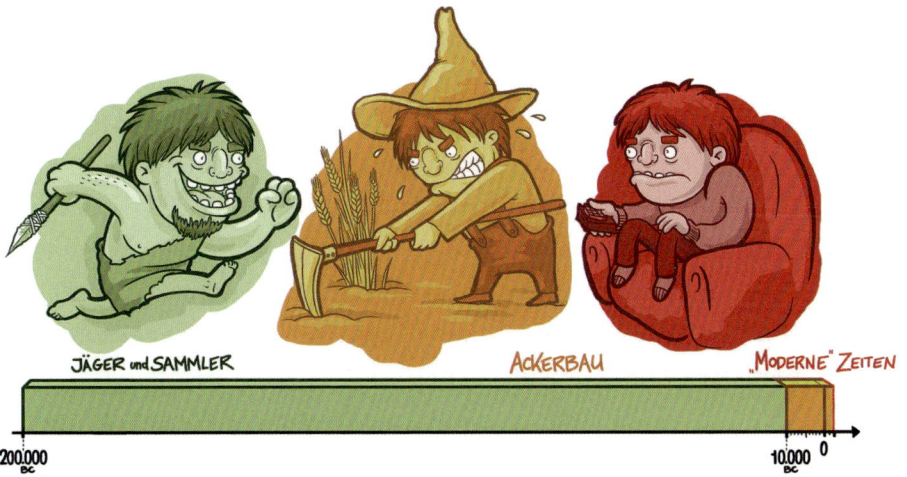

Was passiert bei Bewegungsmangel?

Zuerst einmal verrate ich dir, was im Körper beim Sitzen *nicht* passiert. Bei einem typischen Schreibtischtäter, der den Tag vor dem Bildschirm sitzt, sein Auto in der Bürotiefgarage parkt und den Abend auf dem Sofa verbringt, wird der Fettstoffwechsel so gut wie ausgeschaltet. Wer so viel sitzt, hat prozentual gesehen so wenig Bewegung am Tag, dass die großen Muskelgruppen in Beinen und Rücken quasi in Urlaub gehen. Die Enzyme, die in diesen Muskeln das Körperfett spalten würden, werden abgeschaltet und leisten nur noch ein Zehntel der Arbeit.[1]

Wer die meiste Zeit des Tages sitzend verbringt, hat einen auf ein Zehntel verringerten Fettstoffwechsel.

Stell dir das mit dem Stoffwechsel mal folgendermaßen vor: Norman hat die heutige Zeit erreicht. Und da sitzt er nun. Er sitzt im Büro, im Auto, vor dem Fernseher oder dem Laptop. Da er so viel sitzt und nicht mehr sammeln oder jagen geht, braucht auch sein Körper nicht mehr viel zu tun und fährt Normans Stoffwechsel runter. Seine Zellen haben Langeweile, werden bequem, hängen rum – kurz: Sie werden zu kleinen Couch-Potatoes. Sie hängen ab, fressen sich voll, und das geht so weit, dass sie nicht einmal mehr ihre Klamotten wechseln. Ist ja egal, es sieht sie ja niemand. Jogginghose an und gemütlich machen ist da die Devise. Anstrengen? Nö. Arbeiten? Wozu? So schmoren die kleinen Kollegen vor sich hin, und genau wie bei uns, wenn wir nicht ab und an mal das T-Shirt, also den Stoff, wechseln, fängt es irgendwann an zu müffeln. Durch das chronische Sitzen kommt der Stoffwechsel zum Erliegen. Und dann wird es unangenehm. Deine Zellen werden im wahrsten Sinne des Wortes sauer. Zum einen sinkt der pH-Wert des Blutes in den sauren Bereich. Der Körper will aber in seinem annähernd basischen Milieu bleiben und beginnt gegenzusteuern. Dazu entzieht er den Knochen Kalzium, das basisch ist. Das kann zu einer Entmineralisierung der Knochen und im schlimmsten Fall zu Osteoporose führen. Außerdem begünstigt ein niedriger pH-Wert Entzündungen. Sind die Zellen erst einmal »sauer«, spielt auch der restliche Stoffwechsel nicht mehr vernünftig mit.

Jede deiner Zellen hat nämlich das Bedürfnis, mit neuer Energie versorgt zu werden und das, was vom Stoffwechsel übrig bleibt, wieder abzuge-

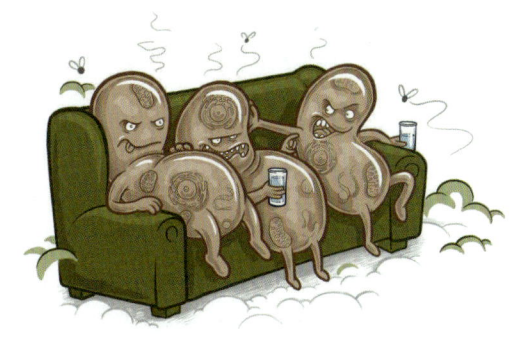

ben. Wenn du Energie verbrauchst, verbrennst du Kalorien. Beim Verbrennen entsteht Wärme, die der Körper durch seinen Kühlmechanismus, das Schwitzen, ausgleicht. Nach einer ordentlichen Sporteinheit bist du deshalb durchgeschwitzt – du brauchst einen »Stoff«wechsel, denn sonst stinkt der Stoff deiner Sportkleidung auf Dauer. Genau darum geht es: Ohne Stoffwechsel wird es ungemütlich für diejenigen, die sich in deiner Umgebung aufhalten. Wenn du nass geschwitzt vom Sportplatz kommst und dein Trikot nicht wechselst, wird es für dein Umfeld unangenehm. Das Gleiche gilt für deine Zellen, wenn sie keine Chance auf Stoffwechsel bekommen. Wenn du nur sitzt, dich also so gut wie gar nicht bewegst, bleiben die Stoffe, die eigentlich gewechselt werden sollten, in deinem Körper. Bei gestörtem Stoffwechsel können Krankheiten entstehen, die im schlimmsten Fall ein lebensgefährliches Ausmaß annehmen können.

Wenn du dich also nicht ausreichend – ausreichend im Sinne deines »archaischen« Körpers – bewegst, hat das verschiedene Einflüsse auf deinen Stoffwechsel, die zu unterschiedlichen Krankheitsbildern führen können:

⇒ Übergewicht
⇒ Herz-Kreislauf-Erkrankungen
⇒ Insulinresistenz
⇒ Diabetes mellitus Typ 2
⇒ Metabolisches Syndrom
⇒ Bluthochdruck

⇒ Krebs
⇒ Osteoporose
⇒ Depression
⇒ Fettstoffwechselstörungen
⇒ und andere Erkrankungen

INFO

Man nennt diese Erkrankungen auch *Zivilisationserkrankungen*. Und der Begriff *Zivilisation*serkrankungen verrät auch schon, woher sie kommen. Wir verhalten uns gemäß den Anforderungen unserer Zivilisation, das heißt, wir entsprechen den Erwartungen unserer Gesellschaft. Allerdings vergessen wir dabei die Anforderungen unserer Natur. Unser archaischer Körper braucht Bewegung, um gesund zu bleiben. Haben wir zu wenig Bewegung, werden wir krank. Zum Glück lässt sich das recht schnell ändern: Schon ein zusätzlicher Energieverbrauch von wenigstens 1 000 kcal pro Woche durch Bewegung kann das Sterblichkeitsrisiko um ca. 20 – 30 Prozent verringern. Die Energiemenge von 1 000 Kilokalorien verbraucht ein Mensch, der 90 Kilo wiegt, wenn er zweimal pro Woche entweder je 1,5 Stunden spazieren geht, langsam tanzt oder Bowling spielt.

Unser archaischer Körper braucht Bewegung, um gesund zu bleiben. Haben wir zu wenig Bewegung, werden wir krank. Schon ein zusätzlicher Energieverbrauch von wenigstens 1 000 kcal pro Woche durch Bewegung kann das Sterblichkeitsrisiko um ca. 20 – 30 Prozent verringern[2].

Und was passiert im Körper bei Bewegung?

Durch regelmäßige Bewegung werden die unterschiedlichsten Stoffwechselprozesse in Gang gesetzt. Du könntest auch sagen, deine Zellen werden von der Couch gelockt. Das braucht gar nicht viel Überredungskunst, denn deine Zellen sind dafür gemacht, »den Stoff zu wechseln«. Sie warten quasi nur darauf und sie machen mit, sobald du die Trillerpfeife auspackst und sagst: »Hopp, Jungs und Mädels, hoch vom Sofa!« Sie profitieren in vielerlei Hinsicht davon, dass du dich bewegst.

Los geht's. Du verlässt deine eigenen vier Wände und spazierst durch den Park. Deine Beine und Arme bewegen sich, und wenn du flott unterwegs bist, atmest du schneller und tiefer. Vielleicht kommst du sogar aus der Puste, hechelst und keuchst. Und das ist gut so! Durch die schnellere

Atmung wird mehr Sauerstoff in deinen Körper transportiert. Das heißt, dein Herz pumpt mehr Blut pro Minute durch deinen Körper, und zwar durch alle Blutgefäße, in alle arbeitenden Organe. Das sind insbesondere diejenigen Muskeln, die an der Bewegung beteiligt sind. Aber auch der restliche Körper wird mehr durchblutet und mit Sauerstoff versorgt, denn die Zellen benötigen ihn für den Stoffwechsel. Mit Hilfe von Sauerstoff gewinnen deine Zellen aus Nährstoffen Energie. Je mehr Energie der Körper braucht, desto mehr Sauerstoff benötigt er auch. Strengst du also deine Muskeln an und kommst ins Schnaufen, sorgt deine Atmung dafür, dass alle Zellen gut mit Sauerstoff versorgt werden. Gleichzeitig atmest du Kohlendioxid aus.

Kohlendioxid macht den Körper sauer. Durch eine tiefere Atmung wirst du einiges an Kohlendioxid los. Auch Wasserstoff, der beim Energiestoffwechsel entsteht, ist sauer und lässt den pH-Wert sinken. Der beim Stoffwechsel frei werdende Wasserstoff wird als Wasser über Schweiß und Urin ausgeschieden.

Bewegung sorgt dafür, dass der Körper »entsäuert«.

Ein weiterer Sauermacher ist Harnsäure. In Kapitel 1 hast du bereits erfahren, wie sie entsteht und was sie im Körper anrichten kann. Und weißt du, wie du auch Harnsäure wieder loswerden kannst? Du ahnst es wahrscheinlich schon. Na klar, über Bewegung. Nach einer längeren Bewegungspause wird Harnsäure auch über deinen Schweiß ausgeschieden.[3] Das riecht nicht immer angenehm, aber je mehr du dich bewegst, je mehr du schwitzt, desto mehr Harnsäure verschwindet aus deinem Körper.

Wenn du dich bewegst, wenn du läufst oder auch nur spazieren gehst, wird dein Stoffwechsel angekurbelt; sobald du deine großen Muskelgruppen aktivierst, verbrauchen die Muskelzellen Energie. Diese Energie kannst du aus der Nahrung beziehen oder aus deinen Energiereserven, den Adipozyten. Braucht dein Körper Energie, können diese Fette mit Hilfe von Sauerstoff in ATP, das heißt die Hauptenergiequelle deiner Zellen, zurückgewandelt und zum Beispiel in deinen Muskelzellen verbraucht werden.

Deine Zellen verstoffwechseln Kohlenhydrate und wandeln sie in Zuckermoleküle um, die die Muskeln als »Futter« brauchen. Sind keine Kohlenhydrate aus Nahrungsmitteln verfügbar, wird das Fett aus den Adipozyten geholt und in Zucker, also Muskelfutter, zurückverwandelt und verbraucht.

Norman hat mit Sicherheit durch seine ständige Bewegung eine andere Herzfrequenz gehabt als wir heutigen Dauersitzer. Er wird auch einen anderen metabolischen Umsatz gehabt haben, weil er durch die bewegungsbedingte erhöhte und tiefere Atmung einen höheren Stoffwechsel hatte. Dadurch gelangte mehr Sauerstoff in seinen Körper, als das beim Dauersitzen heute der Fall sein könnte. Seine Lunge und sein Herz hatten mehr zu tun, Nieren und Leber wurden durch die Bewegung tagtäglich gespült und gereinigt, so dass Stoffwechselprodukte besser abgebaut werden konnten. Alle Zellen seines Körpers wurden regelmäßig mit viel Sauerstoff und neuen Nährstoffen gefüllt und vor allem auch wieder geleert. Genau hierin liegt der Schlüssel. Heute sitzen wir fast den ganzen Tag und bewegen uns viel zu wenig. Unsere Körperzellen werden überwiegend gefüllt, aber nicht mehr geleert. So sammeln wir immer mehr Reserveenergie an und laden unsere Zellen damit voll bis zum Rand, eine nach der anderen. Bei Norman konnte es gar nicht dazu kommen, da er täglich von morgens bis abends in Bewegung war, um zu sammeln, zu jagen und seinen »Haushalt« zu betreiben. Seine Zellen waren so fit wie er.

Selbst wenn du nicht mehr jagst, um deinen Lebensunterhalt zu bestreiten – dein archaischer Körper braucht Bewegung, um zu funktionieren! Auch unsere heutige Lebensweise bietet Raum für natürliche Bewegung. Du musst nur wieder lernen, ihn dir zu nehmen und ihn zu nutzen.

Natürliche Bewegungsabläufe

Normans Überleben erforderte ständige Bewegung. Dabei hat Norman die Fähigkeiten seines kompletten Körpers genutzt. Er hat sich *natürlich* bewegt.

Was ist natürliche Bewegung?

Schauen wir einmal genauer hin. Natürliche Bewegung ist in erster Linie das, was ein Körper auf natürliche Art und Weise leisten kann. Das kann ich mir immer gut vorstellen, wenn ich überlege, was Waldtraut oder Norman nur mit Hilfe ihrer körperlichen Fähigkeiten, also ohne technische Hilfsmittel, vollbracht haben. Sie mussten gehen, springen, krabbeln, kriechen, werfen, auf allen vieren laufen, klettern, balancieren, heben, ziehen, schwimmen, drücken oder drehen. Diese Grundeigenschaften sind unsere natürlichen Bewegungsformen. Dabei geht es nicht um isolierte Bewegungen, sondern um die Koordination des gesamten Körpers.

> Natürliche Bewegung ist das, was dein Körper ohne technische Hilfsmittel leistet: laufen, gehen, springen, werfen, auf allen vieren laufen, klettern, balancieren, krabbeln, kriechen, heben, ziehen, schwimmen, drücken oder drehen.

Wie komplex Bewegungsabläufe sind, kannst du erfahren, wenn du nur spazieren gehst. Gut, du gehst. Schneller oder gemütlicher. Und noch? Na ja, du musst nicht geradeaus gehen, du kannst im Zickzack laufen. Oder einfach mal rückwärtsgehen oder hüpfen. Du kannst mit deinen Bewegungen spielen – alles ist erlaubt. Geh doch mal abseits des Weges quer durchs Gestrüpp. Das fühlt sich anders an, als auf einem festen Weg zu laufen. Ein anderer Untergrund beansprucht andere Muskeln. Läufst du über unebenen Untergrund, trainierst du deine Muskeln am unteren Sprunggelenk, am oberen Sprunggelenk, in der Hüfte sowie in deinen gesamten Beinen. Und auch deinen Rumpf, da du dich darauf konzentrieren musst, die Balance zu halten und mit dem Fuß nicht umzuknicken. Ein lockerer Lauf mit nackten Füßen durch den trockenen Sand am Strand zeigt dir sehr schnell, wie anstrengend und vielfältig diese Belastung ist. Schon Laufen kann so zu einem Ganzkörpertraining werden.

Natürliche Bewegung = Einsatz deiner körperlichen Fähigkeiten ohne Hilfsmittel, am besten in freier Natur.

Unser durch die Jagd und die tägliche Bewegung sowieso schon gestählter Freund Norman hat damals noch ein Schippchen draufgelegt. Er ist vermutlich, zumindest im Sommer oder bei gemäßigtem Klima, barfuß auf die Jagd gegangen. Und auch das ist natürlich. Sein Körper konnte gut damit umgehen, ohne dämpfende Sohlen oder hohe Absätze unterwegs zu sein. Er wird feste Hornhaut unter den Füßen gehabt haben, und auch die Muskulatur seines Fußgewölbes wird davon profitiert haben. Was Norman nicht umgebracht hat, ist auch für deinen neuzeitlichen Körper gut. Dadurch, dass deine Füße empfindlich auf den Untergrund reagieren, belastest du Füße und Beine anders und stärkst andere Muskeln, als würdest du Schuhe tragen. Ab und zu mal barfuß zu laufen ist aber nicht nur gut für deine Muskeln. Deine Füße haben ohne die schützende Schuhsohle einen viel intensiveren Kontakt zur Umwelt. Zum einen werden Haut und Muskeln stärker durchblutet, weil sie durch die Oberflächenstruktur des Bodens anders gereizt werden. Schließ mal kurz die Augen und stell dir vor, wie sich warmer Sand an deinen Füßen anfühlt. Wie fühlt sich kühles, feuchtes Gras an? Du stehst am Rand eines kleinen Tümpels im Hochsommer. Kannst du dir vorstellen, wie der weiche, warme Schlick zwischen deinen Zehen hindurchquillt und Luftbläschen an deinen Knöcheln entlangkribbeln? Und wie fühlen sich deine Fußsohlen an, wenn du über einen Weg mit feinem, spitzem Kies gelaufen bist? Auch mit deinen Fußsohlen kannst du ganz unterschiedliche Dinge wahrnehmen. Neben der anderen Ansprache deiner Muskeln wirst du durch Barfußlaufen also auch taktiler. Du wirst sensibler für das, was dich umgibt. Und noch etwas passiert. Es könnte sein, dass du dir kleine Verletzungen zuziehst. Doch das ist gut.

Mikrorisse

Wer barfuß läuft, hat abends schon mal einen Splitter im Zeh oder eine kleine Abschürfung. Es gibt aber so kleine »Verletzungen«, dass kein Blut fließt. Diese Blessuren, die so winzig sind, dass du sie mit dem bloßen Auge nicht einmal erkennen kannst, nennt man Mikrorisse. Mikrorisse entstehen dann, wenn du zum Beispiel über einen Waldweg mit feinem Kies gehst. Durch den Kiesboden erhältst du eine kleine, kostenlose Massage deiner Fußsohlen. Das erhöht die Durchblutung, führt aber durch scharfe Kanten oder die raue Oberfläche der Steinchen zu Mikrorissen in deiner Haut. Ebendiese Mikrorisse in den Fußsohlen regen dein Immunsystem an, nachzuschauen, was da unten gerade los ist. Da ist doch Alarm! Es begibt sich in deine Peripherie, nämlich zu deinen Füßen, denn es könnte ja sein, dass du gleich auf einen ganz fiesen, spitzen Stein trittst und dir eine Wunde zuziehst. Dann wäre dein Immunsystem schon vor Ort, um dafür zu sorgen, dass nichts reinkommt, das nicht in deine Blutbahn gehört oder möglicherweise als Angreifer Schaden in deinem Körper anrichten könnte. Das gleiche Prinzip setzt ein, wenn du Dinge anfasst. Wenn du beispielsweise einen Baumstamm in die Hand nimmst, an einem Betonklotz Liegestützen oder an einem Ast einen Klimmzug machst, kann es durchaus passieren, dass du deiner Haut ein paar kleine, ganz feine Risse zufügst. Eben Mikrorisse. Und auch da ist dein Immunsystem dazu angehalten, in die Peripherie, nämlich jetzt in die Handflächen, zu wandern, um dich auch an dieser Stelle davor zu beschützen, dass Viren, Pilze oder Bakterien in deinen Körper gelangen und ihm schaden.

Vielleicht sagst du jetzt, na und? Dazu ist mein Immunsystem doch da. Das stimmt. Was man aber erst vor gar nicht langer Zeit entdeckt hat, ist die generell positive Wirkung von Mikrorissen auf unsere Gesundheit. Mikrorisse sind unter anderem bei Diabetes, Insulinresistenz und Übergewicht hilfreich. Das belegt der indische Wissenschaftler Milind Watve in einer Studie und hat dafür sogar ein Patent angemeldet. In seiner Studie führten die Teilnehmer Sportarten und Bewegungsformen durch, bei denen kleine Hautverletzungen entstanden. Watve stellte fest, dass durch diese Mikrorisse das Immunsystem aktiviert wird und sich Immunzellen in Richtung der kleinen Hautverletzungen bewegen. Durch die körperliche Aktivität wird zusätzlich der Stoffwechsel positiv beeinflusst. Das Ergebnis zeigt verringerte Entzündungswerte, deutlich verbesserte Blutzucker- und Insulinwerte sowie eine Gewichtsreduktion der Teilnehmer[4]. Einfach gesagt: Auch wir können von diesem Effekt profitieren, indem wir uns in der Natur bewegen und uns zwischendrin immer mal wieder ein paar Kratzer »abholen«. Damit trainieren wir nicht nur unsere Fitness, sondern auch unser Immunsystem.

Genau das Gleiche passiert, wenn du einen Baumstamm anfasst, mit nackten Füßen über den Waldboden läufst oder einen dicken Stein aufhebst und wirfst. Mikrorisse arbeiten nach dem gleichen Mechanismus. Und auch sie halten dein Immunsystem in Bewegung.

Mikrorisse trainieren dein Immunsystem und machen es (wieder) beweglich.

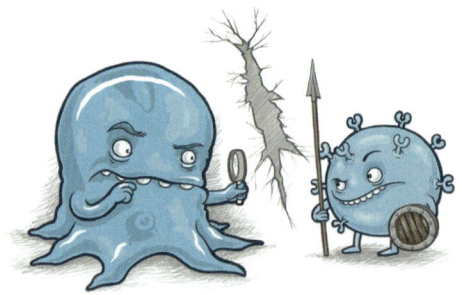

Bewegung bei Wind und Wetter

Wenn du jetzt noch einmal einen Blick auf Norman werfen möchtest, wo ist unser freundlicher Vorfahre dann wohl unterwegs? Richtig, draußen. Und zwar den ganzen Tag. Egal, bei welchem Wetter. Unser Erbgut und unsere Zellen haben sich in den vielen Jahrtausenden daran gewöhnt, mit Hitze, Kälte, Nässe und Trockenheit umzugehen. Gestehen wir ihnen also zu, dass sie das manchmal vermissen? Unsere Zellen brauchen die Reize, die eine natürliche Umgebung ihnen bietet, denn diese Reize führen dazu, dass unsere Zellen arbeiten.

Ist es draußen kalt, muss dein Körper dafür Sorge tragen, eigene Wärme zu produzieren. Für die Wärmeregulation im Körper sind die Schilddrüse und das braune Fettgewebe zuständig. Das braune Fettgewebe befindet sich vor allem in der Hals-, Nacken- und Schulterregion. Es ist sehr stoffwechselaktiv, verbrennt Energie und erzeugt Wärme. Damit verhält es sich ganz anders als das weiße Depotfett. Babys haben einen höheren Anteil an braunem Fettgewebe, weil sie kurz nach der Geburt noch nicht genug Muskelmasse besitzen, um ihren kleinen Körper durch Zittern wärmen zu können. Erst im Jahr 2009 entdeckten englische Forscher, dass auch Erwachsene noch braunes Fettgewebe besitzen. Das blieb so lange unbekannt, weil das braune Fettgewebe nur bei kälteren Temperaturen aktiv wird. Sitzt du nur in warmen Räumen oder huschst du im Winter, dick eingemummelt, maximal vom Haus ins Auto, braucht es keine Wärme zu produzieren, aber auch dein Körper kann diese körperinterne Heizung nutzen. Sobald du kälteren Temperaturen ausgesetzt bist, springt dieses hochstoffwechselaktive Gewebe an, verbrennt Kalorien und erzeugt Wärme[5].

Versuch es ruhig einmal. Ich will damit nicht sagen, dass du bei Schneesturm in Bermudashorts durch die Stadt schlendern sollst. Allerdings regen kurze Momente im Kalten die Funktion des braunen Fettgewebes an. Zudem hat dein Körper eine weitere Heizfunktion, die dir sicherlich bekannt ist: Bist du (zu) leicht bekleidet draußen, wird dein Körper versuchen, seine natürliche Körpertemperatur aus eigener Kraft aufrechtzuerhalten. Das macht er durch eine Reihe schwacher, schneller Muskelkontraktionen – er zittert. Durch das Zittern erzeugen die Muskeln Wärmeenergie. Die Muskeln benötigen für diesen Vorgang selbst auch Energie, die sie aus deiner Nahrung oder deinen Fettdepots beziehen.

Auch für Hitze gibt es Regulationsmechanismen. Ist es heiß, regelt dein Körper deine Temperatur über Schwitzen und über die Atmung. Auch diese Funktion kannst du trainieren und dem Körper neue Reize geben.

Ist dein Körper häufig Hitze ausgesetzt, kann er lernen, seinen Wasserhaushalt anders zu regulieren, Wasser besser einzusparen, indem er weniger schwitzt und sich an die Hitze anpasst. Als ich vor einigen Jahren in Thailand war, ist mir aufgefallen, wie schnell das geht. Typisch für diese tropischen Breitengrade war es heiß und extrem feucht. Als ich ankam, habe ich geschwitzt wie ein Irrer. Und ich hatte einen Mordsdurst. Was ich an Wasser in mich hineingeschüttet habe, war nicht mehr feierlich. Leider habe ich es direkt wieder ausgeschwitzt. Nach etwa zehn Tagen habe ich festgestellt, dass ich mein T-Shirt nicht mehr dreimal, sondern nur noch einmal täglich wechseln musste. Mein Körper hatte sich an die Hitze gewöhnt. Ich schwitzte zwar noch, aber eben nicht mehr so viel, und ich brauchte auch weniger Wasser zu trinken. Diesen Vorgang nennt man Akklimatisation. Regelmäßige Bewegung unterstützt die Fähigkeit des Körpers, sich schneller an ein anderes Klima anzupassen.

Sonne, Luft und Vitamin D

Neben den Mikrorissen gibt es einen weiteren Grund, sich lieber in der Natur anstatt in einer Turnhalle oder einem Fitnessstudio zu bewegen. Du bekommst Licht ab. Norman hat den ganzen Tag überwiegend draußen verbracht. Selbst an einem bedeckten Wintertag hat er ausreichend

Licht abbekommen. Eine Lichtmenge, die wir in geschlossenen Räumen nicht erreichen. Sobald deine Haut dem Sonnenlicht ausgesetzt ist, produziert dein Körper Vitamin D. Vitamin D ist wichtig für den Transport von Kalzium in deine Knochen. Außerdem ist Vitamin D auch gut für deine Stimmung, denn es produziert Serotonin. Wenn dieses Glückshormon fehlt, merkst du das. Denk mal an den Winter. In der dunklen Jahreszeit sind die meisten Menschen wesentlich antriebsloser als im Sommer. Sie haben dann weniger Lust, rauszugehen, was nicht nur am Wetter oder an der Temperatur liegt, sondern auch am Lichtmangel und der damit verbundenen Antriebsschwäche. Wie sehr uns die Sonne fehlt, merken wir, wenn sie im Winter dann doch einmal scheint. Ich finde es immer total schön, zu beobachten, wie schnell selbst im Winter an einem Wochenende mit blauem Himmel und Sonnenschein alle draußen sind und sich freuen, dass Licht da ist. Wir sind alle Sonnenanbeter, jeder von uns braucht Licht. Und wer Lichtmangel hat, hat auch einen Mangel an Glücksgefühlen. In Skandinavien, wo die Winter noch länger sind als bei uns, gibt es sogar Lichtcafés und Zusatzbeleuchtung an Bushaltestellen, um dem Lichtmangel entgegenzuwirken. Man weiß, dass dort im Winter die Selbstmordrate steigt, was an einem Vitamin-D-Mangel und dem damit einhergehenden Serotoninmangel liegen kann.

> Wenn es warm genug ist, solltest du dich leicht bekleidet möglichst viel im Grünen aufhalten. Dein Körper produziert dann Vitamin D, das gut für deine Knochen und deine Laune ist.

Auch die Luft, die du in der freien Natur atmest, ist eine andere Luft als die, die du drinnen atmest. Jeder kennt das, der schon einmal durch den Wald spaziert ist. Dort riecht die Luft anders als im Büro oder in einem anderen geschlossenen Raum, in dem ein Waldaroma versprüht wurde. Diese Luft riecht gut und tut gut. Das liegt an ihrer Zusammensetzung. Waldluft ist extrem staubarm. Sie enthält verglichen mit Stadtluft nur maximal ein Zehntel der Staubpartikel[6]. Zudem produzieren Bäume

Sauerstoff, und die ätherischen Stoffe, die den Wald duften lassen, tun Körper und Seele gut. In einer koreanischen Studie wurde belegt, dass ältere Damen, die eine Stunde im Wald spazieren gingen, nach dem Spaziergang einen erheblich niedrigeren Blutdruck, ein höheres Lungenvolumen und eine verbesserte Arterienelastizität vorwiesen[7]. Bei einer Kontrollgruppe, die in der Stadt spazieren gegangen war, ergaben sich diese Verbesserungen nicht. Eine weitere spannende Studie wurde in Japan durchgeführt. Sie konnte an Hunderten von Probanden zeigen, dass Waldspaziergänge Blutdruck, Herzfrequenz, den Adrenalinspiegel und damit den Stresspegel positiv beeinflussten; darüber hinaus stellte sich heraus, dass Waldspaziergänge scheinbar Zellen aktivieren, die Krebszellen bekämpfen. Dieser positive Effekt war noch sieben Tage nach dem Spaziergang messbar! Man vermutet, dass sogenannte Phytonzyden für die positiven Effekte verantwortlich sein könnten. Diese Stoffe dienen den Pflanzen als Abwehrstoffe gegen Schädlinge und Krankheitserreger. Möglicherweise stärken die Phytonzyden das menschliche Immunsystem[8], wenn sie eingeatmet werden.

Waldluft riecht nicht nur gut, sie hat auch nachweislich positive Auswirkungen auf die Gesundheit.

Die Schwerkraft ist dein Freund

Fluchst du, weil du ein paar Pfund zu viel mit dir herumschleppst? Machst du die Erdanziehungskraft dafür verantwortlich, dass dir Treppensteigen schwerfällt? Beides ist verständlich. Aber vielleicht wirfst du einen anderen Blick auf dein Gefühl zur Schwerkraft, wenn du weißt, was Forscher der NASA herausgefunden haben: Die Schwerkraft ist dein Freund. Das ist in der Tat so, denn sie zeigt deinen Muskeln, Knochen und Nerven immer wieder, dass sie gebraucht werden. Während die Wissenschaft schon länger weiß, dass Pflanzen die Schwerkraft benötigen, um kräftige Wurzeln zu bilden, wusste bis vor einigen Jahren kaum jemand etwas über ihre Auswirkung auf die menschliche Gesundheit. Das änderte sich erst, als man eine Gruppe von Menschen untersuchen konnte, die ohne Schwerkraft gelebt hatten – Astronauten. Als man aus dem All zurückkehrende Astronauten hinsichtlich ihrer körperlichen Gesundheit untersuchte, war man schockiert. Die Astronauten zeigten bereits nach wenigen Tagen in der Schwerelosigkeit Zeichen körperlicher Degeneration, wie man sie üblicherweise erst bei alten Menschen findet. Lebten die Astronauten wieder ein normales Leben auf der Erde, bildeten sich diese körperlichen Schwächen schnell zurück. Das brachte die Forscher auf die Spur – sie entdeckten, dass ein Leben ohne Schwerkraft wie ein Leben in Bewegungsunfähigkeit ist –, sind wir bewegungsunfähig, werden unsere Muskeln, Knochen und Nervenimpulse, die unsere Bewegungen steuern, nicht mehr gebraucht und verkümmern. Wir müssen uns entgegen der Erdanziehungskraft bewegen, um all unsere Körperfunktionen aktiv zu halten. Und jetzt wird es spannend: Wenn wir den ganzen Tag sitzen (oder liegen), ist das für unseren Körper so, als würden wir uns in Schwerelosigkeit aufhalten – wir sind quasi bewegungsunfähig und erleiden die gleichen rapiden Alterungserscheinungen wie Astronauten im All[9].

»Sitzen tötet!« So lautet der Titel eines Bestsellers aus den USA[10]. Zum Glück verspricht der Untertitel: »Bewegung heilt«. Das kann ich nur unterschreiben.

Jede Bewegung, die du machst, egal ob es gehen, tanzen, Yoga, aufräumen, Kirschen pflücken oder Auto putzen ist, sorgt dafür, dass deine Zellen die nötigen Reize erhalten, die sie funktionieren lassen. Die positiven Effekte der Schwerkraft wirken sich besonders stark aus, wenn du auf einem Trampolin wippst. Wilde Sprünge und Salti sind gar nicht nötig, deine Zellen kommen auch durch sanftes Schwingen (auch Schaukeln ist toll!) in Bewegung. Amerikanische Wissenschaftler haben festgestellt, dass es eine Art Bewegungssensoren in den Knochen von Mäusen gibt, deren Job es zu sein scheint, den Grad der Schwerkraft an Knochen, Zellen und

Gewebe zu kommunizieren. Mäuse, die einer Vibration in der Stärke eines leichten Wippens ausgesetzt waren, hatten ein 70 Prozent besseres Knochenwachstum als Mäuse ohne diesen Stimulus. Die Hoffnung ist groß, dass diese Erkenntnis auch Menschen mit Osteoporose und anderen degenerativen Erkrankungen Hilfe bringen kann. Astronauten im All fehlt die Gravitation, weshalb sie ihr Muskel- und Knochenwachstum mit Hilfe von Vibrationen stimulieren, die die Schwerkraft ersetzen sollen. Du lebst aber auf der Erde und hast die Schwerkraft auf deiner Seite. Nimm dir ein Beispiel an Kindern, die dieses Geschenk der Natur instinktiv nutzen. Sie hüpfen, klettern, schaukeln, hängen kopfunter am Klettergerüst, rutschen und rangeln. Diese die Schwerkraft herausfordernden Bewegungen machen Spaß! Lies dieses Buch eine Weile im Stehen. Es passiert dann das, was heutzutage auch Patienten nach Operationen geschieht. Stehen sie bereits am ersten Tag auf, kann der Reiz der Schwerkraft auf den gesamten Körper eine schnellere Genesung in Gang setzen.

Natürliche Bewegung in der Natur

Das waren jetzt einige Punkte, die zeigen, was natürliche Bewegung mit deinem Körper macht. Bei jeder Bewegung und jedem Reiz von außen müssen sich deine Zellen also anpassen. Es macht einen Unterschied für deine Muskeln, ob du spazieren gehst oder einhundert Meter in maximaler Geschwindigkeit läufst. Deine Muskeln werden anders angesprochen, wenn du zwanzig Meter einen Berg hoch wanderst, als wenn du eine zwanzig Meter lange Treppe hinaufsteigst. Auch deine Füße reagieren unterschiedlich, je nachdem ob du in Schuhen oder barfuß spazieren gehst. Und es macht wiederum einen Unterschied, ob du einhundert Meter barfuß auf Asphalt, Sandboden, Waldboden oder auf Kieselsteinen spazieren gehst. Es ist ein anderer Reiz für deinen Körper, wenn du einhundert Meter bei 30 Grad, 10 Grad oder bei minus 10 Grad Celsius läufst, und ebenso reagiert dein Körper anders, wenn du in 3000 Meter Höhe hundert Meter sprintest oder ob du die hundert Meter auf Meeresspiegelhöhe läufst. Und es ist anders für deinen Körper, ob du auf einer flachen Ebene mit Rückenwind auf dem Fahrrad sitzt oder ordentlich Gegenwind hast.

Der Körper einer Person, die nie Kälte erfährt, weil sie sich ausschließlich im Warmen aufhält, wird stärker frieren, wenn sie plötzlich in eine kalte Umgebung kommt. Jemand, der nie in einer heißen Umgebung war oder sich immer in klimatisierten Räumen aufhält, wird größere Probleme mit Hitze haben. Jemand, der nie schwer hebt, wird Schwierigkeiten haben, wenn er plötzlich schwere Gegenstände bewegen soll. Jemand, der nie schnell läuft, wird es ungewohnt finden, sich spontan schnell zu bewegen oder vor irgendetwas wegzulaufen. Wer nach langer Zeit das erste Mal wackelig über einen Baumstamm balanciert, wird merken, wie leicht diese Bewegung auf einmal fällt, wenn er sie regelmäßig übt. Setzt du dich regelmäßig all diesen Reizen aus, wird dein Körper schnell lernen, damit umzugehen. Im Endeffekt kann man das auch so sagen: Jeder Reiz erfordert einen Anpassungsprozess. Und jeder Reiz ist eine gewisse Form von Training, denn jeder Reiz führt dazu, dass dein Körper lernt, sich besser an seine Umgebung und deren Anforderungen anzupassen. Und wenn du deinen Körper unterschiedlich vielen Reizen aussetzt, ist er entsprechend gut trainiert, passt sich an und ist damit besser belastbar.

Lass mich das noch einmal zusammenfassen: Natürliche Bewegung nutzt deine körperlichen Fähigkeiten und findet am besten draußen bei Wind und Wetter und in Kontakt mit der Natur statt. Damit ist natürliche Bewegung nicht nur Training für die Muskeln, sondern auch ein Training deiner Zellen, deiner Sinne und deines Immunsystems. Dein evolutionäres »Programm« erkennt noch immer den positiven Nutzen der Natur für deine Körperzellen.

Natürliche Bewegung bedeutet Training deines ganzen Körpers, denn du trainierst Muskeln, Zellen und Sinne – und damit deine Gesundheit.

Den ganzen Menschen bewegen

Wenn eine natürliche Bewegung das ist, was dein Körper zu leisten vermag, was ist dann eine »unnatürliche« Bewegung? Denken wir noch einmal an Norman. Norman und auch seine Frau Waldtraut waren den ganzen Tag in Bewegung. Sie haben gehoben und getragen, sind gelaufen und geklettert. Dabei haben sie ihren ganzen Körper eingesetzt. Sie haben sich natürlich bewegt. Warum hätte Norman sich abends vor seine Höhle setzen, einen dicken Stein in jede Hand nehmen und seine Arme rhythmisch anwinkeln und wieder strecken sollen? Er musste nicht trainieren, er hatte schließlich den ganzen Tag komplexe Bewegungsabläufe und damit Training für seinen gesamten Körper. Nur dass er das vermutlich nicht als Training gesehen hat. Bei uns heute ist das anders. Viele von uns versuchen, das tägliche Sitzen, die Bewegungslosigkeit, durch Sport zu kompensieren.

Sport zu machen ist gut, aber viele Trainingsformen, die heute angeboten werden, beinhalten unnatürliche Bewegungen. Es macht einen Unterschied, ob dich deine Beine einen steilen Abhang hochtragen oder ob du in einem Raum stehst, mit Elektroden verkabelt bist und dein Oberschenkel rhythmisch zuckt. Das ist ein anderer Reiz für deine Muskeln. Ein Reiz, den dein archaischer Körper nicht kennt. Und genau da liegt der Unterschied zwischen natürlicher und unnatürlicher Bewegung. Ich möchte dir nachfolgend ein Gefühl dafür geben, was natürliche gegenüber »unnatürlicher« Bewegung bewirken kann.

Nur eins noch vorab: Ich bin nicht generell gegen Trainingsmaschinen. Sie bieten eine sichere Möglichkeit für Menschen, die unter Verletzungen leiden oder noch nie Sport gemacht haben, schonend an eine Belastung herangeführt zu werden. Außerdem sind Trainingsmaschinen ein guter Einstieg für Menschen, die grundsätzlich Freude an solchen Trainingsmöglichkeiten haben. Mein Ziel aus sportwissenschaftlicher, immunologischer, physiologischer, anatomischer und insbesondere natürlicher Sicht ist es aber, Menschen zu möglichst vielseitigen und natürlichen Bewegungsabläufen zurückzuführen.

Unnatürliche Bewegungsformen

Es ist verlockend, was die Werbung uns manchmal verspricht. Der faule Norman wäre begeistert. Nur 20 Minuten pro Woche reichen aus, einen knackigen Körper zu bekommen, mächtig abzunehmen und fit und erfolgreich auszusehen? Kaufe ich. Wieso sollte ich mich stundenlang abplagen und schwitzen, wenn es auch einfach geht. Wir haben wenig Zeit, sollen aber trotzdem schlank und straff aussehen, fit und belastbar, entspannt und leistungsfähig sein. Ich kann gut verstehen, dass einen da die Angebote locken, die versprechen, dass dieses Ziel in kürzester Zeit zu erreichen ist. Doch schauen wir einmal genauer hin.

EMS-Training

Fit in 10 Minuten? Ich lache jedes Mal, wenn ich einen Werbeflyer in die Finger kriege, auf dem versprochen wird, dass ein Training von 10 Minuten in der Woche ausreicht, um »bahnbrechende Erfolge« zu erzielen. Das reicht nicht! Ich wiederhole mich in diesem Punkt gerne und immer wieder: Unser Körper braucht täglich *natürliche* Bewegung in allen Facetten.

Und EMS hat für mich nichts mit natürlicher Bewegung zu tun. Bei dieser Methode zieht der Trainierende Funktionskleidung an, die mit Elektroden gespickt ist. Auf diese Elektroden wird Reizstrom geschickt, und über diese Elektromyostimulation (EMS) werden die Muskelfasern in Rumpf, Armen und Beinen dazu angeregt, zu kontrahieren. Währenddessen macht der Trainierende unter Anleitung eines Trainers Übungen, spannt Muskeln an, presst die Hände aneinander und führt andere Bewegungsabläufe aus. Die gleichzeitige Reizung der Muskelfasern soll die Wirkung des Trainings verstärken. Tatsächlich erfährt der Muskel beim

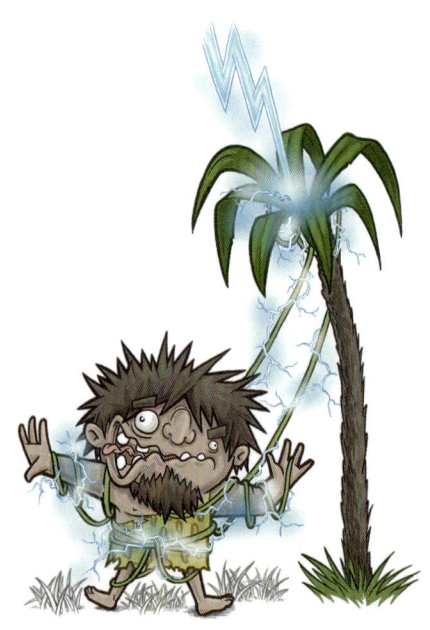

EMS-Training eine passive Muskelreizung. Die Muskelkontraktion kann ich über die Stärke des elektrischen Impulses steuern. Je höher der elektrische Impuls, desto höher die Muskelspannung und der Muskeltonus in der Muskulatur. Bewährt hat sich diese Form des »Trainings« in der Rehabilitation, nach Verletzungen und bei bettlägerigen Patienten, um Muskelschwund zu verhindern. Es konnte nachgewiesen werden, dass der Reizstrom tatsächlich dafür sorgt, dass Muskeln aufgebaut werden. So weit, so gut. Aber mit natürlichen Bewegungsabläufen hat das absolut nichts zu tun.

Die Bewegungsausführung ist weder komplex noch besonders vielseitig. Immerhin hängst du an Kabeln und bist damit in deinem Bewegungsumfang limitiert. Stell dir vor, du hast beim Tennis oder Fußball, beim Spazierengehen oder bei der Gartenarbeit einen eingeschränkten Radius von einem Meter. Ich möchte nicht auf die Erfahrung verzichten, zu spüren, wie schön es ist, bei der Bewegung einen gewissen Raum zur Verfügung zu haben, mich frei zu bewegen. Diese sinnliche Erfahrung, der Spaß an der Bewegung, das Gefühl, sich zu bewegen und frei zu sein – all das kommt bei einer solchen Methode nicht nur zu kurz, sondern gar nicht erst vor. Dass 10 Minuten unter Strom nicht ausreichen, um deinen Körper allen Reizen auszusetzen, die er benötigt, weißt du spätestens seit dem letzten Kapitel. Es ist ein verlockender Gedanke, mit möglichst wenig Aufwand möglichst viel zu erreichen, aber 10 Minuten »Sport unter Hochstrom« pro Woche reichen nicht aus, um alle Zellen, alle Prozesse in deinem Körper in Bewegung zu halten.

Um gesund zu bleiben, ist es notwendig, sich täglich so oft wie möglich *natürlich* zu bewegen. Ein Stromstoß kann das nicht ersetzen.

Vibrationsplattentraining

Ein ähnlich effektives Training wie das EMS-Training verspricht das Vibrationsplattentraining. Hier ist es so, dass du auf einer Platte trainierst, die vibriert. Die Schwingung der Platte führt dazu, dass deine Körpermasse beschleunigt wird und deine Muskelfasern passiv kontrahiert werden. Das heißt, die passive Kontraktion führt dazu, dass deine Muskeln anspannen und entspannen, obwohl du erst einmal noch gar nichts tust. Hast du schon einmal mit einer Bohrmaschine oder einem Presslufthammer gearbeitet? Dann kennst du vielleicht das Gefühl. Wenn du eine Bohrmaschine in der Hand hältst, so eine richtig schöne Schlagbohrmaschine, und damit ein Loch in die Wand bohrst, dann haben deine Armmuskeln ordentlich zu tun, um die vibrierende Maschine festzuhalten.

Das Gleiche passiert beim Vibrationsplattentraining. Durch die Vibration arbeiten deine Muskeln, auch wenn du nur stehst. Machst du jetzt noch Übungen wie Kniebeugen, wird der Trainingsreiz verstärkt. Gerade deshalb solltest du dich bei dieser Art des Trainings unbedingt bewegen. Die Belastung wird sonst schnell einseitig. Wenn du zum Beispiel immer nur in einer Position stehst, ist der Reiz in deinen Muskeln immer derselbe. Deine Muskelfasern (genau genommen sind es die Muskelspindeln, die die Längenveränderung deiner Muskelfasern messen) werden jetzt durch die Vibrationsplatte gereizt, wodurch sich der Muskeltonus erhöht, aber eben nur in dieser einen Position. Würdest du diese Position länger halten, würdest du diese Spannung irgendwann nicht mehr aushalten, weil dein Muskel dann, wie man so schön sagt, zumacht. Das liegt daran, dass deine Muskeln zu lange kontrahiert sind. Bei einer lang anhaltenden, statischen Kontraktion wird der Druck im Muskel immer höher, und die Gefäße im Muskel verengen sich zusehends. Das kannst du dir so vorstellen wie bei einem Wasserschlauch, den du an einer Seite zuhältst und auf der anderen Seite den Wasserhahn geöffnet lässt. Das Wasser staut sich im Schlauch, und der Druck steigt. Für das bloße Auge kaum sichtbar, wird der Schlauch etwas dicker und dehnt sich aus, um sich an den gestiegenen Druck anzupassen. Hat der Schlauch kleine Löcher, entweicht an diesen Stellen das Wasser mit hohem Druck in feinen Wasserstrahlen. Das Gleiche passiert im menschlichen Körper, nur nicht mit einem Schlauch, sondern mit Blutgefäßen. Deshalb ist es für Menschen mit einem hohen Blutdruck wichtig, sich vor einem geplanten Trainingsbeginn ärztlich durchchecken zu lassen und keine Sportart zu wählen, bei der ihre Blutgefäße extrem hohem Druck ausgesetzt sind.

Werden Gefäße durch Druck über längere Zeit verengt, kann nicht mehr ausreichend Blut und damit auch nicht ausreichend Energie, Sauerstoff und Nährstoffe zu den Muskelzellen transportiert werden. Der Muskel benötigt Energie, um seine Spannung wieder lösen zu können. Fehlt die Energie, kann es zu Muskelkrämpfen kommen. Deswegen haben tote Menschen, in deren Muskeln keine Energie mehr ankommt, keine Muskellösung, sondern eine Muskelstarre. Wenn keine Energie mehr da ist, sind die Muskeln fixiert.

Du kannst das Vibrationsplattentraining nutzen, um ergänzend zu trainieren. Beachte dabei aber: Vibrationsplattentraining ist keine *natürliche* Belastung, denn Vibrationen sind keine natürlichen Reize. Muskeln reagieren auf die Vibration durch Anspannung, um den Körper zu schützen. Dabei spannt der Körper alles an, was er an Muskeln hat. So erreicht man mit dieser Art von Training auch tiefliegende Muskelgruppen, die man willentlich nicht trainieren kann. Sind deine Muskeln aber zu schlapp, weil du dich seit Ewigkeiten nicht mehr bewegt hast, ist dein Körper auf diese Art der Belastung nicht vorbereitet, und du könntest dich verletzen. Es gilt, was

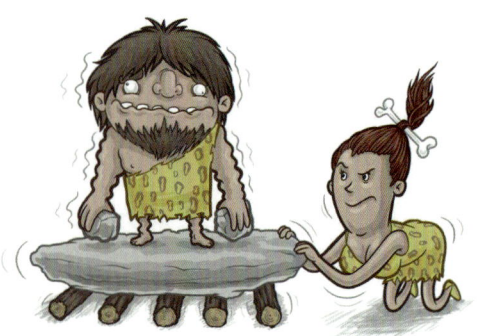

bei Bewegung immer gilt: langsam anfangen und langsam steigern. Für einen Sporteinsteiger ist das Vibrationsplattentraining meiner Meinung nach nicht empfehlenswert.

Natürliche Bewegung benötigt keine Hilfsmittel. Vibrationsplattentraining kann zur Erhöhung des Trainingsreizes genutzt werden, ersetzt aber nicht eine regelmäßige, natürliche Bewegung.

Fitnesscenter

Jetzt stell dir vor, du bist im Fitnesscenter. Um dich herum trainieren Menschen an Geräten. Sie stemmen, ziehen, schieben und drücken Gewichte. Diese Bewegungen hat Norman doch im Prinzip auch gemacht, denkst du. Und viele dieser Menschen sehen wirklich fit aus. Manche von ihnen haben einen beeindruckenden Bizeps oder ein Neid erzeugendes Sixpack. Warum ist das nicht natürlich, wo ist jetzt der Unterschied?

Der Unterschied liegt in der Form der Bewegung. Noch einmal zur Erinnerung: *Natürliche* Bewegungsabläufe sind immer komplex und beziehen mehrere Muskelgruppen und Gelenke ein. Bewegungen an einer Maschine sind oft isoliert. Wenn du ein Gelenk in immer derselben Position fixiert hast und deine Arme, Beine oder ein anderes Körperteil immer ein und dieselbe Bewegung ausführen, ist dieser Bewegungsablauf nicht mehr komplex. Es ist etwas anderes, ob du Liegestützen machst, um deine Brustmuskeln und Schultern zu trainieren, oder ob du im Fitnessstudio an der Brustpresse sitzt, also zwei Griffe nach vorne wegdrückst und wieder zu dir herankommen lässt. Beim Liegestütz musst du deine Arme, deinen Oberkörper, deinen Bauch, deinen Rumpf, deine Rückenmuskeln, deinen Po, deine Beine – im Endeffekt deinen ganzen Körper unter Spannung halten. Wenn du in der Lage bist, einen Liegestütz richtig zu machen, hast du eine Körperspannung von deinen Zehen über den ganzen Körper bis nach oben zum Kopf und zu den Fingerspitzen. Dafür benötigst du viel mehr komplexe Muskeln, als du in einem Gerät sitzend brauchst, um zwei Griffe von dir wegzuschieben. Selbst wenn du aufrecht sitzt, fehlt dir im Gerät die Körperspannung im Rumpf, im Po und in den Beinen, weil du sie bei dieser Übung nicht benötigst. Koordinativ ist Gerätetraining auch nicht schwierig, weil immer ein und derselbe Bewegungsablauf gefordert ist. Körperkoordination ist aber wichtig für alle Bewegungsabläufe des Alltags, die über Liegen und Sitzen hinausgehen: Zum Bus oder zur Bahn sprinten, schwere Einkaufstaschen tragen oder den Kasten Wasser in den Kofferraum wuchten und später in die dritte Etage schleppen. Stundenlang dein Baby durch die Gegend tragen. Den verletzten besten Freund auf den Schultern zum nächsten Krankenhaus transportieren. Oder einfach die Balance wiederfinden und sicher stehen bleiben, wenn du gestolpert bist. Gerade bei älteren Menschen, die sich wenig bewegen, funktionieren komplexe Abläufe immer weniger gut, weshalb es durch Stürze zu Brüchen kommen kann. Senioren, die sich regelmäßig bewegen, haben wesentlich weniger Probleme mit der Körperkoordination.

Natürliche Bewegungen sind grundsätzlich nicht isoliert, sondern komplex, das heißt, sie koordinieren immer Bewegungsabläufe mehrerer Gelenke und Muskeln.

Gerätetraining ist gut, um gezielt an Schwachstellen zu arbeiten oder vorsichtig in ein Training einzusteigen. Jemand, der nicht verletzt ist und keine Bewegungseinschränkungen hat, sollte lieber ein funktionelles Training vorziehen. Auch wenn das anstrengender ist.

Funktionelles Training

Der Begriff »funktionelles Training« oder auch »functional training« ist ursprünglich durch den Leistungssport bekanntgeworden. Diese Trainingsform hatte das Ziel, sportartspezifisch eine optimale Leistungsfähigkeit aus Kraft, Beweglichkeit und Koordination zu erzielen. Das lässt sich gut am Beispiel eines Eishockeyspielers erklären. Der große, starke Kerl mit den dicken Beinmuskeln braucht seine Muskeln nicht nur, um auf dem Eis kraftvoll und schnell laufen zu können, sondern auch, wenn ihn ein Gegner anrempelt. Dieser Anrempler kann von allen Seiten kommen. Und er kann überraschend kommen. Würde er seine Beine ausschließlich an Geräten trainieren, an denen die Abduktoren, die die Beine nach außen ziehen, oder die Adduktoren, die die Beine nach innen ziehen, trainiert werden, hätte er sicherlich kräftige Muskeln. Aber kein Gerät kann ein Eishockeyspiel simulieren und alle Muskeln und Reflexe trainieren, die in den unterschiedlichsten Situationen in unterschiedlicher Stärke benötigt werden. Kurz: Die Muskeln, die ihn in seiner Funktionalität stützen und unterstützen, nämlich in der Funktion, auf dem Eis nicht umgerempelt zu werden, trainiert er beim Gerätetraining nur sehr eingeschränkt, beim Eishockeytraining oder in alternativen Übungen, die alle möglichen Bewegungsabläufe berücksichtigen, aber intensiv. Wenn er sprintet, rempelt und ausweicht, trainiert er alle Muskeln, die er braucht. Das wäre ein Beispiel für funktionelles Training, das man im Endeffekt auf jede Sportart übertragen kann.

Heute findet funktionelles Training auch im Breitensport immer mehr Anwendung. Auch ich trainiere nach funktionellen Aspekten und mache mit meinen Klienten ein funktionelles Training, weil es alle Muskeln anspricht und aufbaut. Es ist mir wichtig, den Körper idealerweise so zu belasten, dass er möglichst vielseitig und abwechslungsreich bewegt wird, um in einer geringen Zeitspanne ein Maximum an Leistungsfähigkeit zu erreichen. Im Begriff *funktionell* steckt vor allem auch die Funktion. Der Körper soll so funktionieren, dass er den Anforderungen des Lebens standhalten kann. Er soll beweglich, schnell, wendig, kraftvoll und energiegeladen sein. Funktionelles Training fordert und fördert den Körper in all diesen Funktionen und mit all seinem Koordinationsvermögen.

Praktisch bedeutet das, dass du insbesondere mit deinem eigenen Gewicht arbeitest. Du springst, hüpfst, sprintest, läufst langsam oder rückwärts und hebst, drückst, drehst oder ziehst Gegenstände. Diese Gegenstände sind Hilfsmittel wie Steine, Äste, Baumstämme oder auch dicke Taue, kleine Sandsäcke, Gummibänder oder Kugelhanteln in verschiedenen Gewichtsklassen. Ich denke gerade an das Training heute Morgen mit einer Klientin. Ich habe mit ihr eine ganze Stunde fast nur mit dem Tau und einem 7 kg schweren Sandsack trainiert. Wir haben uns im Park an einem kleinen Hügel getroffen. Ich habe das Tau um den Sandsack gebunden und habe meine Klientin zum Aufwärmen das Tau samt Sack den Hang hochziehen lassen. Wieder runter und wieder hoch. Dann das Ganze mit den Armen über dem Kopf. Dann mit Armen vor der Brust bergauf ziehen. Dann bergauf gehen und dabei die Arme beugen und strecken. Dann bergauf gehen und mit dem Tau Wellen schlagen. Sie hat die ganze Zeit den Rumpf, die Beine, die Arme und die Schultern trainiert, obwohl sie nur in verschiedenen Varianten bergauf und bergab gegangen ist.

Ein funktionelles Training kann ich bei null starten, also auch mit Menschen, die sich noch nie sportlich betätigt haben, körperliche Probleme mitbringen oder übergewichtig sind. Für sie werden die Übungen individuell angepasst. Für jede Grundübung gibt es verschiedene Varianten. Das bedeutet, dass wirklich jeder nach seinem Fitnessniveau starten und eine Ausführungsvariante wählen kann, die problemlos zu bewältigen ist. Bei regelmäßiger Übung geht schnell mehr. Die meisten Trainierenden sind verblüfft, wie schnell eine Leistungssteigerung zu erreichen ist. Am meisten Spaß macht so ein Training in der Gruppe. Es ist immer wieder schön zu sehen, dass die Mittsechzigerin, die schon eine Weile trainiert, dem schlanken Büromenschen ein ganzes Stück voraus ist und ihn motiviert, in der Kniebeuge doch noch ein Stückchen tiefer zu gehen.

Wichtig ist grundsätzlich, auf die Bewegungsausführung zu achten. Jeder Mensch ist anders: Wer noch nie im Leben Kniebeugen gemacht hat oder einseitig trainiert und nun eine eingeschränkte Bewegung oder Haltung hat, ist vielleicht gar nicht in der Lage, saubere Kniebeugen auszuführen.

Dann ist es zuerst einmal wichtig, diesen Menschen dorthin zu führen, eine saubere Kniebeuge machen zu können. Wenn er das kann, kann er an der Anzahl der Wiederholungen arbeiten, die Bewegungsgeschwindigkeit erhöhen oder zusätzliches Gewicht benutzen, um die Intensität der Kniebeuge zu steigern. Diese Vorgehensweise gilt für alle Übungen. Gerade für Anfänger ist die Unterstützung durch einen Trainer sinnvoll.

Funktionelles Training zielt darauf ab, dass du deinen Körper vielseitig, vielfältig und in allen möglichen Körperachsen und Körperlagen belasten kannst.

Wenn du jetzt noch immer mit dem Vibrationsplattentraining liebäugelst, weil du schon recht fit bist, deinen Trainingsreiz aber erhöhen möchtest, kannst du das Gleiche auch mit *funktionellem Training* erreichen. Beim Vibrationsplattentraining erfahren die Muskeln durch die Vibration eine Beschleunigung, wodurch der Trainingsreiz erhöht wird. Du kannst auch im funktionellen Training mit Beschleunigungsreizen arbeiten, wenn du zum Beispiel Kniebeugen mit Sprüngen machst oder aus der Hocke auf ein Mäuerchen oder eine Parkbank springst. Du nutzt die negative Beschleunigung, nämlich exzentrisch, indem du von etwas herunterspringst. Dann müssen deine Muskeln dein Gewicht auffangen, abfedern und bremsen. Ja, das ist anstrengend, aber mir macht es wesentlich mehr Spaß, den Stadtwald als Spielwiese zu nutzen als auf einer dröhnenden Platte in einem geschlossenen Raum zu stehen. Ich mag es, meinen kompletten Körper zu spüren und zu genießen, was er alles kann. Allein, ohne Technik. *Wichtig* bleibt hierbei aber immer: langsam anfangen, langsam steigern und vorsichtig an Übungen herantasten. Wenn du noch gar keine Erfahrung mit funktionellem Training hast, investiere in deine Gesundheit und deine sportliche Zukunft, indem du dich einer Gruppe anschließt oder dir eine Trainingsstunde bei einem qualifizierten, ausgebildeten Trainer oder Personaltrainer leistest, der dir genau zeigt, wie die Übungen funktionieren.

Funktionelles Training ist meiner Meinung nach natürlicher Bewegung schon sehr nah. Trotzdem ist funktionelles Training ein *Training*. Ein gutes. Aber egal, welche Trainingsform du vorziehst, ein bis zwei Trainingseinheiten in der Woche sind super, ersetzen aber nicht die tägliche, natürliche Bewegung. Nur die Änderung deiner Einstellung zu Bewegung und deines täglichen Verhaltens bringt es. Schiebe deinen Erfolg und deine Gesundheit nicht auf 10 Minuten in der Woche, die dir möglichst viel Effektivität versprechen. Steh auf, beweg dich. Täglich. Und noch einmal. Es muss nicht anstrengend sein. Nur oft! Wie du natürliche Bewegung in deinen Alltag einbauen kannst, erfährst du im nächsten Kapitel.

Natürliche Bewegung im Alltag

»Ich bin der Meinung, dass alles bessergehen würde, wenn man mehr ginge … Sowie man im Wagen sitzt, hat man sich sogleich einige Grade von der ursprünglichen Humanität entfernt … Fahren zeigt Ohnmacht, Gehen Kraft.«

(Johann Gottfried Seume, 1763–1810)

Der gute Herr Seume war seiner Zeit ganz schön voraus und ahnte offensichtlich, wohin die menschliche Bequemlichkeit führt. Die Wissenschaft hat erst sehr viel später begonnen, die Resultate mangelnder körperlicher Aktivität zu untersuchen. Leider ist es typisch für unser menschliches Verhalten, uns erst dann mit Problemen zu beschäftigen, wenn sie auftauchen, anstatt uns rechtzeitig Gedanken über Ursache und Wirkung zu machen.

Im vorangehenden Kapitel hast du einiges über die verschiedenen Trainingsformen erfahren. Allerdings ist Bewegung nicht gleich Training, und Training ist nicht immer die Bewegung, die du brauchst. Zum einen ist da die psychologische Hürde. Training klingt nach schweißtreibender Anstrengung mit dem Ziel, in irgendetwas besser, schneller oder stärker zu werden. Und wenn es nur die allgemeine Fitness ist. Wenn du dreimal die Woche trainierst, Hockey, Schwimmen, funktionelles Training, Laufen, was auch immer, dann bist du im Vergleich zu vielen anderen Menschen schon ganz weit vorne.

Forscher der Harvard University sagen, dass mehr als ein Zehntel aller Todesfälle weltweit auf Bewegungsmangel zurückzuführen sind.[11]

Wenn es dir sogar Spaß macht, umso besser. Nehmen wir jetzt mal an, du trainierst sogar wöchentlich dreimal anderthalb Stunden, dann ergibt das eine Trainingszeit von 4,5 Stunden in der Woche. Jetzt bin ich mal gemein. Norman und Waldtraut haben sich mehrere Stunden bewegt. Und zwar *jeden* Tag.[12] Das ist das, was ihr Körper geleistet hat, worauf er biologisch ausgelegt ist; und das ist auch das, was dein heutiger Körper sehr begrüßen würde. Was ich damit sagen möchte, ist, dass Training nicht alles ist. Jede Bewegung in deinem Leben zählt, deine Zellen werden es dir danken.

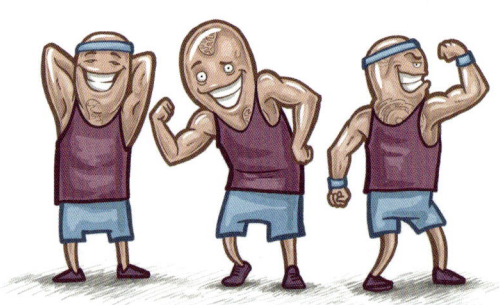

Natürliche Bewegung – früher und heute

Früher haben wir komplexe Bewegung in unserem Alltag gefunden. Nun ist es heute nicht mehr selbstverständlich, einen Tagesablauf wie damals unsere Urgroßeltern zu haben. Die Uroma einer Freundin zum Beispiel, die einen großen Garten hatte, ist Tag für Tag morgens vor Sonnenaufgang aufgestanden, hat die Hühner gefüttert (Eimer schleppen und Futter verteilen), den Garten gewässert (pumpen, laufen, Gießkanne schleppen, das Ganze mehrfach) und anschließend den Ofen angefeuert (Holzscheite tragen), um das Frühstück zu machen. Waren die Kinder aus dem Haus, kam der Haushalt (Böden schrubben), Gardinen waschen (strecken, bücken, wringen, aufhängen), Wäsche machen (waschen, wringen, aufhängen, bügeln), zu Fuß zum Kaufmann, zum Markt und zur Post laufen, Einkäufe nach Hause tragen, den Kartoffelsack, den der Bauer vor der Tür abgestellt hat, in den Keller schleppen, kochen, aufdecken, den Mittagstisch abräumen und den Abwasch machen, Gartenarbeit, Äpfel pflücken, Kuchen backen und so weiter und so fort. Der dazugehörende Urgroßvater war übrigens Tischler und ist die 15 Kilometer zu seiner Werkstatt täglich bei jedem Wetter mit dem Rad gefahren. Nur wenn es schneite, fuhr er später, kurz vor dem Rentenalter, mit dem Bus. Um den zu erreichen, musste er aber auch erst einmal ein ganzes Stück zur Haltestelle laufen. Am Wochenende erledigte er Arbeiten am Haus, besserte Dächer und Zäune bei den Nachbarn aus, legte einen Gartenteich an und ging gerne mal angeln. Auch wenn nicht jeder Tag so voll war und die beiden Unterstützung durch die Kinder und die Großeltern hatten – Bewegung war von morgens bis abends Alltag. Wir brauchen gar nicht bis in die Steinzeit zurückzugehen, wenn wir über viel und auch tägliche Bewegung sprechen, denn noch zwei oder drei Generationen vor unserer Zeit war körperliche Aktivität Alltag. Den sitzenden Büromenschen gab es damals in der Intensität und Häufigkeit wie heute einfach nicht.

Das, was uns Menschen zivilisatorisch so erfolgreich macht, die hochentwickelte Technik, kostet eben auch etwas. Sie nimmt uns Zeit und Bewegung. Wollen wir unseren Zellen das geben, was sie brauchen, müssen wir uns bewegen. Täglich, regelmäßig und viel. Das muss kein Sport sein, kein schweißtreibendes Work-out. Dein Körper hat immer das Bestreben, optimal zu funktionieren, optimal angepasst zu sein an seine Umgebung. Wenn du körperlich arbeitest, wird die Bewegung, die du machst, um diese Arbeit zu verrichten, dafür sorgen, dass deine Muskeln so ausgebildet sind, dass du diese Arbeit leisten kannst. Jeder noch so schlaksige Maurerlehrling hat nach einigen Jahren des Steineschleppens und Steinklopfens ordentlich Muskeln aufgebaut. Seine Muskeln haben die nötigen Reize bekommen, und sein Körper hat sich den Erfordernissen seiner Arbeit angepasst.

Wenn du jetzt unsere moderne Umgebung betrachtest, wirst du erkennen, dass zumindest in den Industriestaaten der Anteil der Bürotätigkeiten gegenüber körperlicher Arbeit überwiegt. Die meisten von uns fahren mit dem Auto, der Bahn oder dem Bus zur Arbeit, mit dem Aufzug ins Büro, sitzen den ganzen Tag am Schreibtisch, fahren wieder mit dem Aufzug runter, mit dem Auto zum Einkaufen, zum Sport, nach Hause. Aus heutiger Sicht sind also auch wir optimal angepasst an unsere Umgebung. Wir müssen körperlich wenig leisten, da uns technische Hilfsmittel die Arbeit abnehmen. Die Reize, die unser Körper dabei erfährt, sind allerdings viel zu gering. In der Sportwissenschaft gibt es hierzu eine Regel:

- Niederschwellige Reize sind wirkungslos.
- Überschwellige Reize sind richtig.
- Stark unter- oder überschwellige Reize sind schädigend.

In unserer heutigen Welt überwiegen aus körperlicher Sicht stark niederschwellige Reize. Wir bewegen uns zu wenig. Neue Medien und die permanente Verfügbarkeit fluten uns hingegen mit stark überschwelligen Reizen auf psychoemotionaler Ebene. Beides ist für uns schädigend.

Ich hatte letztens ein tolles Gespräch mit einer Klientin, die vor einiger Zeit bei mir war, weil sie gesundheitliche Probleme und Übergewicht hatte. Dieses Mal hatten wir ein Skypecoaching, und ich war ganz baff, weil sie ziemlich verändert aussah. Vor allem hatte sie eine ganz andere Mimik. Und sie strahlte. Ich habe sie gefragt, was denn los sei, und sie meinte, sie sei einfach gut drauf. Ich bat sie zu erzählen, und sie berichtete mir dann, dass sie seit unserem letzten Treffen keine Süßigkeiten mehr gegessen habe. Sie sei gleich nach unserem Termin im Supermarkt gewesen und habe sich eine Tafel Schokolade gekauft, 90 Prozent Kakao, weil sie die auf jeden Fall zu Hause haben wollte, falls es sie mal überkommt. Doch sie hat sie nicht einmal angebrochen. Noch viel besser: Sie ist seit unserem Gespräch zu Fuß zur Arbeit und wieder von der Arbeit nach Hause gelaufen. Sie hat dabei mit ihrem kleinen Sohn eineinhalb Kilometer pro Strecke zum Kindergarten zurückgelegt, in dem sie auch arbeitet. Jeden Tag, bei jedem Wetter. Und sie hat in dieser Zeit acht Kilo abgenommen. In vier Wochen. Sie hat nicht einmal Sport gemacht. Keinen einzigen Tag. Sie isst nur keine Süßigkeiten mehr und geht zu Fuß zur Arbeit. Noch mal: Es ist keine Zauberei. Es ist einfach. Mach es einfach.

Gehen ist gesund

Laufen allein – ich meine damit nicht Joggen, sondern das normale Gehen – bringt immense Vorteile für deine Gesundheit mit sich. Eine Studie belegt, dass bei Männern über 60 Jahren, die täglich spazieren gehen, das Schlaganfallrisiko erheblich sinkt[13]. Bei ein bis zwei Stunden Bewegung am Tag sinkt es um etwa ein Drittel, ganz egal, wie flott das Tempo des Spaziergangs ist. Ein dreistündiger Spaziergang reduziert das Schlaganfallrisiko um zwei Drittel. Und nicht nur das. Es konnte nachgewiesen werden, dass Erwachsene, die dreimal wöchentlich 40 Minuten spazieren gehen, ein Wachstum im Hippocampus verzeichnen konnten[14]. Dieser Teil des Gehirns ist für das Raumgedächtnis zuständig. Man vermutet, dass das Laufen auch bei Norman dafür sorgte, dass er sich Wege und Orte gut einprägen konnte.

Gehe spazieren! Spazieren gehen senkt die Gefahr, einen Schlaganfall zu erleiden, und macht dich schlauer.

Meinen Klienten empfehle ich, 10 000 Schritte am Tag zu laufen. Dieses Pensum, das übrigens auch die WHO empfiehlt, entspricht je nach Körpergröße und damit der Länge der Schritte einer Strecke von fünf bis sieben Kilometern. Mir selbst habe ich ein Ziel von 15 000 Schritten gesetzt, die ich erreiche, wenn ich zum Beispiel 90 Minuten mit meinem Hund durch die Felder oder den Wald jogge. Als ich angefangen habe, mich damit zu beschäftigen, wie viel ich am Tag laufen sollte und wie viel ich wirklich laufe, habe ich mir einen Schrittzähler angeschafft. (Mittlerweile habe ich eine App auf dem Smartphone.) Das war anfangs etwas ernüchternd, weil selbst ich als bewegungsliebender Mensch feststellen musste, dass ich außer an Trainingstagen gar nicht so viele Schritte am Tag zurücklege. Das Büroleben hatte auch mich in den Fängen. Durch den Schrittzähler ist mir aber auch bewusst geworden, wie schnell sich kleine Änderungen in den Alltagsgewohnheiten auszahlen. Treppe statt Aufzug, mittags nicht um die Ecke zum Supermarkt, sondern den leckeren Salat auf der anderen Seite der City holen, das Auto eine Straße früher parken, wo es eh mehr freie Parkplätze gibt, und häufiger die Kollegen im Büro besuchen, statt sie anzurufen – das summiert sich ganz schön. Manche Apps sagen einem auch, wie viele Schritte zum Tagesziel noch fehlen. Mich motiviert das, allein deshalb abends noch eine Runde um den Block zu drehen.

Auch wenn du einen Bürojob hast, musst du dich nicht damit abfinden, dein Leben lang nur noch zu sitzen. Hier sind noch ein paar Tricks, wie du deinen Arbeitsalltag ein bisschen bewegter gestalten kannst:

- Richte dein Büro so ein, dass du aufstehen musst, wenn du etwas aus dem Drucker holen willst, und stelle Ordner, die du häufig benötigst, am Ende des Raums ins Regal, statt sie in Reichweite zu haben.
- Setz dich auf einen einfachen Holzstuhl. Das ist unbequem und zwingt dich, gerade zu sitzen. Außerdem wirst du sicherlich öfter hin und her rutschen als auf einem weichen Polsterstuhl. Vielleicht tut dein Hintern auch weh, und du stehst freiwillig auf.
- Oder sitze auf einem Gymnastikball. Das war viele Jahre ziemlich angesagt, und zwar aus gutem Grund. Du spannst dabei deine Rumpfmuskeln stärker an, und dein Gleichgewichtssinn profitiert auch davon. Wenn du wippst, reagieren deine Zellen mehr auf die Schwerkraft, als wenn du auf einem normalen Stuhl sitzt. Aber noch immer sitzt du.
- Ein Steharbeitsplatz ist gut für Kreislauf und Haltung. Oder gewöhne dir an, im Stehen zu telefonieren oder Meetings im Stehen abzuhalten. Das ist nicht nur gesünder, sondern meist auch zeitsparender.

- Stell dir einen Timer und stehe jede Stunde, die du sitzt, mindestens 10 Minuten auf. Du kannst diese Zeit nutzen, um Erledigungen im Haus zu machen, Gedanken zu ordnen, zu telefonieren, Gespräche zu führen, zur Toilette (am besten in einem anderen Stockwerk) zu gehen oder ein paar Lockerungsübungen zu machen.

Diese kleinen Aktionen bringen mehr Bewegung in deinen Alltag. Die Menge macht den Unterschied. Die oben beschriebenen kleinen Aktionen haben einen großen Effekt auf deinen Körper. Eine Stunde Work-out verpufft, wenn du den restlichen Tag über sechs Stunden oder mehr am Stück sitzt. Mit regelmäßig mehr Bewegung im Alltag ist schon viel für deine Gesundheit getan.

> Steh auf! Gib den (fast) schwerelosen Zustand des Sitzens auf und erhebe dich während jeder Stunde, die du sitzt, für mindestens 10 Minuten.

Du wirst sehr schnell merken, wie gut dir mehr Bewegung tut. Und noch immer hast du keinen Sport gemacht! Bewege dich viel – und immer mehr. Wie wäre es mit einer kleinen Veränderung, die *jetzt* beginnt?

Vier-Wochen-Plan:

Woche 1: In der ersten Woche benutzt du keine Rolltreppen oder Aufzüge mehr. Wenn dein Büro oder deine Wohnung in einer oberen Etage liegt, steige drei Etagen darunter aus dem Aufzug.

Woche 2: Keine Aufzüge und Rolltreppen + Parke mindestens 1 000 Meter vom Büro entfernt oder steige eine Station früher aus dem Bus oder der Bahn *oder* nutze einen Schrittzähler und gehe 10 000 Schritte täglich.

Woche 3: 1 + 2 + Gehe mindestens eine Treppe rückwärts (mit der Hand am Geländer!)

Woche 4: 1 + 2 + 3 + Laufe einmal täglich 50 Meter, so schnell du kannst. Kannst du (noch) nicht rennen, gehe so schnell du kannst. Es soll Spaß machen, nicht weh tun!

Stell dir Folgendes vor: Du hast dich seit Ewigkeiten nicht mehr richtig sportlich belastet. Und heute ist der Tag, an dem du das allererste Mal nach so vielen Jahren wieder mit dem Laufen beginnst. Was sagen wohl *alle* Muskelzellen deiner Beine in diesem Moment zu dir? Wahrscheinlich so etwas wie: »Hast du sie noch alle?! Wir (Muskel-)Zellen leisten hier seit Jahren alles, was wir können, nämlich *viel* sitzen, ein bisschen gehen und ganz selten Treppen steigen. Aber sicher nicht laufen!« Erwarte von deinen Muskeln also in diesem Moment nicht, dass du plötzlich laufen kannst wie eine junge Gazelle! Fang langsam an, steigere deine Belastung und gib deinen Muskelzellen Zeit, zu wachsen und sich an die neuen Belastungen anzupassen.

Wenn du denkst, dass dein Körper *nichts* kann, sei gnädig mit ihm. Du hast ihn wahrscheinlich nie darum gebeten, aber er ist dir treu ergeben. Spüre deinen Körper. Jede einzelne Zelle deines Körpers steht mit dir in Verbindung und will dein Bestes. Jede Zelle ist dein Freund – übrigens auch deine Muskelzellen. Sie wollen bewegt werden, auch wenn sie dir vielleicht gerade zu Beginn das Signal geben: »Setz dich wieder hin! Das ist mir alles zu anstrengend! Was soll der Quatsch!?« Je länger etwas nicht stattgefunden hat, desto neuer und seltsamer fühlt es sich für dich (und auch für deine Zellen) an.

Langsam anfangen

Wie fit du bist, kannst du mit einer kleinen einfachen Übung (gefahrlos für deine Muskelzellen) testen: Nimm in jede Hand eine volle 1-Liter-Wasserflasche und strecke die Arme nach vorne aus. Wie lange kannst du diese Muskelspannung halten? Irgendwann wird das ganz schön anstrengend, deine Arme werden schwer, und du musst sie herunternehmen. Das, was du da getestet hast, nennt man isometrische Muskelkontraktion, eine Kontraktion ohne Bewegung. Wie lange hältst du am Anfang und nach drei Wochen täglichem »Training« gegen die Erdanziehung durch?

Welche Rolle die Schwerkraft spielt, kannst du bei dieser Übung deutlich spüren. Ohne Erdanziehungskraft müssten deine Muskeln viel weniger Arbeit verrichten.

Wenn du beginnst, Bewegung in deinen Alltag zu integrieren, überstürze es nicht. Das gilt für die Anzahl der Schritte, die du läufst, genauso wie für jegliches Training. Im Sportstudium habe ich gelernt: »Vom Leichten zum Schweren«, und das ist wirklich sinnvoll. Du fängst ja nicht mit einem Marathon an und läufst dann nur fünf Kilometer. Du versuchst dich auch nicht sofort an 30 Liegestützen, sondern beginnst mit einer. Oder mit fünf sauberen statt mit 20 geschluderten. Dein Körper muss sich erst einmal an die Belastung gewöhnen. Es ist ja nicht wie im Film bei Benjamin Button. Du wirst nicht alt geboren und dann immer jünger. Du spielst auch nicht erst das WM-Finale und landest dann in der F-Jugend oder bei den Bambinis. Das ist Quatsch. Du kannst dir eine Menge Frust ersparen, wenn du langsam anfängst und dir kleine, realistische Ziele setzt. Das gilt auch, wenn du schon ein gewisses Maß an Fitness hast. Das Leben ist kein Kampf, sondern Kooperation. Starte gemäßigt und steigere dich in einem Tempo, das dein Körper auch mitgehen kann. Niemand, der nicht überhaupt schon einmal gelaufen ist, ist imstande, mal eben 20 km zu laufen. Dafür reicht einfach, im wahrsten Sinne des Wortes, die Puste nicht aus. Dafür musst du dein Herz-Kreislauf-System, deine enzymbereitstellenden Systeme und auch deinen Stoffwechsel trainieren. Du musst dafür sorgen, dass dein Körper nicht überfordert wird und auch in der Lage ist, eine Belastung ausreichend lange aufrechtzuerhalten. Viel limitierender als Ausdauer und Muskeln sind jedoch das Skelett und auch die Gelenke. Deine knöchernen Strukturen und die Gelenke brauchen wesentlich länger, um sich einer Belastung anzupassen, als das bei Muskeln und beim Herz-Kreislauf-System der Fall ist. Nimmst du Schmerzen oder Bewegungseinschränkungen nicht ernst, kann das zu bösen Verletzungen führen.

»Vom Leichten zum Schweren« – fange langsam an und lass dich bei komplexen Übungen von einem Trainer zur richtigen Ausführung deiner Bewegungen beraten.

Trotzdem – dein Körper und deine Zellen werden sich schnell an die neuen Reize gewöhnen. Deine Beweglichkeit wird sich verbessern, und deine Ausdauer wird steigen. Vielleicht nutzt du eine App, um deine Fortschritte zu dokumentieren und dich zu motivieren. Wenn du es lieber analog hast, nimm dir ein kleines Notizbuch und lege dir eine Tabelle an. Bist du körperlich fit, kriegst dich aber nicht aufgerafft, weil du Hunger, Frust oder Langeweile hast, versuch es mal mit einer verdoppelten Schrittzahl am Tag, das wirkt manchmal Wunder.

Und beobachte dich: Läufst du zwei Monate lang zwei Kilometer immer wieder die gleiche Strecke, dann wirst du nach einer Weile merken, dass du erst weit hinter dem roten Haus, an dem du sonst immer schon ordentlich gekeucht hast, anfängst zu schnaufen. Je leichter es wird, desto mehr Dinge werden dir in deiner Umgebung auffallen. Haben die Tulpen letztes Mal auch schon da gestanden? Nach zwei Monaten wirst du in der Lage sein, diese Strecke, die dir anfangs ewig lang vorkam, locker zu laufen. Dann wirst du mit hoher Wahrscheinlichkeit nach zwei Monaten die zwei Kilometer zu Ende gelaufen sein und Lust haben, weiter zu laufen. Mach doch mal! Dein Stoffwechsel, deine Muskeln, deine Knochen, deine Gelenke haben sich jetzt an diese Belastung gewöhnt und machen es möglich, eine höhere Trainingsintensität auszuhalten. Das Gleiche gilt fürs Krafttraining: Starte langsam, mute dir ruhig etwas zu, aber versuche nicht, dir etwas zu beweisen. Wenn du dir beim ersten Training einen Jahrhundertmuskelkater oder – was viel schlimmer wäre – eine Verletzung zuziehst, könnte das einen empfindlichen Motivationsknick geben. Fang langsam an, mache immer weiter. Schau ab und zu zurück, wo du herkommst, und sei dir bewusst, wo du hinwillst. Tue, was dir guttut. Nicht mehr, aber auch nicht weniger.

Hast du einen Tag mal gar keine Energie, leidest unter Kopfschmerzen oder Bauchweh, dann sei nett zu dir und lass dich hängen. Lerne, auf deinen Körper zu hören, und finde heraus, was die Ursache dieser Signale ist. Achte darauf, ob du deinem Körper zu viel zugemutet hast oder eventuell auch viel zu wenig. Beides kann müde und schlapp machen. Du kennst das Gefühl, wenn du nach einem langen Tag im Büro endlich nach Hause kommst: Du hast den ganzen Tag gesessen, und trotzdem fühlst du dich so, als wärst du den ganzen Tag körperlich voll in Aktion gewesen. Fast so, als wärst du Marathon gelaufen. Man sagt nicht umsonst nach einem anstrengenden Tag: »Ich hatte einen Marathon-Tag.« Der entscheidende Unterschied ist allerdings, dass dein Körper beim Sitzen einem stark niederschwelligen Reiz ausgesetzt war. Das ist schädigend, was du an den schweren Beinen und den Rückenschmerzen merkst. Beim Marathonlauf hättest du, vorausgesetzt du bist gut trainiert, einen überschwelligen Reiz gehabt und wärst positiv erschöpft. Wenn es dir nach einem Bürotag also schlechtgeht, kann ich in den allermeisten Fällen sagen: Bewegung hilft! Durch den überschwelligen Reiz während der Bewegung (und auch ein halbstündiger Spaziergang fällt bereits in den überschwelligen Bereich!) wird dein Stoffwechsel verbessert, und Zellen, die du loswerden musst, werden besser abtransportiert. Alle deine Körperzellen brauchen Bewegung, um selbst in Bewegung bleiben zu können. Nur dann sind sie leistungsfähig und halten den Stoffwechsel aufrecht.

Eine kleine Geschichte dazu: Als ich während meines Studiums im kalten Winter in Norwegen auf einer Exkursion war, sind wir fünf Tage lang mit Langlaufskiern von Hütte zu Hütte gelaufen. Ich war erkältet und hatte starken Schnupfen und Husten. Morgens nach dem Aufstehen fühlte ich mich schlapp und müde, und meine ersten Gedanken waren: »Ich bleibe heute im Bett und bewege mich nicht, sondern kuriere mich lieber richtig aus!« Gliederschmerzen oder Fieber hatte ich nicht, aber ich fühlte ich mich einfach erschöpft, und die laufende Nase und der bellende Husten waren unangenehm. Unser Dozent, ein Sportmediziner, sagte mir jedoch, dass ich so lange mitgehen könne, wie ich es körperlich ohne starke Einschränkungen schaffe. Gerade die Bewegung würde mir dabei helfen, den Körper zu reinigen. Also bin ich jeden Tag rund acht Stunden mit den Langlaufskiern durch die Wildnis gelaufen und glücklich, zufrieden und erschöpft abends an einer neuen Hütte angekommen. Mit dem Effekt, dass ich meine Symptome tagsüber – während der Bewegung – kaum noch wahrgenommen habe, weil ich dafür gesorgt habe, dass mein Immunsystem durch meine erhöhte, aber milde körperliche Aktivität die Viren über den Schleim meiner Schleimhäute aus Nasennebenhöhlen und Lunge abtransportieren konnte. Ich habe eben vermehrt Stoffe in meinem Körper gewechselt. Besonders die, die nicht in meinen Körper gehörten.

Zusammengefasst: Wenn du täglich 10 000 Schritte gehst, dreimal die Woche 20 Minuten Krafttraining – im Optimalfall ein funktionelles Training und im Superoptimalfall auch noch draußen – machst und versuchst, so wenig wie möglich zu sitzen, hast du die besten Voraussetzungen, ein gesundes Leben zu leben.

INFO

Damit du weißt, wofür du dich bewegst, hier noch eine Übersicht der positiven Auswirkungen von Bewegung:

➡ Erhöhte Sauerstoffaufnahme

➡ Erhöhte Blutzirkulation

➡ Aktivierung der enzymbereitstellenden Systeme

➡ Erhöhter Stoffwechsel von Fetten, Kohlenhydraten und Eiweißen (Abbau von »altem« Eiweißmaterial, wie z. B. toten Zellen)

➡ Bildung neuer Zellen (z. B. Muskelzellen und Mitochondrien)

➡ Verbesserte Bildung von Mitochondrien durch Kraft und Ausdauertraining

➡ Abbau von Stresshormonen

➡ Bildung von Endorphinen (Verringerung der Schmerzempfindlichkeit)

➡ Verbesserte Aufnahme von Serotonin im Gehirn: Steigerung des Glücksgefühls

➡ Outdoor-Training verbessert die Serotoninproduktion noch einmal mehr, da Sonnenlicht den Serotoninspiegel erhöht

➡ Leerung von Fettzellen

➡ Verringerung von Entzündungsmediatoren

➡ Verbesserung von Muskelleistung, Herz- und Lungenvolumen sowie Gefäßaktivität

➡ Erhöhte Bildung des »guten« HDL-Cholesterins

➡ Verringerung des Langzeitblutzuckerspiegels

➡ Stärkung des Muskel- und Sehnenapparats = Schutz vor Verletzungen

➡ Erhöhung der Knochendichte und Risikoreduktion von Osteoporose

➡ Krebsprophylaxe

➡ Verringerung von Herz-Kreislauf-Erkrankungen

➡ Risikoreduzierung von Diabetes mellitus

➡ Erhöhung des Vitamin-D-Spiegels bei sportlicher Aktivität in der Natur bei Tageslicht

➡ Verbesserung der Immunzellen

➡ Aktivierung der Schilddrüse und damit verbesserte Thermogenese

➡ Nach intensiver sportlicher Belastung verbessertes Schlafverhalten durch mehr Melatonin

➡ Verbesserter Stoffwechsel der Adipozyten

Bewegung und Emotion

Verschwitzte Shirts und glückliche Gesichter. Das ist das, was ich nach einem Gruppentraining im Freien sehe, wenn ich meine Outdoor-Gym-Kurse gegeben habe. Egal, welchen meiner Klienten ich frage, alle sagen das Gleiche: Das Training macht gute Laune und führt im Anschluss zu einer angenehmen Entspannung. Woran liegt das, dass Bewegung so gute Laune macht? Zum einen verändert Bewegung deine Stoffwechsellage, das heißt, du verbrauchst mehr Kohlenhydrate, Eiweiße und Fette. Aber Bewegung verändert auch die Stoffwechsellage deiner Hormone.

Mehr Serotonin, bitte!

Nach ausdauernder Bewegung fühlen sich die meisten Menschen wohlig erschöpft, ein bisschen stolz, ruhig und gelassen – kurz: zufrieden. Das hat insbesondere etwas mit dem Gewebshormon Serotonin zu tun. Serotonin gilt gemeinhin als Glückshormon. Es trägt in deinem Körper nicht nur zur Regulation des Herz-Kreislauf-Systems und der Darmtätigkeit bei. Wenn in deinem Gehirn ausreichend Serotonin gebildet werden kann, fühlst du dich entspannt und zufrieden. Um zu verstehen, was Bewegung und Serotoninausschüttung miteinander zu tun haben, gehen wir noch mal einen Schritt zurück.

Serotonin kannst du nicht einfach mit der Nahrung aufnehmen. Es wird in deinem Körper, unter anderem im Gehirn, aus der Aminosäure L-Tryptophan gebildet. L-Tryptophan kann sehr wohl über die Nahrung aufgenommen werden. Es befindet sich zum Beispiel in den Fuchsschwanzgewächsen Amaranth und Quinoa, Nüssen (besonders in Cashewkernen), Sonnenblumenkernen, Sesam und Pilzen. Wenn L-Tryptophan deine Blut-Hirn-Schranke passiert, wird daraus in deinem Gehirn Serotonin gebildet. Leider ist L-Tryptophan ein recht schüchternes Kerlchen. Sobald andere Aminosäuren, also Eiweiße, über die Blut-Hirn-Schranke ins Gehirn wollen, stellt L-Tryptophan sich hinten an. Es wartet, bis alle anderen Aminosäuren verbraucht sind, bevor es die Blut-Hirn-Schranke durchschreitet. Und das kann dauern.

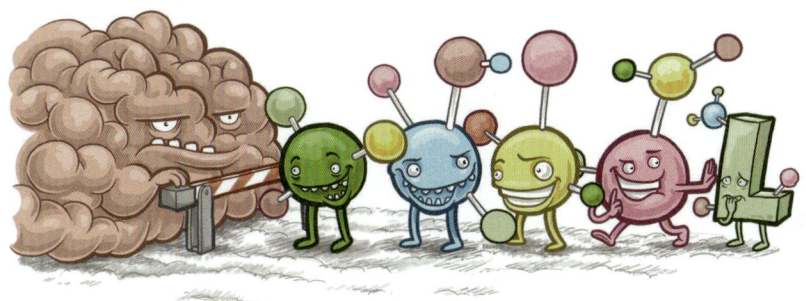

Hast du eiweißreiche Nahrung zu dir genommen, hat es L-Tryptophan noch schwerer, denn dann sind viele Aminosäuren in deinem Körper unterwegs und verhindern sein Weiterkommen. Aber jetzt kommt die Bewegung ins Spiel: Bei Bewegung werden nicht nur Kohlenhydrate und Fette verbraucht, sondern auch Eiweiße. Brauchen deine Muskeln Energie, werden die Aminosäuren zu den Muskeln gerufen und dort verbraucht. Nur nicht L-Tryptophan. Und plötzlich ist die Bahn frei! L-Tryptophan passiert die Blut-Hirn-Schranke und wird in Serotonin umgewandelt. Und dann bist du entspannt und zufrieden[15].

Bekanntgeworden ist dieser Effekt durch das sogenannte »Runners High«, das extreme Glücksgefühl von Leistungssportlern bei längeren Läufen oder beim Radrennen. Auch wenn oft vermutet wurde, dass dieses Hochgefühl mit Serotonin zusammenhängt, hat man mittlerweile festgestellt, dass es durch eine erhöhte Endorphinausschüttung zustande kommt. Endorphin macht Schmerzen erträglich, es wirkt wie körpereigenes Opium.

Bewegung sorgt dafür, dass dein Gehirn aus L-Tryptophan
Serotonin herstellen kann. Und Serotonin macht glücklich.

Regelmäßige Bewegung hilft dir also, in den Genuss von mehr Serotonin zu kommen. Und auf der hormonellen Ebene passiert noch viel mehr.

Und weniger Kortisol

Bewegungen, besonders die anstrengenden, die dein Körper noch nicht ausreichend kennt, sind für deinen Körper Stress. *Stress* bedeutet nichts anderes als das Streben nach Veränderung. Sind deine Zellen, Muskelfasern oder Sehnen neuen Reizen, neuen Belastungen und damit Stress ausgesetzt, dann wollen sie sich verändern, das heißt, sie wollen sich der Belastung anpassen. Sie lernen, der Belastung standzuhalten. Das ist genau das, was bei einer Trainingsanpassung geschieht.

In erster Linie ist Bewegung jedoch gut gegen das, was wir bisher als *Stress* bezeichnet haben: die Auswirkungen von zu viel Arbeit, zu viel Hektik, Angst und Druck und zu wenig Zeit und Muße. In unserer schnelllebigen Zeit führt die Dauerbefeuerung unserer Sinne durch Lärm, Bildreize, ständige Erreichbarkeit und die Erwartung, schnell zu reagieren und supereffizient zu arbeiten, zu einem Dauercocktail an Stresshormonen in unserem Blut. Bewegung kann diese Stresshormone abbauen[16].

Bewegung baut Stresshormone ab. Als besonders effektiv
hat sich Bewegung in der Natur erwiesen.

Wenn Norman Stress hatte, hat er sich bewegt. Gab es Ärger mit dem neuen Kerl im Nachbartal, wurde gekämpft. *Fight*. Kam der hungrige Bär um die Ecke, ist Norman gelaufen. Und zwar schnell und lange. *Flight*, Flucht. Die Stresshormone Adrenalin und Kortisol, die ihn kampf- oder fluchtbereit gemacht haben, konnte er direkt durch die körperliche Aktivität abbauen. Bewegung war also damals die natürliche, angemessene Reaktion auf Stress. Und heute? Heute geht das so nicht mehr. Rennst *du* aus dem Büro, um eine Runde auf dem Firmenparkplatz zu drehen, wenn deine Chefin dir mit strenger Miene den nächsten Stapel Akten auf den Tisch knallt und dabei »Bis morgen fertig, klar?« zischt. Oder gehst du mit dem fiesen Kollegen, der dir mal wieder seine Arbeit untergeschoben hat, in einen schweißtreibenden Ringkampf? Wohl eher nicht. Stattdessen ärgerst du dich und frisst den Frust in dich hinein. Das Kortisol kreist in deinem Blut, und es dauert recht lange, bis der Pegel wieder sinkt. Du kochst vor dich hin. Als Dauerzustand macht dich das krank.

Und noch etwas passiert in deinem Körper. Forscher der deutschen Sporthochschule in Köln haben festgestellt, dass bei Dauerstress und Reizüberlastung der vorderste Teil des Gehirns, der präfrontale Cortex, überlastet ist.[17] Dieser Teil des Hirns ist entwicklungsgeschichtlich gesehen der »jüngste« Teil unseres Gehirns und zuständig für die Reizverarbeitung und für die Stresswahrnehmung. Aus vielen Millionen Reizen, die täglich auf dich einprasseln, filtert er die wichtigsten heraus, was dich überhaupt erst entscheidungs- und handlungsfähig macht. Nehmen die Reize überhand, glühen in deinem Oberstübchen im wahrsten Sinne des Wortes alle Drähte – du fühlst dich überfordert, wirst aggressiv oder möchtest am liebsten weglaufen. Im EEG konnte gezeigt werden, dass der Frontalcortex in diesen Momenten Höchstleistungen erbringt. Bei Bewegung übernimmt ein anderer Teil des Gehirns die Arbeit, und der Frontalcortex kann seine Aktivität herunterfahren. Dein Stressgefühl nimmt ab.

> Bewegung sorgt auch dafür, dass ein anderer Teil deines Gehirns die Regie übernimmt und dein Stresswahrnehmungszentrum Pause machen kann.

Frust vermeiden

Neujahrsvorsätze sind so eine Sache. Wahrscheinlich jeder Zweite nimmt sich zu Beginn jedes neuen Jahres vor, sich mehr zu bewegen. Damit ist meist mehr »Sport« gemeint. Anmeldungen in Fitnessstudios schnellen in dieser Zeit in die Höhe. Viele von diesen Verträgen nützen nur den Studios, denn die einst Bewegungswilligen ruhen längst wieder auf dem Sofa. Mit einem schlechten Gewissen ist es nicht getan. Mit einem Ziel schon.

Um Frust zu vermeiden, ist es ratsam, sich ein realistisches Ziel zu setzen. Was willst du erreichen? Möchtest du einen dickeren Bizeps, eine bessere Ausdauer, weniger Kilos auf der Waage, oder ist es das große »Eigentlich«, das dir im Nacken sitzt. Eigentlich sollte ich mich mehr bewegen … Mit dieser Einstellung kommt nicht gerade Freude auf. Deshalb überlege dir als Erstes, was dir Spaß machen würde. Welche Bewegung gibt es, für die du dich motivieren kannst? Ist es der Zumba-Kurs mit der mitreißenden Musik? Oder ein lockeres Fußballspiel mit alten Freunden? Yoga, Tanzen, Bowling? Oder hättest du schon lange gern wieder einen Garten, in dem du dich betätigen, oder einen Hund, mit dem du spazieren gehen und Ball spielen kannst?

Probiere aus, so viel du willst. Du kannst nicht sagen, dass dir Nordic Walking keinen Spaß macht, wenn du es nicht versucht hast. Du kannst auch nicht sagen, dass dir Schokolade nicht schmeckt, bevor du ein Stück gegessen hast. Ein Freund von mir hat immer behauptet, er sei kein Langstreckenläufer, sondern der geborene Sprinter. Irgendwann hat er festgestellt, dass es ihm doch gefällt, Langstrecke zu laufen, nämlich als er einen Trainingspartner hatte, mit dem er sich die ganze Zeit über den Job unterhalten konnte. Andere laufen lieber allein, weil sie froh sind, sich mit nichts und niemandem unterhalten zu müssen, eine ganze Weile einfach mal nur für sich zu sein. Vielleicht macht es dir Spaß, durch die Stadt zu laufen, dir die Häuser anzugucken und Menschen zu begegnen. Mir macht es Spaß, durch den Wald zu laufen, weil ich es einfach mag, die Naturluft zu atmen, die Vögel zwitschern zu hören und den Geruch des Waldbodens in der Nase zu haben. Was Spaß macht, ist individuell unterschiedlich. Und da ich nicht davon ausgehen kann, dass mein Spaß auf alle anderen zu übertragen ist, nur weil ich gerne im Wald Baumstämme durch die Gegend trage, muss jeder selbst herausfinden, was ihm Spaß bereitet.

> Entscheidend ist, dass du eine Bewegungsform findest, die du gerne öfter oder sogar regelmäßig machen möchtest, weil sie dir guttut und Spaß macht.

Ziele richtig setzen

Bevor du dir hehre Ziele setzt, ist es wichtig zu wissen, was für dich in nächster Zeit überhaupt realistisch erreichbar ist. Bevor du dir nächstes Jahr den Berlin-Marathon zum Ziel setzt, solltest du erst einmal herausfinden, ob dir Laufen überhaupt Spaß macht und ob dein Körper in der Lage ist, diese extreme Belastung sicher zu bestehen. Marathon ist heute zum Volkssport geworden und darüber hinaus fast so etwas wie ein Statussymbol. Früher protzte man mit »Mein Haus, mein Auto, meine Yacht«. Heute sagt man: »Das war mein erster Marathon in Berlin und das mein zweiter in New York …« Marathon ist meiner Ansicht nach aber alles andere als eine Breitensportart. Die richtige Belastung und das richtige Training sind dabei essenziell wichtig für einen gesunden Zieleinlauf nach immerhin rund 42 Kilometern. Und mal ehrlich: Bevor du dir das Ziel Marathon setzt, gibt es jede Menge anderer Ziele, die viel besser erreichbar sind und die auch glücklich machen: Die ersten 10 Kilometer, die ersten 15 Kilometer und der erste Halbmarathon. Zudem gibt es auch bei 10 Kilometern Steigerungsformen, indem du zum Beispiel deine Laufzeit verbesserst oder Strecken wählst, die nicht nur in der Ebene liegen, sondern auch mal durch die Berge führen. Eine Verbesserung ist nicht nur in der Zeit oder der Länge der Strecke messbar. Viel wichtiger ist das Gefühl, das du während und nach einer Belastung hast. Ein gutes Gefühl ist der beste Indikator für deinen Erfolg.

Gehe deine Ziele mit Bedacht an. Wenn du sie erreichst, und seien sie noch so klein: Sei stolz auf dich! (Sag dir auch mal laut: »Das war cool!« Oder dass du wirklich stolz auf dich bist. Das macht dir ein gutes Gefühl, denn dann wird Dopamin ausgeschüttet!)

Die Einstellung macht's!

Ein ganz wichtiger Punkt – bei allem im Leben –, aber maßgeblich auch bei der Bewegung, ist das Thema Einstellung. Meine Interpretation des Wortes *Einstellung*: Ich kann etwas einstellen – einschalten oder ausschalten. Ich habe die Wahl, diesen kleinen Schalter nach links oder nach rechts zu bewegen, auf On oder auf Off zu schalten. Manchen Menschen fällt das aber schwer, weil unbewusst Kräfte wirken, die es unmöglich machen, sofort umzuschalten.

Das ist mir vor einiger Zeit beim Training mit einer Klientin klargeworden. Diese Klientin, ich nenne sie hier mal Petra, war eine lustige, lebensfrohe Frau mit massiven Gewichtsproblemen. Sie hatte mich aufgesucht, um ihr Übergewicht loszuwerden, und war äußerst motiviert, sich viel zu bewegen. Die ersten Trainings mit ihr waren sehr unterhaltsam. Sie riss Witzchen über die Übungen, machte komische Posen und lachte sich schlapp. Das war ein paarmal ganz lustig, aber dann fiel mir auf, dass sie witzelte, statt mitzuziehen. Als ich sie darauf hinwies, dass sie ohne ein bisschen Anstrengung nicht weiterkäme, wurde sie wütend. Auf mich, auf die Übungen und am meisten auf sich selbst. Sie trainierte zwar verbissen weiter, ihre Gewichtsabnahme stagnierte aber. Ende der Fahnenstange war, dass sie sogar zugenommen hat. Wir haben uns ihre Wut genauer angeschaut, und es stellte sich heraus, dass Petras Wut aus der Ablehnung resultierte, die sie durch ihre Eltern erfahren hat. Ihr Vater hatte die Familie verlassen, als sie noch ganz klein war. Ihm war das Leben mit einem Kleinkind einfach zu anstrengend, so erklärte es zumindest der Rest der Familie. Da Petra ein unglückliches, forderndes Kind auf der Suche nach Liebe war, empfand wiederum die Mutter Petra als anstrengend und wehleidig. »Streng dich erst mal richtig an!«, war ihr Satz, wenn sie sich beschwerte oder jammerte. Anstrengung war für sie damit negativ belegt, denn sie konnte es sowieso nie gut genug machen. Für ihre Mutter nicht und erst recht nicht für den abwesenden Vater. Sie glaubte, ihre Jammerei habe den Vater dazu gebracht, sie zu verlassen. Mit ihrer Mutter lag sie deshalb im Dauerstreit. Die Anstrengung während unseres Trainings brachte die Wut und den gesamten Frust zutage. Nachdem wir das erkannt hatten, schraubten wir das Pensum massiv herunter, gingen erst einmal für einige Zeit regelmäßig walken und unterhielten uns dabei. Die Pfunde purzelten, denn die regelmäßige Bewegung sorgte dafür, dass das Adrenalin, das durch den ewigen Ärger in ihrem Körper kursierte, abgebaut wurde, was wiederum die Unterdrückung des Fettstoffwechsels beendete.

Wut ist eine Emotion, die in unserer Gesellschaft häufig zu finden ist. Wut auf den Chef, die Kollegen, die Arbeit, den dämlichen Autofahrer an der Ampel, die alte Dame an der Kasse, die ihr Kleingeld genau zählt, wenn du es eilig hast. Es ist so leicht, wütend zu sein – vor allem auf andere –, aber so schwer, selbst etwas zu verändern. Es ist leichter, täglich zu grummeln, als dem Chef oder den Kollegen zu sagen, dass die Arbeit zu viel und aktuell nicht umsetzbar ist oder dem Autofahrer mit Nachsicht zu begegnen, der versehentlich seinen Wagen abgewürgt hat. Oder Mitgefühl für die alte Dame zu haben, die einfach nicht mit einer EC-Karte umgehen kann. Wut ist dein täglicher Begleiter, macht dir das Leben aber echt schwerer. Auf der Suche, wie sich Wut auf den menschlichen Körper auswirken kann, bin ich auf einen spannenden Zusammenhang gestoßen: In einer Studie wurde belegt, dass ein erhöhter Prolaktinspiegel einen verringerten Fettstoffwechsel und einen Zuwachs des weißen

Fettgewebes zur Folge hat[18, 19]. Bei Wut steigt der Prolaktinspiegel im Körper. Führt also eine negative Einstellung generell dazu, dass wir keine Fette verbrennen können? Oder ist bei chronischer Wut unser Fettstoffwechsel möglicherweise chronisch blockiert? Wut ist nur ein Schritt vor einem anderen Gefühl: Angst. Und Angst zu haben bedeutet Stress für unseren Körper. Bei Stress wird Kortisol freigesetzt, und dieses Hormon hemmt die Fettverbrennung und fördert das Hungergefühl. Chronische Wut auf andere oder sich selbst zu haben fördert also den Hunger. Vor allem auf Süßes.

Wenn dem so ist, würde unsere Einstellung einen erheblichen Anteil dazu beitragen, ob wir Körperfett reduzieren können oder nicht! Für ein gesundes Leben ist es neben ausreichender Bewegung und natürlicher Ernährung deshalb elementar wichtig, an unserer Einstellung zu arbeiten. Mehr dazu erfährst du im Kapitel »Natural Network«.

Wenn du ständig eine negative Einstellung hast, wird es schwierig für dich sein, das Leben leichtzunehmen, Leichtigkeit zu spüren und Spaß zu empfinden. Wenn es dir schwerfällt, neue Dinge zu probieren, weil du glaubst, du seist eben kein »Draußen-Mensch«, dann ist das okay. Niemand muss sich zwingen rauszugehen. Du musst auch keinen Spaß daran haben, durch eine nasse Wiese zu robben. Es könnte sich aber lohnen, Dinge auch einmal aus einer anderen Perspektive zu betrachten. Du kannst auch rausgehen, ohne dich schmutzig zu machen. Du kannst draußen »sauber« Sport machen. Nimm dir eine Matte mit und leg sie dir unter. Du kannst dir auch Work-out-Handschuhe anziehen, damit deine Hände nicht dreckig werden. Das geht alles, aber vielleicht versuchst du es doch einmal, an einem milden Sommerabend im Park, wenn das Licht ganz golden wird und der Waldboden duftet. Wenn du die Liegestütze doch mal an einem dicken Baum machst und die noch sonnenwarme Rinde an deinen Händen spürst. Oder an einem kalten Wintermorgen, wenn du deinen Körper ganz intensiv gespürt hast und mit prickelnder Haut und voller Stolz nach Hause kommst und sagst: »Ich habe es geschafft! Ich war heute Morgen schon in der Kälte draußen und habe mich bewegt, während die meisten anderen gemütlich und faul am Frühstückstisch saßen.« Du wirst merken, wie viel mehr Energie du hast, wie schön es einfach ist, in der Natur zu sein. Je häufiger du Zeit draußen verbringst, desto mehr Bewusstsein wirst du dafür entwickeln, dass es wichtig ist, mit der Natur in Kontakt zu stehen. Dann wirst du auch schmutzige Schuhe oder Knie nicht mehr schlimm finden, du wirst einfach einen anderen Blick darauf bekommen, dass es auch ganz okay ist, sich dreckig zu machen. Denn eigentlich ist es kein Dreck, was da an deinen Händen klebt, das sind einfach nur andere Reize. Erinnere dich: Alle Reize trainieren deinen Körper. Sieh den »Schmutz« als kleinen Trainer, der dir dabei hilft, dein gesamtes System zu trainieren.

Lieber wenig Bewegung als gar keine

Wie du im vorhergehenden Kapitel lesen konntest, ist ein gewisses Maß an Bewegung lebensnotwendig. Gehen und sich bewegen, das ist aber noch lange kein »Sport«. Wenn ich mit Menschen arbeite, die sich mehr bewegen wollen, versuche ich als Allererstes herauszufinden, was ihnen Spaß macht. Ohne Emotion keine *motion* – ohne Spaß keine Bewegung. So einfach ist das.

Du findest Laufen so richtig blöd? Dann geht es dir wie vielen anderen, und du solltest dir eine andere Form der Bewegung suchen. Eine, die dir Spaß macht. Wenn du dir vornimmst zu joggen, weil du weißt, dass Laufen ja so unfassbar gesund ist, du schon diverse Studien darüber gelesen hast, was Laufen alles bewirkt, wie diese Art von Bewegung Fett abbaut und wie du dadurch abnehmen kannst, dann nützt dir diese Betrachtung auf der rationalen Ebene noch gar nichts. Erhöhe dein Tagespensum an Bewegung wie im vorherigen Kapitel vorgeschlagen und such dir eine Bewegungsform, die dir Spaß macht. Spiel doch Boule. Es ist klar, dass du dabei nicht so viel Bewegung hast wie beim Joggen oder bei einer Work-out-Session, aber auch diese Art von Bewegung kannst du gesund gestalten. Du kannst beim Boulespielen Bier trinken, du kannst aber auch Wasser trinken. Du kannst in der Pause rauchen, du kannst aber auch einfach frische Luft atmen. Ich finde es wichtig, dass Menschen für sich Bewegungsformen finden, die ihnen Freude machen. Es ist viel effektiver, mit Freude 20 Jahre lang Boule zu spielen, als nach zwei Wochen die Laufschuhe an den Nagel zu hängen, weil es eben keinen Spaß macht.

Bewegung findet für mich auf drei Ebenen statt: Die erste und wichtigste Ebene ist die Emotionsebene. Wenn du keine Freude an der Bewegung empfindest, wirst du dich über kurz oder lang wieder aufs Sofa setzen. Was deine Vernunft dir sagt, bedient die rationale Ebene. Du weißt, dass es bestimmte Bewegungsformen gibt, die wichtig für deine Gesundheit sind. So zum Beispiel funktionelles Krafttraining und Ausdauersport zu machen. Ausdauersport zu machen bedeutet nicht, ständig 20 Kilometer zu laufen. Anderthalb Stunden flott spazieren zu gehen ist auch Ausdauer-»Sport«. Und wenn es eben auch mal nicht so flott ist, bleibt es dennoch Ausdauer-»Sport«. Die dritte Ebene ist die alltägliche Ebene, auf der du möglichst viele und vielseitige Bewegungsformen in deinen Alltag einbaust. Das ist weder Sport noch Training, sondern eine Einstellungsänderung.

Wenn du *natürlich* trainierst, trainierst du nicht nur deinen Muskelapparat oder dein Herz-Kreislauf-System, sondern du trainierst *alles*, was in dir ist: deine Kraftfähigkeit, deine Beweglichkeit, deine Ausdauerleistungsfähigkeit, dein Gleichgewicht, deine Sinne, dein Immunsystem, deinen Stoffwechsel und deine Körperchemie – und damit deine Emotionen. Aber Bewegung ist mehr als nur körperliche Aktivierung. Bewegung bewirkt eine mentale Veränderung, eine Bewegung in deinem Unterbewusstsein. Du bestehst aus Billionen Zellen, die sich alle nach Bewegung sehnen. Wenn du ihnen gibst, was sie brauchen, werden sie es dir danken, indem sie friedlich in und mit dir sind. Die Kunst im Leben besteht wahrscheinlich darin, auf unsere Zellen zu hören. Sie senden uns Signale mit dem Ziel, uns im Gleichgewicht zu halten und uns vor Gefahren zu warnen. Wenn sie eine Gefahr wahrnehmen, setzen sie sich und uns in Bewegung.

4 Natural Network

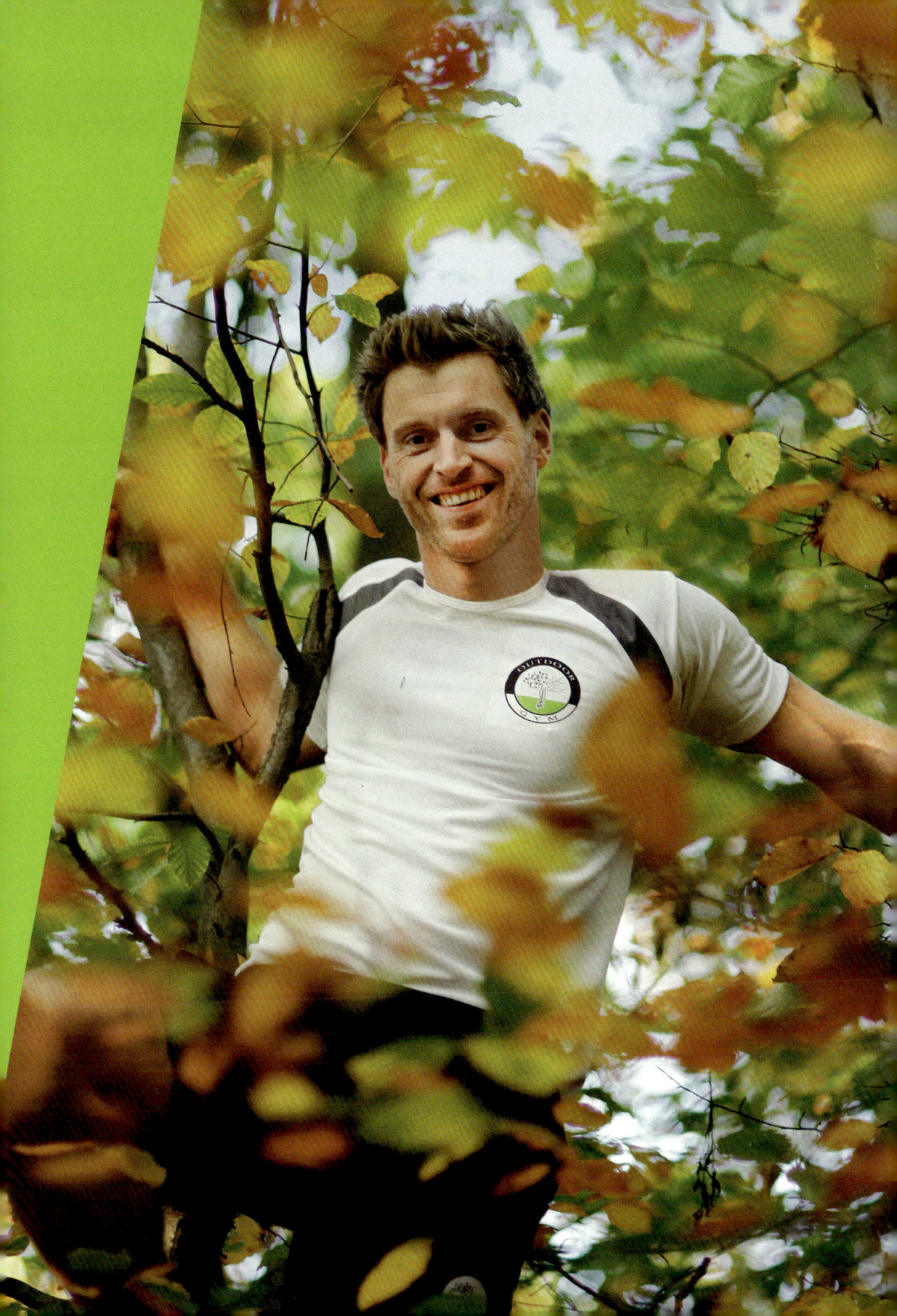

Was ist das Natural Network?

In den ersten drei Kapiteln habe ich dir meine Sicht der Gesundheit erklärt und gezeigt, was ich unter natürlicher Ernährung und natürlicher Bewegung verstehe. Ich habe deshalb diese Reihenfolge gewählt, weil du damit die Werkzeuge kennengelernt hast, mit denen du dein Leben aktiv und selbstbestimmt verändern kannst – denn das kannst du. Oder andersherum: Nur du selbst kannst das tun. Deshalb geht es um deine Einstellung. Mit Einstellung wird immer verbunden, dass jemand schuld an seiner persönlichen Situation ist. Man sagt schnell: »Er hat halt nicht die richtige Einstellung.« Es ist richtig, dass deine Einstellung zu einer Sache maßgeblich dazu beiträgt, ob du erfolgreich bist oder nicht. Es ist aber nicht nur dein Wille, der die Einstellung beeinflusst. Deine Vergangenheit, dein soziales wie auch geographisches Umfeld und das, was du als Kind gelernt hast, arbeiten unbewusst in dir, »stellen dich ein« und machen dir das Leben leichter oder schwerer. Diese Faktoren nenne ich das *Natural Network*. Durch die Arbeit mit vielen Menschen in meinen Coachings ist mir klargeworden, was den größten Einfluss auf unsere Gesundheit hat. Es ist unser Natural Network.

Das Netzwerk in dir

In meiner Ausbildung in Psycho-Neuro-Immunologie habe ich gelernt, den Menschen als natürliches Netzwerk zu verstehen. Wie jedes andere Lebewesen ist der Mensch ein Netzwerk, das in sich und aus sich heraus kontinuierlich kommuniziert. Jeder Mensch besteht aus Billionen einzelner Zellen. Jede dieser Zellen hat eine spezifische Aufgabe; um sie erfüllen zu können, kommuniziert sie mit den anderen Zellen im Körper. Damit diese Kommunikation möglichst fehlerfrei funktioniert, benötigt der Körper bestimmte Bedingungen, wie z. B. eine korrekte Körpertemperatur, den richtigen pH-Wert, ausreichend Wasser und auch Nährstoffe.

Fehlt es an etwas, kommt es zu Fehlern in der Kommunikation. Gibt es von irgendetwas zu viel, können ebenso Fehler in der Kommunikation entstehen.

Unser Gehirn ist eines der wohl komplexesten Netzwerke dieses Planeten, und seine neuronalen Zellen sind perfekt untereinander vernetzt. Es kommuniziert die ganze Zeit. Diese Kommunikation erfolgt über Nervenbahnen und mit Hilfe der Hormone über die Blutbahn. Elektrische Impulse und Neuronen feuern Informationen kreuz und quer durch den Körper. Und auch das Blut dient als Transportmedium für Nachrichten. Hormone und andere Botenstoffe, die das Blut verteilt, kannst du dir vorstellen wie »Mails«, die wichtige Informationen von A nach B bringen. Hat dein Körper zum Beispiel zu wenig Nahrung erhalten, melden deine Zellen Energiebedarf. Das Hormon Ghrelin wird ausgeschüttet, du bekommst Hunger. Dein Magen meldet sich, grummelt und knurrt, und dir wird etwas flau zumute. Du isst etwas, alles ist wieder gut. Auch Signale aus deiner Umwelt werden in deinem Körper wahrgenommen: Stehst du in einem Raum, in dem sich Rauch ausbreitet, meldet deine Nase deinem Nervensystem: »Achtung, Gefahr!« Das Nervensystem übernimmt nun die Rolle des Entscheiders. Es reagiert sofort und setzt alle Hebel in Bewegung, die Zellen in deinem Körper in Sicherheit zu bringen. Die HPA-Achse wird aktiviert, und Stresshormone werden ausgeschüttet und über die Blutbahn verteilt. Deine Lunge erhält eine »Mail« mit dem Befehl: »Husten!« Deine Muskeln werden angewiesen, sich in Bewegung zu setzen, und dein Körper reagiert mit einem Fluchtreflex. Du verlässt das verqualmte Zimmer, so schnell es geht.

Das ist nur ein winziges Beispiel dafür, wie vielschichtig und effektiv deine Zellen in ständiger Kommunikation miteinander und mit der Außenwelt sind. Ziel der Kommunikation ist immer, eine optimale Anpassung an die Umgebung zu erreichen. Genauer gesagt, ist dies das Ziel deiner rund 50 Billionen Zellen. Jede einzelne Zelle hat das Bestreben, zu überleben, und dafür tut sie, was sie kann. Sie sorgt aber nicht nur für sich, denn allein wäre ihr Leben einsam und schnell zu Ende. Sie sorgt durch ihre Kommunikation auch für das Überleben anderer Zellen in deinem Körper, die wiederum das Ihre tun, um zu überleben. Nur gemeinsam und in guter Abstimmung kann eine so große Gruppe von Einzellebewesen überleben. Können Zellen nicht ihre Arbeit tun, weil sie nicht erhalten, was sie zum Leben bzw. Überleben brauchen, sind sie unter- oder überfordert, ist die Kommunikation zwischen Zellen gestört oder unterbrochen, werden sie krank.

Das Netzwerk um dich herum

Jeder einzelne Mensch ist also ein laufendes Netzwerk. Wir sind aber, wie du eben an dem Beispiel mit dem Rauch oder dem Essen gesehen hast, keine geschlossenen Netzwerke. Wir sind mit unserer Umwelt vernetzt. Wir sind umgeben von Straßen und Häusern, mehr oder weniger viel Natur, besserer oder schlechterer Luft, mehr oder weniger viel Licht oder Lärm und von anderen Menschen, mit denen wir in ständiger Kommunikation und einem kontinuierlichen Austausch stehen. Auch hier benötigen wir die »richtigen« Bedingungen, damit die Kommunikation zwischen äußerem und innerem Netzwerk und umgekehrt möglichst fehlerfrei funktioniert. Durch unser Verhalten, unsere Kommunikation und unser Selbstbewusstsein können wir einen erheblichen Einfluss darauf nehmen, ob es zu »Fehlern« in unseren Netzwerken kommt oder nicht.

Menschliche Kontakte

Einer der wichtigsten Bestandteile deines Natural Networks sind die Menschen in deinem direkten Umfeld: Eltern, Großeltern, Geschwister und andere Familienangehörige, Freunde und Bekannte, Bekannte von Bekannten, Kollegen, Menschen aus deinem gesamten Ausbildungsverlauf, angefangen von Kindergärtnerinnen, Lehrern, Ausbildern, Professoren und Dozenten, die lieben Nachbarn ... Mit all diesen Menschen bist du in irgendeiner Art und Weise vernetzt. Und auch die anderen Menschen sind untereinander vernetzt, was du spätestens dann merkst, wenn deine Cousine sauer ist, weil sie von deiner Nachbarin erfahren hat, dass du Ärger mit einer Kollegin hattest und den am Hausmeister ausgelassen hast, der aus Rache die Kellertür abgeschlossen hat, weshalb deine Cousine ihr Fahrrad nicht abholen konnte. Aber lassen wir das.

Die wichtigsten Personen in deinem Leben sind die Menschen, bei denen du aufgewachsen bist. Meist sind das deine Eltern oder nur ein Elternteil, deine Großeltern oder andere Menschen. Deine ersten und engsten Bezugspersonen sind die wichtigsten Menschen in deinem Leben. Selbst wenn du heute keinen Kontakt mehr zu ihnen haben solltest, haben diese Menschen dein Leben geprägt. Das, was sie gedacht und gesagt oder eben nicht gesagt haben, und das, was sie getan oder nicht getan haben, haben sie dir mitgegeben.

Norman lebte in seiner Sippe. Seine Zugehörigkeit zu dieser Gruppe von Menschen sicherte sein Überleben. Er hielt sich an die Gruppenregeln seiner sozialen Gemeinschaft, um keinen Rausschmiss zu riskieren. Allein in der weiten und gefährlichen Welt der Säbelzahntiger hätte er kaum Überlebenschancen gehabt. Neugeborenen geht es genauso. Sie sind hilflos und eine lange Zeit auf das Wohlwollen ihrer Eltern angewiesen. Allein würden auch sie nicht überleben. Das menschliche Gehirn hat deshalb die Fähigkeit entwickelt, zu lernen. Lernen wir, wie wir uns »richtig« verhalten und die »richtigen« Überzeugungen entwickeln, honoriert unser Umfeld das mit Schutz und Versorgung – wir werden nicht rausgeschmissen.

Kinder lernen die »richtigen« Verhaltensweisen extrem schnell. Ihr Gehirn schwingt bis zum sechsten Lebensjahr in niedrigen Frequenzbereichen, die sie in die Lage versetzen, eine riesige Menge an Informationen und Erfahrungen zu speichern[1]. Kinder lernen durch die Beobachtung ihrer Welt und speichern das erworbene Wissen in ihrem Unterbewusstsein. So kommt es, dass auch die Verhaltensweisen und die Ansichten der Eltern im kindlichen Gehirn neuronal verankert und die entstehenden Muster Teil ihres Unterbewusstseins werden. Erleben wir im Erwachsenenalter einen Reiz, antwortet unser Unterbewusstsein mit einer Reaktion, die in unserer Kindheit beim ersten Erleben dieses Reizes gespeichert wurde.

Kinder bis zum sechsten Lebensjahr bilden die Erfahrungen ihres Natural Networks als die eigenen ab.

Wie sehr sich diese Fähigkeit, in der frühen Kindheit Erfahrungen aufzuzeichnen, auf dein Leben auswirken kann, erfährst du in den nächsten Kapiteln.

Der Lebensraum

Ein weiterer Bestandteil deines Natural Networks ist das Umfeld, in dem du lebst, dein Lebensraum. In welchem Land, in welcher Kultur lebst du? Stammst du aus einer anderen Kultur? Wie verträgt sie sich mit der des Landes, in dem du heute lebst? Lebst du in der Stadt oder auf dem Land? Lebst du in einer großen Stadt? Ist es dort hektisch, oder verläuft das Leben entspannt? Ist es laut oder leise, dort, wo du wohnst? Lebst du in einem Haus oder in einer Wohnung? Wie ist dieses Haus oder diese Wohnung gestaltet? Liebevoll oder lieblos? Ist es eng, ist es weiträumig, ist es weitläufig? Was siehst du, wenn du aus dem Fenster blickst? Schaust du auf eine Wand oder ins Grüne? Ist es nachts dunkel, oder sind überall künstliche Lichtquellen?

Ein Mensch, der in einer Stadt wie Hongkong lebt, hat ein komplett anderes Natural Network als Menschen, die in einem kleinen Dorf oder auf einem weit abgelegenen Bauernhof leben. All das, was um uns herum ist, nimmt anders Einfluss auf unser Inneres. Jedes Lebewesen passt sich der Umgebung an, in der es lebt – oder es überlebt nicht. Ein Fisch lebt im Wasser und hat deshalb Kiemen. Wir Menschen leben an Land und atmen Luft, weshalb wir Lungen haben. Norman lebte in der Natur. Daran war sein Körper angepasst. Und das ist der Grund, warum auch dein Körper positiv auf die Natur reagiert.

Niederländische Forscher studierten die Gesundheitsakten von über 350 000 Menschen und fanden Spannendes heraus: In der Nähe einer Grünfläche, beispielsweise einem Park oder Stadtwald, zu leben hat positive Auswirkungen auf die körperliche, aber auch geistige Gesundheit. Innerhalb eines Ein-Kilometer-Radius zu einer Grünfläche zu leben reduziert das Risiko, an 15 von 24 Krankheitsbildern (unter anderem Herz-Kreislauf-Erkrankungen, neurologische Erkrankungen, Erkrankungen des Bewegungsapparats u.a.) zu erkranken. Ein Drei-Kilometer-Radius reicht aus, um Angsterkrankungen, Infektionsanfälligkeit und Verdauungsbeschwerden zu vermindern. Außerdem stellte man fest, dass nur 18 von 1000 Menschen an psychischen Erkrankungen litten, wenn ihr Lebensraum innerhalb des nächsten Kilometers 90 % Grünflächen aufwies. Wies er dagegen nur 10 % Grünflächen auf, gab es 26 Erkrankte. Diese Ergebnisse berufen sich auf Langzeitbeobachtungen, aber auch kurzfristig sind die positiven Effekte der Natur auf unsere Gesundheit belegbar. Allein der Blick auf eine natürliche Umgebung verbessert Blutdruck und Puls.[2]

Allein der Blick auf eine natürliche Umgebung verbessert Blutdruck und Puls.

Um diese Aussage zu überprüfen, liefen in einem weiteren Versuch zwei Gruppen von Sportlern auf Laufbändern, vor denen Bilder aus der Natur oder städtische Szenen aufgebaut waren. Diejenigen, die vor Landschaftsbildern liefen, wiesen nach dem Test einen niedrigeren Blutdruck und ein höheres Selbstbewusstsein auf als die andere Gruppe, die mit dem Blick auf Stadtszenen gelaufen war.

Schon der Blick aus dem Fenster kann Einfluss auf die Gesundheit nehmen. Der amerikanische Forscher Roger S. Ulrich stellte bereits 1984 fest, dass Patienten nach einer Operation schneller gesund wurden, wenn sie aus dem Krankenhausfenster ins Grüne sahen, als diejenigen, die auf eine Hauswand guckten.[3]

Auch Licht hat eine direkte Auswirkung auf dein Wohlbefinden. Wieder einmal schauen wir in die Steinzeit. Wann gingen Norman und Waldtraut schlafen? Klar, wenn es dunkel wurde. Und sie standen mit dem ersten Licht der Sonne wieder auf, denn die Natur bestimmte ihren Alltag. Licht hat direkten Einfluss auf unseren Biorhythmus, denn es reguliert die Produktion des Schlafhormons Melatonin.[4] Wird es dunkel, wird vermehrt Melatonin produziert, und du wirst müde. Wird es wieder hell, fährt dein Körper die Melatoninproduktion wieder runter, und du wirst wach. So sollte es zumindest sein. Kunstlicht wie elektrisches Licht von Lampen, hell erleuchtete Monitore von Fernsehern und Computern, ja selbst von Smartphones und auch Schichtarbeit (bei der nachts bei Kunstlicht gearbeitet wird) gaukeln deinem Körper vor, es sei Tag. Die Melatoninproduktion und der Biorhythmus kommen durcheinander, das Resultat sind Schlafstörungen.[5, 6]

Auch dein Lebensraum mit all seinen Faktoren ist also Teil deines Natural Networks und nimmt Einfluss auf deine Gesundheit. Das heißt nicht, dass ein Leben in der Stadt oder Schichtarbeit schlecht ist oder dich zwingend krank macht. Es geht dir gut, wenn du zufrieden, also in Frieden mir dir und deiner Situation bist. Wer mitten in Hongkong, umgeben von Freunden, ein erfülltes Leben führt, wird weniger Stress haben als jemand, der einsam und unglücklich in einem kleinen Dorf lebt. Ich finde es trotzdem wichtig zu wissen, an welche natürlichen Faktoren dein archaischer Körper angepasst ist und welchen Einfluss die Natur auf ein gesundes Leben nimmt. Die Entscheidung, was du daraus machst, triffst du selbst.

Neue Kommunikation

Wollte Waldtraut mit Norman reden, musste sie ihm Auge in Auge gegenüberstehen. Heute gibt es neben der persönlichen Kommunikation auch andere Wege, um mit Menschen in Kontakt zu treten. Wir können ganz altmodisch Briefe schreiben oder ganz neumodisch elektronische Nachrichten versenden. Wir müssen uns nicht mehr persönlich treffen, sondern können uns mit immer mehr Menschen auf immer schnelleren Wegen, nämlich über das World Wide Web, das weltweite Netz, verbinden. Auch dort sind wir miteinander vernetzt. Der Unterschied zu natürlicher Kommunikation, wie sie Norman und Waldtraut hatten, ist allerdings, dass das Internet ein Netzwerk ist, mit dem wir uns zwar mit der gesamten Welt verbinden können, dass es aber kein »natürliches« Netzwerk ist, weil die natürliche Verbindung eine andere ist. Was genau passiert, wenn ich mich »unnatürlich« verbinde, erkläre ich dir im Kapitel »Facebook ist unsozial«.

Natural Network und Gesundheit

Je natürlicher unser Lebensraum, je natürlicher die Nahrungsmittel, je natürlicher die Bewegung und je natürlicher der Kontakt und die Verbindung zu anderen Menschen, desto gesünder können wir sein. Ohne eine natürliche Verbindung fehlt etwas. Könntest du dir vorstellen, dich ausschließlich mit deiner Familie und deinen Freunden per Mail, Telefon, Videochat oder Chat zu unterhalten? Und sie nur noch in »Chatrooms« zu treffen? Was würde dir fehlen? Was genau? Was macht den Kontakt zu anderen Menschen so wichtig für dich? Was bedeutet für dich, natürlich verbunden zu sein?

Warum spielt das Natural Network eine so große Rolle für die Gesundheit? Jede Handlung, die wir vornahmen, und jede Erfahrung, die wir machen, nimmt dein Körper wahr, gleicht sie ab und bewertet sie. Stimmt ein Reiz nicht mit den physiologischen Bedürfnissen deines Körpers überein oder erfüllt eine Erfahrung nicht deine emotionalen Bedürfnisse, entsteht Unruhe, und dein Körper signalisiert dir: »Hier stimmt etwas nicht. Das ist nicht so, wie ich das brauche. Gefahr!«

Die »Gefahr«, in der wir uns heute befinden, entspringt selten der Natur, sondern zumeist unserem Natural Network. Das Gute daran: Wir können die Faktoren unseres Umfelds jederzeit selbst beeinflussen.

Und was passiert, wenn dein Körper in Gefahr ist? Genau, er löst eine Stressreaktion aus. Ich wiederhole kurz: Akuter Stress ist überlebenswichtig, denn er aktiviert Energie und Aufmerksamkeit, um Kraft und Ausdauer zu haben, gefährlichen Situationen zu entkommen. Chronischer Stress hingegen macht krank. In unserer heutigen Welt gibt es kaum noch lebensbedrohende Situationen, wie Norman und Waldtraut sie kannten – Gefahr erkannt und weggerannt. Wir leiden permanent an einer scheinbar unendlichen Flut kleinerer und größerer Probleme. Und da sind wir wieder beim Natural Network. Haben wir in unserem Umfeld ständig Ärger und Probleme, die negative Gefühle auslösen, haben wir chronischen Stress. Welche körperlichen Auswirkungen er hat, weißt du bereits.

Suche und Sucht

Wir alle suchen nach etwas. Wir suchen nach neuen Herausforderungen, Wissen, Anerkennung, Liebe und Nähe oder der Möglichkeit, uns weiterzuentwickeln – und manchmal suchen wir einfach nur nach Ruhe. Haben wir Stress, suchen wir nach einer Lösung. Suchen wir permanent und vor allem suchen wir vergeblich, kann aus der Suche eine Sucht werden.

Das Suchsystem

Norman hat gesucht. Und wie er gesucht hat. Tagtäglich suchte er nach Nahrung, neuen Jagdgründen, einem sicheren Lagerplatz für seine Sippe oder einer Möglichkeit, seinen Wurfspeer zu optimieren, um sich die Jagd zu erleichtern. Norman strebte nach Veränderung, er suchte nach konkreten und greifbaren Möglichkeiten, um seinen momentanen Zustand zu verbessern. Dafür, dass Norman nicht aufgab und immer wieder suchte, sein Leben anpasste und damit der Evolution des Menschen Vorschub leistete, sorgte das Suchsystem in seinem Gehirn (vgl. »Nucleus accumbens« im Kapitel »Stress und wie wir mit ihm umgehen«). Immer, wenn etwas gut für Norman war, belohnte es ihn durch die Ausschüttung von Dopamin – Norman fühlte sich prima. Genauso wie uns unser Nervensystem blitzschnell vor Gefahren warnt, sorgt es auch dafür, dass wir uns merken, was gut für uns ist. Fand Norman süße Beeren, belohnte ihn sein Suchsystem mit guten Gefühlen. Das führte dazu, dass Normans Gehirn speicherte: »Süße Beeren sind gut. Sie machen glücklich, die muss ich wieder suchen!« Dieser Vorgang geschah für Norman unbewusst, aber stetig.

Heute ist das nicht anders. Ganz gleich, wonach wir suchen, sobald wir es finden, belohnt uns unser Suchsystem mit einem guten Gefühl. Damit der Reiz nicht wieder vergessen wird, markiert der Botenstoff Dopamin im Belohnungssystem: »Merken, das war gut!« Oder: »Geschafft, wiederholen!«

Unser »Belohnungs- oder Suchsystem« verbindet drei Gehirnfunktionen: Eine Sinneswahrnehmung wird einem Gefühl zugeordnet, und das Ganze wird im Gedächtnis abgelegt. So lernen wir. Was Spaß macht oder guttut, wird gespeichert.

Was für Norman lebenswichtig war, gerät in unserer Welt allerdings schnell aus dem Ruder. Anders als unsere Vorfahren in einer reizärmeren Welt finden wir ständig Belohnungen, häufig auch ohne bewusst zu suchen. Alles, was wir als »Das ist super, noch mal!« abspeichern, möchten wir immer wieder haben. Von lustigen Internetfilmchen über Onlineshopping bis hin zu Süßigkeiten oder anderen Verlockungen dient heute vieles schnell und unkompliziert dem Stillen unserer Bedürfnisse. Wenn wir allerdings versuchen, unsere inneren Bedürfnisse mit den »Belohnungen« der äußeren materiellen Welt zu befriedigen, suchen wir vergeblich.

Was wir wirklich suchen

Die Grundbedürfnisse jedes Menschen sind Nähe, Zuwendung, Sicherheit, Respekt und Anerkennung. Hat ein Mensch eins oder mehrere dieser Grundbedürfnisse in seiner Kindheit nicht erfahren und ist er nicht in der Lage, diese Bedürfnisse zu spüren und zu formulieren, leidet sein Wohlbefinden.

Respekt und Anerkennung

An der Ampel steht ein glänzender Sportwagen. Ertönt der röhrende Auspuff, drehen sich alle Köpfe in seine Richtung. Dem »sportlichen« Mann im Porsche zollen wir Respekt. Ob wir nun denken: »Erfolgreicher Typ, der kann sich so ein Auto leisten!« oder ihn neidvoll als Angeber titulieren – unsere Aufmerksamkeit ist ihm sicher. Das Vorzeigen eines Statussymbols verdeutlicht nämlich den *Status* eines Menschen – wer einen Porsche fährt, beweist, dass er es im Leben und im Beruf so weit gebracht hat, dass er sich teure Dinge leisten kann. (Ja, auch wenn er nur geleast ist …) Der Porsche wird zum Symbol für »Respekt erfahren«, weil in unserer leistungsorientierten Gesellschaft nun mal derjenige respektiert wird, der Erfolg hat, Geld verdient und sich etwas leisten kann.

Wie mag es dem Porschefahrer gehen? Jemand, der im Porsche an der Ampel steht und neidvolle Blicke erntet, wird sich in diesem Moment gut fühlen, denn er bemerkt, dass er wahrgenommen wird. Wahrgenommen zu werden ist für den Menschen wichtig. Dabei gibt es drei Formen von Wahrnehmung. Die positive Form der Wahrnehmung ist respektvoll, sie bekundet, dass das, was ein Mensch darstellt, als positiv empfunden wird. »Super, der kann sich einen Porsche leisten!« Die negative Rückmeldung ist Neid, der sich häufig in Missgunst äußert. »Pff, der muss wohl was kompensieren.« Die dritte Variante ist die Frage nach dem Sinn eines Fahrzeugs, das weder nötig noch ökologisch vertretbar noch nachhaltig ist. Ganz gleich, welches Urteil nun mitschwingt, eins ist dem Fahrer sicher: Er wird wahrgenommen.

Wie wichtig Respekt und »Gesehenwerden« für die eigene Position in der Gesellschaft sind, zeigt ein Phänomen in der Tierwelt, wo es ähnlich funktioniert: In einer natürlichen Kuhherde steht diejenige Kuh in der Mitte der Gruppe, die den höchsten Respekt genießt. Dem Tier, das den höchsten Respekt genießt, wird die höchste Sicherheit gewährt.[7] Wer in der Mitte einer Gruppe steht, ist für potenzielle Jäger am schlechtesten erreichbar. Auch das ist eine Form von Anerkennung. Und was passiert noch? Wer in der Mitte steht, wird von allen wahrgenommen, gesehen.

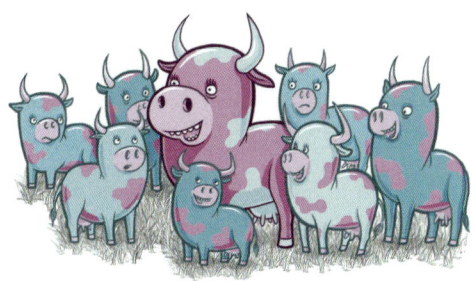

Zurück zum Porschefahrer. Ob er nun glücklicher ist als andere Menschen, weil er Respekt egal welcher Art erfährt, bleibt hier unklar. Hat er sich den Porsche tatsächlich gekauft, um ein Minderwertigkeitsgefühl zu kompensieren, wird auch das nächstteurere Auto ihm nicht helfen. Wichtiger als überhaupt wahrgenommen im Sinne von gesehen zu werden ist die Wertung nach der Wahrnehmung. Nicht jede Wahrnehmung ist wie im Fall des Porschefahrers mit Anerkennung und Respekt verbunden. Häufig widerfährt Menschen, die stark übergewichtig sind, das Gegenteil. Sie werden zwar stärker wahrgenommen als »normal«-gewichtige Menschen, denn jemand, der 200 Kilo wiegt, wird eher angeschaut als eine Person, die 80 Kilo wiegt. Allerdings begegnet man Menschen mit sehr hohem Übergewicht häufig mit Unverständnis oder sogar Missachtung. Kopfschütteln, abfällige Blicke und Sätze wie: »Wie kann man nur so fett sein!?«, »Wie kann man sich nur so gehen lassen?«, »Ekelhaft!«, »Fettsack!« oder andere respektlose Äußerungen sind leider an der Tagesordnung.

Verachtung ist das Gegenteil von Anerkennung. Viele meiner übergewichtigen Klienten berichten, dass abfällige Blicke in ihnen den Wunsch auslösen, lieber gar nicht mehr angeschaut, überhaupt nicht mehr wahrgenommen zu werden. Und dabei entsteht ein Konflikt, denn einer der innigsten Wünsche jedes Menschen ist es nun einmal, positiv, mit Respekt und Anerkennung wahrgenommen zu werden. Findet das nicht statt, haben wir Stress. Und schon geht der Teufelskreis wieder los: Haben wir Stress, streben wir nach einer Veränderung (siehe »Stress und wie wir mit ihm umgehen«, Seite 51). Wir beginnen, nach einer Lösung zu suchen, und unser Suchsystem wird aktiv. Die optimale Lösung in dem aktuellen Beispiel wäre es, *nicht* mehr negativ wahrgenommen und im Idealfall sogar positiv bewertet zu werden. Da das aber nicht direkt und ohne viel Aufwand möglich ist, bleibt der Druck bestehen. Das Belohnungssystem wird mit anderen Mechanismen angeregt – Essen, allein der Gedanke an die Tafel Schokolade, die im Schrank schon auf uns wartet, reicht –, und das gibt uns zumindest für den Moment das Gefühl, eine »Lösung« gefunden zu haben.

Je größer das Problem oder genauer gesagt, je größer die negative Wahrnehmung eines Problems allerdings ist, desto größer muss der Reiz auf unser Belohnungssystem sein. Das Fatale daran ist, dass Menschen, die chronisch viel Zucker oder andere Belohnungsstoffe wie Nikotin, Kaffee, Alkohol u. a. zu sich nehmen, immer weniger auf denselben Reiz reagieren. Du kannst dir das so vorstellen wie den Effekt von scharfem Essen: Wenn du das erste Mal bei einem traditionell kochenden Inder isst, werden dir, wenn du vorher nie scharf gegessen hast, die Flammen aus dem Hals schlagen. Isst du dort täglich, wirst du dich schnell an die Schärfe gewöhnen und sie nach einiger Zeit gar nicht mehr bemerken. Vielleicht würzt du sogar nach. Genauso ist es beim Dopamin. Stehst du unter Dopamin-Dauerfeuer, reicht eine kleine Dosis nicht mehr, um ein gutes Gefühl auszulösen. Um den gleichen positiven Reiz zu erfahren, muss die Dosis erhöht werden.

Nähe und Sicherheit

Wie hoch die Ausschüttung von Dopamin aber auch sein mag, sie liefert nicht die Lösung des eigentlichen Problems. Ich möchte das an einem Fallbeispiel zeigen: Eine meiner Klientinnen hatte einen Vater, der Alkoholiker war. Bevor er alkoholkrank wurde, war er beruflich sehr erfolgreich. Er hatte einen Job in hoher Position mit viel Personalverantwortung, war als Alleinverdiener finanziell verantwortlich für die Familie und verdiente genug Geld, dass alle versorgt waren und in den Urlaub fahren konnten. Dann verlor er seinen Job und fand auch nach längerer Bewerbungszeit keinen neuen. Als das Arbeitslosengeld nicht mehr ausreichte, begann seine Frau zu arbeiten, und er begann zu trinken. Anfangs putzte sie privat, dann kamen Unternehmen hinzu, und die Aufträge wurden mehr. Ihr Verdienst wurde besser. Der Familienkasse ging es wieder gut, doch ihr Mann fühlte sich immer schlechter. Es war doch *seine* Verantwortung, für das Wohl der Familie zu sorgen! Seine Frau sollte sich um die Kinder kümmern, nicht er. Er bewarb sich weiter, erhielt aber nur Absagen. Sein Frust und seine Verzweiflung wuchsen. Er saß allein und »nutzlos« zu Hause und »musste« auf die Kinder aufpassen, während seine Frau arbeiten ging, was doch eigentlich seine Aufgabe war. Er kam nicht damit zurecht, keine Aufgabe und keine Verantwortung mehr zu tragen. Erst trank er nur abends, wenn seine Frau arbeiten war. Nach einer Weile war seine Wut so groß, dass er auch tagsüber zur Flasche griff und immer reizbarer wurde. Als seine Tochter fragte, was es zum Mittagessen gebe, er aber nichts gekocht hatte, schlug er zum ersten Mal zu. Seine Übergriffe wiederholten sich immer häufiger. Statt Liebe und Fürsorge erfuhr das Mädchen Zurückweisung, Schläge und verbale Gewalt. Um der Aggression ihres Vaters zu entkommen, zog sie sich in ihr Zimmer zurück, versteckte sich in einer Ecke und begann zu essen. Der Vorratsschrank war voller Süßigkeiten, und jedes Mal, wenn sie etwas gegessen hatte, hatte sie das Gefühl, dass sie in Sicherheit war. Je mehr Angst sie hatte, desto mehr aß sie. Besonders »gut« taten ihr Schokoküsse, die sie öffnete, vorsichtig mit dem Finger leer löffelte und erst dann die zarte Schokolade und den Boden aß. Ging die Schokolade zu früh zu Bruch, war alles zerstört. Dann begann sie von vorne. Und so kam es, dass sie über die Jahre hinweg dicker und dicker wurde. Essen war ihre »Lösung« geworden. Sie konnte nicht weglaufen, nicht schreien, sich nicht gegen ihren Vater zur Wehr setzen – und sie hat nie mit jemandem darüber gesprochen.

Aus chronischem emotionalem sowie körperlichem Missbrauch kann sich aufgrund der dauerhaften Aktivierung der Stressachsen eine Kortisolresistenz entwickeln[8], die ein entstehendes Übergewicht noch bestärkt, indem der Körper vermehrt Fette einlagert.[9, 10, 11]

Welche Parallelen haben das kleine Mädchen und ihr Vater? Beide haben gesucht. Der Vater suchte nach Anerkennung, die er aus seiner Sicht nur hätte erfahren können, wenn er derjenige gewesen wäre, der die Familie – finanziell – versorgt. Damit hätte er für (finanzielle) Sicherheit in der Familie gesorgt. Diese Anerkennung konnte er in seiner Rolle als Hausmann nicht finden. Da die Suche nach der »richtigen« Lösung erfolglos war, suchte er nach einer anderen und fand sie in der Aktivierung seines Belohnungszentrums mit Hilfe von Alkohol.[12] Seine Tochter suchte nach Anerkennung, Nähe und Sicherheit durch ihre Eltern. Da ihre Bedürfnisse weder gesehen noch erfüllt wurden, suchte sie nach einem anderen Weg, dieses Gefühl zu erlangen. Sie fand die »Sicherheit« in chronischer Nahrungsaufnahme, insbesondere von energiedichter Nahrung mit viel Zucker und Fetten, den industriell hergestellten Süßigkeiten.[13]

INFO

Der Neurotransmitter, der in unserem Körper das Gefühl »Sicherheit« und »Glück« auslöst, ist Serotonin. Sogar Amöben können Serotonin bilden, aber offensichtlich nur dann, wenn die Nahrungsaufnahme für sie sichergestellt ist. Beim Menschen wird Serotonin vor allem bei der Aufnahme von kohlenhydratreichen und fettigen Speisen ausgeschüttet, was bedeutet, das der Verzehr von Süßkram und Junkfood zu einem Glücksgefühl bzw. zu einem Gefühl von Sicherheit führt.[14] Dieses Gefühl hält leider nur während des Essens an, denn das echte Bedürfnis nach Sicherheit wird nicht gestillt, und so beginnt die Suche danach von vorn.

Prägung und Verhalten

Sowohl Vater als auch Tochter haben »Lösungswege« gefunden, die ihnen ihr Natural Network vorgegeben hat. Ihnen fehlte eine natürliche Verbindung zueinander, die vielleicht zustande gekommen wäre, wenn der Vater seine neue Rolle in der Familie hätte akzeptieren und annehmen können. Unsere Gesellschaft tut sich heute noch immer schwer mit einem Rollentausch innerhalb der Familie, auch wenn dieses Modell immer häufiger vorkommt. Der Mann hat der Versorger zu sein, die Frau bleibt bei den Kindern. Hausmänner werden häufig skeptisch betrachtet.

Zu der Zeit, als die Frau in unserem Fall ein Kind war, war das alte Rollenmodell noch viel präsenter als heute. Möglicherweise war es ihrem Vater aufgrund der Prägung, die er durch sein Natural Network erfahren hat, nicht möglich, aus seiner neuen Rolle Bestätigung zu ziehen. Die »neuen« Väter haben es da heute zuweilen leichter. Dennoch gilt: Je länger (chronischer) ein Verhalten, eine Erwartung oder ein Dogma existiert, desto länger dauert es, neue Verhaltensmuster zu entwickeln und zu akzeptieren. Wenn du dein Leben ändern möchtest, um ein glücklicheres Leben zu führen, brauchst du Mut. Besonders wenn du neue Dinge tust, die dein Umfeld nicht von dir erwartet. Die Erwartung der Gesellschaft ist vielschichtig. Mehr darüber liest du im Kapitel »Druck aus dem Natural Network«.

Prägung und Verhalten

Unser Natural Network prägt uns, denn all das, was uns umgibt, nimmt Einfluss auf unser Verhalten. Den wichtigsten Prägungsanteil haben unsere Eltern oder die Menschen, die uns aufziehen, denn sie sind es, die uns täglich leiten, führen, lehren und vor allem mit uns in Verbindung gehen. Sie kommunizieren mit uns und tauschen sich mit uns aus. Auch wenn sie nicht mit uns reden oder nicht mit uns in Verbindung gehen, hat das Auswirkungen auf unsere Entwicklung. Der Einfluss unserer Eltern ist so groß, dass hierzu eine große Zahl spannender Studien existiert. Sehr aussagekräftig finde ich eine Studie von Ian Weaver. Er hat das Verhalten von Rattenmüttern beobachtet, die Junge aufziehen.[15] Dabei hat er untersucht, inwieweit Unterschiede in der Pflege der Jungtiere zu unterschiedlichem Umgang mit Stress im späteren Leben der Tiere führen. Weaver fand heraus, dass Jungtiere, die eine sehr fürsorgliche Mutter hatten, als ausgewachsene Tiere deutlich entspannter im Umgang mit Stress waren als Jungtiere, die eine weniger fürsorgliche Mutter hatten. Fürsorge zeigt sich bei Ratten vor allem dadurch, dass die Mütter ihre Babys häufig sauberlecken. Es ist der liebevolle Körperkontakt, der Rattenjungen die nötige Sicherheit und Ruhe für das spätere Leben mitgibt. Diese Erkenntnis ist auf den Menschen übertragbar, denn auch Studien an Menschen geben Hinweise darauf, dass Kinder in den ersten sechs Lebensjahren, also in ihrer wichtigsten Prägungsphase, extrem sensibel für die Wahrnehmung von äußeren Reizen sind. Das Verhalten und die Einstellung von Eltern, aber auch von Kindergartenpersonal, sind in dieser Zeit prägend.[16, 17, 18]

Eltern oder diejenigen, die einen großen Teil der Erziehung übernehmen, haben einen großen Einfluss auf das Verhalten der Kinder. Dabei ist es nicht so, dass die Kinder zwingend das Verhalten ihrer Eltern übernehmen; oft zeigen sich aber ähnliche Bedürfnisse oder Einstellungen in anderen Verhaltensmustern. Ich habe einmal einen Mann gecoacht, der kurz vor einem Burn-out stand. Sein Job, den er sehr liebte, fraß ihn förmlich auf. Wir sprachen über seine Familie, und er erzählte, dass seine Mutter ständig irgendwelche Erkrankungen, Verletzungen, Schmerzen oder körperliche Einschränkungen hatte. Sie brauchte viel Unterstützung durch andere Menschen, und bekam sie sie nicht ausreichend, täuschte sie Beschwerden sogar vor. Besonders von ihrem Sohn verlangte sie ungeteilte Aufmerksamkeit. Ihr Sohn durchschaute dieses Verhalten im Laufe der Zeit und zog sich vor ihr zurück, weil ihn »diese Masche« seiner Mutter nervte und abstieß. Interessanterweise zeigte er, verglichen mit seiner Mutter, ein genau gegenteiliges Verhalten. Er hatte nie Schmerzen, war selten krank, und wenn er etwas hatte, trug er es mit Fassung und wollte bloß keine Mitleidsbekundungen. Stattdessen hatte sich bei ihm ein anderes Verhalten entwickelt. Er war als Leiter einer großen Abteilung eines Unternehmens beruflich sehr erfolgreich und bekleidete eine hohe Position. Die meisten seiner Mitarbeiter waren von seinen Entscheidungen abhängig und brauchten häufig seine Unterstützung oder sein Know-how. Mein Klient liebte seine Arbeit, und es fiel ihm nicht leicht, Dinge abzugeben. Er wollte derjenige sein, an dem »kein Weg vorbeiführt«, speziell wenn es um wichtige Entscheidungen ging. Immer im Dienst und immer erreichbar, hatte er sich, ohne es zu merken, an das Ende seiner Kräfte gebracht. Er hatte, ohne es zu bemerken, genau wie seine Mutter ein Verhalten entwickelt, das ihm ein hohes Maß an Aufmerksamkeit sicherte, da er von allen Mitarbeitern wahrgenommen wurde bzw. sogar wahrgenommen werden musste. Natürlich kam er so nie zur Ruhe.

Als Kinder übernehmen wir unbewusst die Muster unseres Natural Networks. Wenn wir uns mit den daraus resultierenden Gefühlen nicht auseinandersetzen, wirken diese Muster in uns weiter, und wir suchen, ohne zu finden.

Umgang mit Stress

Genau wie Rattenbabys lernen auch wir als Kinder die Muster, wie wir mit Gefühlen und Problemen umgehen. Je nachdem, wie unsere Eltern auf unsere ursprünglichen Gefühle reagiert haben, reagieren wir unbewusst auch heute. Wenn ein Baby schreit, hat es Bedürfnisse. Was braucht es? Die Antworten auf diese Frage fallen unterschiedlich aus. Von »Es hat Angst« über »Ihm ist zu kalt oder zu warm« bis »Es hat Hunger« ist alles dabei. Aber wie reagiere ich auf das Bedürfnis eines Babys, wenn ich nicht genau weiß, was es braucht? Viele Menschen füttern. Und tatsächlich ist das Stillen eine gute Möglichkeit, verschiedene Bedürfnisse gleichzeitig zu erfüllen. In Kontakt mit der Haut der Mutter, am besten in einer entspannten Situation, bekommt das Baby Ruhe, Sicherheit, Nähe – und sollte es wirklich hungrig sein, auch Nahrung. Natürliches Stillen an der Brust der Mutter ist nicht nur aufgrund der optimalen Nährstoffzusammensetzung der Muttermilch besser als jedes industriell hergestellte Ersatzprodukt, sondern stellt vor allem aufgrund des engen Körperkontakts zwischen Mama und Baby eine wahre Ruhequelle dar. Denn Oxytocin, das bei Körperkontakt ausgeschüttet wird, hemmt Stress.[19] Genau deshalb ist das Wort »Stillen« auch bezeichnend dafür, was mit dem Baby passiert. Sogar das Umfeld profitiert von diesem innigen Prozess. Ich weiß noch, wie mich es immer beruhigt hat, wenn unsere Töchter von ihrer Mama gestillt wurden. Die einkehrende Ruhe dabei beruhigt alle. Wer kleine Babys »ausschreien« lässt, begeht emotionalen Missbrauch und triggert damit das Suchsystem des kleinen Menschen, der in diesem Moment vergeblich nach dem sucht, was er braucht: Nähe und Nahrung. Findet dieses Verhalten der Eltern regelmäßig statt, ist das Risiko hoch, dass das Kind später sein Suchsystem intensiv »füttern« muss, wodurch im späteren Leben Süchte entstehen können.[20, 21, 22, 23] Chronischer Stress der Mutter beeinflusst bereits während der Schwangerschaft den Fötus und kann unter anderem beim Kind Autismus auslösen und zu chronischen Entzündungen führen.[24]

Leider kommt es viel zu häufig vor, dass Bedürfnisse von Kindern statt gestillt »still geschaltet« werden. Chips vor dem Fernseher erkaufen der gehetzten Mutter eine halbe Stunde Verschnaufpause. Ein Tütchen Weingummi lenkt das Kind vom aufgeschlagenen Knie ab, ein dickes Eis tröstet das Kindergartenkind über die gemeine Freundin hinweg und ein Shoppingtrip den Teenager über den ersten Liebeskummer. Gerade bei kleinen Kindern geben wir damit die falsche Antwort auf die richtige Frage. Die grundlegenden Fragen, die wir uns immer wieder beantworten wollen, sind: »Hast du mich lieb?« Und: »Bin ich (mit all dem, wie ich bin) in Ordnung?« Wenn wir uns diese Fragen nicht beantworten und unser grundlegendes Bedürfnis nach Nähe und Sicherheit nicht stillen können, gehen wir auf die Suche. Meist finden wir Ersatz. Süßigkeiten, Ablenkung durch Spiele, Chatten, Zocken oder Surfen, Alkohol, Shopping, exzessiven Sport, Rauchen oder Drogen. Jedes Mal, wenn wir Ersatz für unsere ungestillten Bedürfnisse finden, sind wir kurz zufrieden, weil jedes Mal, wenn wir »finden«, Dopamin freigesetzt wird. In diesem Moment geht es uns wirklich besser. Da wir aber nie das Bedürfnis hören, das tief in uns nach Befriedigung ruft, werden wir immer wieder suchen müssen. Aus der Suche wird eine Sucht.

Was aber würde passieren, wenn wir unsere inneren Bedürfnisse spüren könnten? Wenn wir vor dem Süßigkeitenschrank einen Moment innehalten würden, um zu überlegen, ob wir wirklich Hunger haben? Oder ob es vielleicht ein anderes Bedürfnis ist, das sich da bemerkbar macht? Eine Bekannte, alleinerziehend mit zwei wilden Kindern, klagte kürzlich, dass sie vier Kilo zugenommen habe vor lauter Stressessen. Sie wäre mit ihrer Kraft so am Ende, dass nur noch Süßigkeiten helfen würden, sie am Leben zu erhalten. Sie fragte mich, was sie tun könne. Ich gab ihr den Tipp, jedes Mal zu überlegen, warum sie essen wolle.

Na, weil ich Stress habe!, sagte sie.

Warum hast du Stress?

Ich habe so viel zu tun und schaffe es kaum, pünktlich an der Schule zu sein, um den Kleinen abzuholen. Meine einzige Pause ist die im Auto, bis er rauskommt.

Was möchtest du in diesem Moment, in dem du abgehetzt im Auto vor der Schule sitzt?

Ruhe. Ich will einfach Ruhe. Zu Hause geht es ja dann sofort weiter. Haushalt, Hausaufgaben, Buchhaltung. Mich gibt es gar nicht mehr. Ich fühle mich wie tot innendrin …

Hilft dir das Essen?

Ja, schon. Aber nur kurz, und dann kommt der Frust wieder.

Wie wäre es, wenn du zu Hause sagst, so, ihr Kinder dürft jetzt eine halbe Stunde auf dem Spielplatz oder im Kinderzimmer toben, und ich mache jetzt eine Mamapause. 15 Minuten. Geht das?

Ja, vielleicht …

Sie hat es versucht. Am nächsten Tag hat sie sich zwei Eieruhren gekauft, eine für sich und eine für die Kinder, die die Mamazeit anzeigen. Es hat ein paar Tage gedauert, aber jetzt klappt es. Wenn die Uhr klingelt, geht das Leben weiter. Bis dahin liegt sie im Schlafzimmer auf dem Boden, mit Kopfhörern und schöner Musik, und tut NICHTS. Das tut ihr so gut, dass sie als nächstes Ziel einen Zumba-Tanzkurs angepeilt hat. Sie liebt es, zu tanzen, da fühlt sie sich lebendig, sagte sie. Einmal die Woche passt dann eine Studentin aus dem Haus auf die Kinder auf.

Was ist hier passiert? Das Bedürfnis nach Ruhe ist bei dem Versuch, das Leben zu bewältigen, komplett in den Hintergrund geraten. Indem sie sich gefragt hat, was sie wirklich braucht, ist sie in Kontakt mit ihren Emotionen und dem Wunsch nach Ruhe gekommen. Andere Menschen suchen nicht nach Ruhe, sondern nach Nähe, Sicherheit oder Sinn im Leben. Eignet sich eine Handlung wie Essen, Rauchen oder Alkoholtrinken dazu, den inneren Zustand der Einsamkeit, Unsicherheit oder Sinnlosigkeit, wenn auch nur kurz, zu verdrängen, kann sie, wenn sie die einzige »Lösung« des Problems darstellt, zur Sucht werden.

Ich finde es völlig in Ordnung, mal Süßigkeiten oder Chips zu essen und seinen Kindern besondere »Aufmerksamkeiten« zu geben. Gemeinsam ein leckeres Eis zu genießen, gehört zum Leben dazu. Es ist nur wichtig, sensibel dafür zu sein, wann, wie und wie oft wir diese Aufmerksamkeiten nutzen, damit wir nicht Gefahr laufen, sie zu instrumentalisieren.

Ängste und Wünsche

Natürlich ist unser Leben nicht nur von einem einzigen Gefühl, einem einzigen Problem geprägt. Wir alle tragen Bedürfnisse, positive und negative Gefühle, Ängste und Wünsche sowie alte Muster in uns. Wie sehr Ängste und Wünsche miteinander verbunden sind, möchte ich dir am Beispiel einer Klientin zeigen, die es geschafft hat, aus ihren Ängsten ihre größten Wünsche abzuleiten und in die Realität umzusetzen.

Als Kind hat meine Klientin heftige Missbrauchserfahrungen gemacht. Sie hat keinerlei positive Nähe erfahren, sie wurde von beiden Elternteilen stark vernachlässigt und war oft und lange allein zu Hause. In der

Schule hatte sie nie echte Freundschaften, weil es ihr schwerfiel, anderen zu vertrauen und sich anderen zu öffnen. Erst als sie in ihrem Studium Menschen kennenlernte, die sich ihr gegenüber öffneten und von denen sie lernte, sich anzuvertrauen, begann sie, Vertrauen in sich selbst zu finden. Im Laufe der Jahre verarbeitete sie in psychologischer Begleitung ihre Vergangenheit. Ihr größter Wunsch war es, eine »heile« Familie zu haben und ihren Kindern volle Aufmerksamkeit, tiefe Liebe, pures Vertrauen und vor allem körperlichen Schutz zu geben, damit ihnen nie etwas so Negatives widerfahren würde wie ihr. Heute ist sie verheiratet und kann gemeinsam mit ihrem Mann ihren Kindern genau das geben, was sie sich gewünscht hat: Nähe und Sicherheit und jede Menge Liebe. Die größte Angst ihrer Vergangenheit konnte sie in ihren größten Wunsch verwandeln, den sie nun mit ihrer Familie lebt: ein sicheres, glückliches und geborgenes Leben.

Du hast es in der Hand. Wenn du genau hinschaust, wonach du wirklich suchst, wirst du Gefühle finden. Gefühle auszuhalten ist nicht immer leicht, denn die Gefühle, die du nicht fühlen möchtest, sind schmerzhaft. Sie mit Essen, Alkohol, Spielen, Ladendiebstahl, Fernsehen oder anderen »Belohnungen« zu betäuben ist viel einfacher. Nur führt es zu keiner Lösung. Vielleicht kannst du versuchen, dich deinen Gefühlen einen kleinen Schritt zu nähern. Es wird sich lohnen, denn der Mensch, der du warst, als du auf die Welt kamst, das Baby, das das Licht der Welt erblickt hat, war es wert, geliebt zu werden. Ohne Wenn und Aber. Kein Mensch ist von Geburt an wertlos oder schlecht. Zu dem, was wir innerlich von uns halten, machen uns die Einflüsse unseres Natural Networks. Diese innere Einstellung ist uns meist nicht klar, denn wir halten sie gut in unserem Unterbewusstsein verschlossen. Von dort aus lenkt sie uns, weil sie uns vor weiteren negativen Erfahrungen beschützen will. Doch das, was dich geprägt hat, kannst du beeinflussen und neu besetzen. Heute kannst du selbst bestimmen, was gut für dich ist und was nicht.

Der Druck aus dem Natural Network

Norman ging jagen. Und er sammelte Nahrung, so viel er finden und tragen konnte. Was er fand, teilte er vermutlich, denn das taten alle aktiven Mitglieder seiner Sippe. Jeder trug zum Fortbestand der Gruppe bei, und das erwartete man auch von Norman. Für ihn kein Problem, denke ich, denn was hätte er sonst machen sollen? Auf dem Fell liegen bleiben? Dann hätte er nichts zu essen gehabt. Lieber Zweige zu Körben flechten? Okay, auch das wäre produktiv gewesen. Vielleicht wäre Waldtraut dann jagen gegangen. Das Leben war damals praktischer Natur, und deshalb waren die Erwartungen, die an Norman und Waldtraut gestellt wurden, direkt mit ihren praktischen Fähigkeiten verbunden.

Heute leben wir nicht mehr in kleinen Sippen. Unser Natural Network ist seit Normans Zeit immens gewachsen. Neben unserer eigenen »Sippe«, unserer Familie, stehen wir in Kontakt mit vielen anderen Menschen: Mitschülern, Freunden, Kollegen, fremden Menschen in der Bahn, der Einkaufspassage und unzähligen Facebook-Freunden. Selbst die Schicksale der Menschen von der anderen Seite der Erde und Berichte über Katastrophen und Kriege werden durch die große Nachrichtenflut in unsere »Höhle« gespült, und wir können meist nichts daran ändern. Das verstärkt das Gefühl von Hilflosigkeit und erhöht den inneren Stresspegel. Genau genommen leben wir in Kontakt mit der ganzen Welt. Wir wissen, welche Trends gerade angesagt sind, welcher Promi wen datet, wie ein Arzt, Lehrer oder Verkäufer sich verhalten sollte, welche Jobs mehr Geld und Ansehen bringen als andere, dass ein Schulabschluss nötig ist, um einen guten Job zu bekommen und ein »erfolgreiches« Leben zu führen, und dass ein gutes Aussehen hilfreich ist, diesen Job auch zu ergattern. Das macht uns Druck.

Erwartungen der Familie

Kommt ein Mensch auf die Welt, hat er Bedürfnisse. Ein Baby hat Gefühle und macht Erfahrungen. Alle Erfahrungen, die mit Gefühlen, egal ob positiven oder negativen Emotionen, verbunden sind, werden gespeichert. Erfahrungen, die wir immer wieder machen, werden besonders gut gespeichert. Sie werden in unserem Unterbewusstsein verankert und bilden die Grundlage unseres »Wissens« und unseres späteren Verhaltens. Das Unterbewusstsein wertet nicht, es speichert nur. So kommt es, dass alle Informationen gleichwertig gespeichert werden, ganz egal ob sie richtig oder falsch, hilfreich oder störend sind.

Dein Unterbewusstsein wertet nicht, es speichert nur. So kommt es, dass alle Erfahrungen, die du in der Kindheit sammelst, gleichwertig gespeichert werden, ganz egal ob sie richtig oder falsch, hilfreich oder störend sind.

Vom ersten Atemzug in unserem Leben an lernen wir zu funktionieren. Wir lernen, den Erwartungen der Menschen zu entsprechen, die uns ernähren, denn diese Erwartungen zu erfüllen bedeutet für uns Sicherheit und Überleben. Was würde passieren, wenn wir nicht so sind, wie unsere Eltern sich das gewünscht haben? Wenn wir uns nicht so verhalten, dass sie uns lieben können? Dann würden sie uns vielleicht nicht ernähren, und wir würden sterben. Eigentlich müssen wir uns darum keine Sorgen machen, denn normalerweise richtet es die Natur so ein, dass die Versorgung des Nachwuchses das oberste aller Ziele ist. Oxytocin sorgt dafür, dass die Verbindung von Mutter und Kind eng ist. Eigentlich. Haben Eltern extreme Ängste und Sorgen, kann die Verbindung von Mutter und Kind darunter leiden. Manche Mütter haben aufgrund psychischer Erkrankungen Schwierigkeiten, ein enges Bindungsverhältnis aufzubauen. Auch eine räumliche Trennung von Mutter und Kind, wie bei der Versorgung von Neugeborenen auf der Intensivstation, kann zu Bindungsproblemen führen. Eine Trennung bedeutet vor allem für das Baby extreme Gefahr, denn es ist von der Person getrennt, die ihm maximale Sicherheit,

maximalen Schutz und absolute Geborgenheit gibt. Die natürliche Verbindung zur Mutter bedeutet für das Baby Überleben!
Ein schreiendes Baby sucht.

»Was ist mit dem Kind, warum schreit es bloß immer?« – »Kann es nicht einen Abend entspannt einschlafen?« – »Ist es nicht zu dünn?« – »Ist es nicht zu dick?« – »Sollte es nicht schon laufen, sprechen, Fahrrad fahren können?« – »Das Kind der Nachbarn kann schon zählen!« – »Unser Großer kann sich einfach nicht durchsetzen, was soll bloß mal aus ihm werden?« – »Wenn es in der Schule nicht bald besser läuft, sehe ich schwarz für Marie. Sie muss viel fleißiger werden!« – »Französisch brauchst du nicht, du übernimmst Vaters Betrieb.« Wenn Eltern vergleichen und ihre Angst, ihr Kind könnte nicht der Norm entsprechen, versagen oder ihren Wünschen nicht gerecht werden, in Erwartungen formulieren, übernimmt das Kind diese Erwartungen seines Natural Network als Wahrheit. Kinder haben ein gutes Gespür dafür, ob sie den Erwartungen entsprechen, ob sie für »richtig« oder »falsch« gehalten werden. Wenn sie das Gefühl haben, den Erwartungen nicht zu entsprechen, entwickelt sich Angst. Noch einmal, die größte Angst eines Neugeborenen ist es, nicht angenommen und deshalb vielleicht nicht ernährt zu werden. Ist Ablehnung gekoppelt mit Angst als grundlegendes Gefühl in unserem Unterbewusstsein gespeichert, wird die Reaktion auf Ablehnung immer Angst sein. Mitunter (unbewusst!) Angst um das eigene Leben. Angst erzeugt Druck, und der ist nichts anderes als Stress.

Erwartungen der Gesellschaft

Die Erwartungen, die unsere Eltern an uns stellen, resultieren aus Erwartungen der Gesellschaft. Natürlich haben sich unsere Eltern nicht ausgedacht, dass der Beamtenstatus deshalb so erstrebenswert ist, weil er *sicher* ist. Auch ihre Einstellung und ihr Verhalten wurden und werden durch ihr Natural Network beeinflusst, durch ihr familiäres und direktes Umfeld und durch die Gesellschaft. Soziale Normen geben vor, welche Werte eine Gesellschaft zusammenhalten. Ich meine allerdings nicht die Regeln, die dafür sorgen, dass alles funktioniert, sondern Erwartungen, die wir oft erfüllen, ohne uns zu fragen, ob sie für einen als Individuum sinnvoll sind. Ein schönes Beispiel ist das Bild des Deutschen: Der Deutsche ist ordentlich, fleißig, bescheiden, höflich und arbeitsam. Glaubst du, die Ureinwohner Australiens würden sich auf die gleiche Weise beschreiben? Oder die Eskimos? Die Gesellschaft gibt uns vor, dass wir nur in einer ganz bestimmten Art und Weise »richtig« funktionieren. Wir sollten auf ganz bestimmte Art und Weise sein, uns kleiden und verhalten, um »dazuzugehören«. Wir müssen durchtrainiert, fit, braungebrannt, erfolgreich, freundlich, schlank, für alle da sein, für alle ein offenes Ohr haben und dabei am besten immer gute Laune bewahren.

Wie würde die Gesellschaft urteilen, wenn dicke Menschen als Schönheitsideal gelten würden und ganz klar wäre, nur wer dick ist, hat es geschafft? Es gab Zeiten, in denen das so war. Im Mittelalter waren dicke Menschen sehr angesehen, denn nur die Reichen wurden dick. Nur wer nicht körperlich arbeiten musste und trotzdem genug erwirtschaftete, um sich Essen leisten zu können, nahm überhaupt zu. Händler, Apotheker, Juristen, der Bürgermeister – wer es sich leisten konnte, ließ es sich gutgehen, nahm sich Zeit zum Essen, verspeiste teure Pasteten und Kuchen und trug einen *Wohlstandsbauch* vor sich her, während andere hart arbeiteten und hungerten. Wer dick war, war erfolgreich. So wollte man sein. Auf die dünnen, durchtrainierten, braungebrannten Landarbeiter blickte man naserümpfend herab. Heute gilt als erfolgreich, wer dünn, sportlich und sonnengebräunt ist. Schon komisch oder? Norman wäre entsetzt, wenn seine prächtige, kräftige Waldtraut plötzlich einer Salzstange gleich vor ihm stehen würde. Wie soll dieses zerbrechliche Wesen ein Wildschwein häuten, die nächste Hungerperiode überleben oder gesunde Kinder zur Welt bringen?

Es ist also alles eine Frage der Wahrnehmung. Was wir wahrnehmen, gibt uns ein Teil unseres Natural Networks vor, die Medien.

Die schöne Welt der Medien

Wie die Welt uns gerne hätte, kannst du wunderbar an der Werbung erkennen. In den 1970er Jahren sah der Mensch in der Werbung völlig anders aus als heute. Neben Schlaghosen und bunten Minikleidern hatten die Models lange Haare (auch unter den Achseln), und in jeder zweiten Anzeige rauchte jemand. So war es damals, heute ist es anders. Heute sollen wir moderne Helden sein, die ihr Zeitmanagement im Griff und den Cabrioschlüssel in der Hand haben und auf dem Weg ins nächste Meeting sind, wo sie möglichst unverschwitzt antreten. Wir sollen dynamisch und erfolgreich, gesund und solvent sein, um Dinge kaufen zu können, ohne die wir nicht leben können. Haben wir diese Dinge, verdienen wir nämlich jede Menge Respekt.

> Die Werbung zeigt dir, was erstrebenswert ist. Aber hat dich jemand gefragt, ob das auch *dein* Streben ist?

Besonders in amerikanischen (aber auch in deutschen) Serien sehen die Protagonisten aus, als wären sie gerade einem Lifestylemagazin entsprungen. Haare perfekt, Klamotten neu und trendy, sportlich sowieso. Ist das das Leben oder ist auch das schon Werbung? Im Gegensatz zu Serien, die unterhalten sollen, ist Werbung dazu da, uns das Gefühl zu geben, dass wir das, was wir da sehen, unbedingt brauchen. Werbung schafft Bedürfnisse. So wollen wir aussehen und so wollen wir sein. Die Frage ist, wie kommen wir dahin? Die Antwort hat die Werbung schon parat: Wenn du diese Creme benutzt, hast du keine Dellen mehr am Po. Wenn du diesen Elektrogürtel umschnallst, wird dein Bauch straff und durchtrainiert, dann kannst du in 10 Minuten den Traumkörper deines Lebens haben und musst den Rest der Woche nichts weiter dafür tun. 24 Stunden mal sieben Tage sind 10 080 Minuten in der Woche, also können wir quasi 10 070 Minuten in der Woche tun und lassen, was wir wollen, weil 10 Minuten ja schon reichen, um gesund und schön zu sein. »So einfach soll es sein!«, wünschen wir uns und hoffen, dass es vielleicht tatsächlich funktioniert. Steht ja so auf dem Schild …!

Aber was, wenn wir *nicht* so aussehen wie die Menschen in der Werbung oder in CSI-Serien? Wenn wir nicht erfolgreich, dünn und gestählt sind? Wenn das aber das Bild ist, das von uns erwartet wird? Dann haben wir wieder einmal Druck.
Stress. Und Stress macht unglücklich, unentspannt, krank – und dick. Hat jemand mal gefragt, was dich (und nur DICH) glücklich macht? Ist es wirklich ein neues Handy oder das nächste paar Schuhe? Wo bleibst du? Was erfüllt dich wirklich? Tief und vollkommen?

Die Macht der Konformität

Gemeinerweise ist es so, dass, je häufiger wir etwas sehen, hören oder wahrnehmen, desto mehr glauben wir, dass das auch der Wahrheit entspricht. Wir schließen uns der Meinung der Mehrheit an, aus Angst, aus der Gruppe herauszufallen. Zur Not gibt man dafür auch falsche Antworten. Man nennt das die Macht der Konformität. Dazu gibt es einige interessante Studien; sehr bekannt ist die des polnisch-amerikanischen Psychologen Solomon E. Asch: Er setzte fünf Personen die Aufgabe vor, die Länge von drei Strichen auf einem Blatt Papier mit einem vierten Strich zu vergleichen, der die Länge eines der ersten drei hatte. Vier der fünf Personen waren Schauspieler. Sie hatten die Aufgabe, einstimmig einen Strich der falschen Länge zu benennen. Um nicht zu sehr aufzufallen, gaben die Schauspieler einige Male die richtige Antwort, in der Mehrzahl der Durchgänge aber einstimmig eine falsche. Die eigentliche Testperson ließ sich dadurch so verunsichern, dass sie in 37 % der Fälle der

Mehrheitsantwort folgte und ebenfalls die offensichtlich falsche Antwort gab. Asch zeigte damit, dass, wenn alle das Gleiche behaupten, der Einzelne unter Druck gerät. Lieber gibt er eine falsche Antwort, als sich nicht konform zu verhalten. Das Schlimmste, was einem Menschen widerfahren kann, ist, aus der Gemeinschaft, aus seinem Natural Network, ausgeschlossen zu werden und in der Welt allein klarkommen zu müssen.

Der Mensch ist lieber konform, als aus seinem Natural Network ausgeschlossen zu werden. Auch wenn das bedeutet, sich verbiegen zu müssen.

Die Stimme in meinem Kopf

Wenn der Vater nicht mehr nörgelt, die Mutter nicht mehr zerrt und zieht, weil du schon lange von zu Hause ausgezogen bist, hast du trotzdem beim Auszug etwas mitgenommen, um das du nie gebeten hast. Sigmund Freud nennt es das Über-Ich, andere Psychologen »den inneren Kommentator« oder die innere Stimme. Gemeint ist immer das Gleiche: die Instanz, die in deinem Kopf permanent Wertungen und Urteile ausspricht. »Wenn ich so dick wäre, würde ich nicht so einen kurzen Rock tragen.« – »Selbst schuld, dass der ausgerutscht ist, sieht man doch, dass es da nass ist.« – »Klar, dass der schon wieder das neueste Handy haben muss.« – »Bah, der könnte auch mal die Zähne putzen.« Manchmal sagen wir diese Dinge laut und nennen es lästern. Auf Kosten anderer lässt sich doch noch immer am besten lachen. Leider wendet sich diese Stimme auch gegen uns selbst. »Komm, iss auf, jetzt ist es sowieso egal.« – »Das wirst du nie schaffen.« – »Was, wenn einer merkt, dass ich das gar nicht kann.« – »Ach Gott, bin ich blöd!« Diese Stimme gibt unsere Erfahrungen wieder. Aber sind es wirklich unsere Erfahrungen? Nein, es sind zu einem großen Teil die Erfahrungen, Wertungen und Wünsche anderer, die, in Erwartungen und Urteile formuliert, in unserem Unterbewusstsein lagern.

Die Stimme spricht nicht die Wahrheit. Die Stimme gibt eine wilde Mixtur dessen wider, was wir im Laufe unserer Kindheit aufgenommen haben. Eigentlich will sie uns schützen, denn das wollten die gut gemeinten Ratschläge wie »Lass es, du tust dir nur wieder weh!« auch. Doch sie stammt aus der Vergangenheit und hat mit heute nichts mehr zu tun. Noch immer klingen aus ihr die Erwartungen anderer. Besonders intensiv gespeichert sind die Worte deiner Eltern. Ihre Erwartungen haben in den ersten Jahren deines Lebens die größte Kraft, weil sie dich dazu bringen, dich so anzupassen, dass du »gefällst«. Nur wer »gefällt« und sich anpasst, überlebt. Das mag krass und befremdlich klingen, aber es ist dieses uralte Ziel, das unser Gehirn und alle unsere Zellen mit auf den Lebensweg bekommen: »*Überlebe!* Koste es, was es wolle!« Deshalb erfüllen wir (unbewusst) die Erwartungen anderer, so gut wir können. Können oder wollen wir sie nicht erfüllen, führt das nicht selten dazu, dass wir uns schuldig fühlen.

Die Stimme in deinem Kopf stammt aus der Vergangenheit. Mit deinem heutigen, erwachsenen Leben hat sie nichts mehr zu tun.

Schuld

Ich höre diese Sätze in meinen Coachings immer wieder: »Ich bin selbst schuld, dass ich so dick bin. Ich konnte noch nie aufhören, wenn es genug war.« – »Ich bin schuld daran, dass mein Vater depressiv ist. Er hatte so gehofft, dass ich den Familienbetrieb doch irgendwann übernehme, aber ich wollte nicht. Mit meinem jetzigen Job bin ich auch nicht glücklich, aber es ist eh zu spät. Jetzt ist der Betrieb geschlossen und die Arbeit von Generationen dahin.« Oder: »Ich bin schuld daran, dass meine Eltern sich getrennt haben, weil sie sich wegen meiner schlechten Noten und meiner Schulverweigerung permanent gestritten haben.« – »Ich bin schuld daran, dass das Verhältnis zu meinen Eltern so schlecht ist. Sie sind halt enttäuscht von mir, weil ich schon in der Schule nicht richtig gelernt habe, faul war und schlechte Noten nach Hause gebracht habe.« – »Ich bin schuld an meiner Spielsucht, denn ich bin zu doof und zu faul, mein Leben in eine richtige Bahn zu lenken.« Auch diese Liste ist endlos fortsetzbar. Sie demonstriert für mich nicht die Unfähigkeit oder die Schuld der Menschen, sondern wie klein ihr Selbstwert wird, wenn sie den Erwartungen, die an sie gestellt wurden, nicht entsprechen konnten. Ein Kind, das nicht aufhören kann zu essen, braucht natürliche und echte Zuwendung, keine Urteile oder unnatürlichen Belohnungen.

Gerne geben wir die Schuld auch jemand anderem, wenn wir in einer kritischen Lebenssituation stecken. Vielleicht hat jemand in deiner Lebensgeschichte etwas gesagt oder dir etwas zugefügt, was dazu geführt hat, dass du ganz bestimmte Dinge vermieden oder andere Dinge ganz intensiv getan hast. Vielleicht meinst du aber auch, etwas getan zu haben, das dir heute noch immer auf der Seele lastet. Stell dir vor, du hättest dich mit deinem Bruder darüber gestritten, wer von euch beiden mit dem Hund rausgehen muss. Es hat geregnet, und du hattest echt keine Lust. Du hast deinen Bruder so lange getriezt, bis er irgendwann wutentbrannt in die Dämmerung gerannt ist. Euer Hund ist hinterhergesaust, ohne Leine, und ist überfahren worden. Noch heute gibt dein Bruder dir die Schuld, weil eigentlich du hättest gehen sollen. Du gibst ihm die Schuld, weil er den Hund nicht angeleint hat. Insgeheim grübelst du aber auch darüber nach, ob der Hund noch leben würde, wenn ihr nicht so lange gestritten hättet. Vielleicht wäre es dann noch hell gewesen, und der Fahrer des Wagens hätte ihn rechtzeitig gesehen und gebremst? Egal, wie du es drehst und wendest – die Schuldfrage dreht sich im Kreis, denn was in der Vergangenheit geschehen ist, kannst du heute nicht mehr ändern.

Jemand, der sich schuldig fühlt oder jemandem die Schuld gibt und nicht loslassen kann, beschäftigt sich permanent mit der Vergangenheit. Er fühlt dieses Thema ständig, weil er sich regelmäßig damit auseinandersetzt. Je größer die Schuld, desto größer die Auseinandersetzung mit immer dem gleichen Thema und desto größer die Unruhe im Körper. Du hast *Stress*. Da ist es wieder, das Streben nach Veränderung. Du kannst alles verändern, aber dazu ist es nötig, dich zu bewegen!

Die Unruhe lösen

Du kannst die Unruhe und den Stress in dir lösen, wenn du lernst, dich von deiner Vergangenheit abzugrenzen, klare Grenzen zu ziehen. Ja, ich hätte auch damals mit dem Hund rausgehen können und nicht mein Bruder. Vielleicht wäre unser Hund dann nicht überfahren worden. Akzeptiere, dass du diesen Moment nicht mehr verändern kannst. Dann kannst du eine Grenze ziehen und sagen: »Das war hart, das war schrecklich, das war grauenhaft, und ich bin traurig. Und ich darf traurig sein.« Du darfst, wenn du daran denkst, immer traurig sein, denn es war ein trauriger Moment. Aber dieser Moment hat mit deinem *Hier* und *Jetzt* nichts mehr zu tun, denn du hast hier und jetzt die wundervolle Möglichkeit, dein Leben zu leben. Vielleicht solltest du mit deinem Bruder reden und, statt ihm Vorwürfe zu machen oder ihm die Schuld zuzuweisen, erklären, wie du dich fühlst. Wenn du dich von diesem ständigen Schuldgefühl nicht abgrenzt, wirst du immer unfrei sein. Wichtig ist bei diesem Gespräch, wirklich ehrlich zu sein und dann auch all die Trauer, all die Gefühle, die mit diesem damaligen Moment zusammenhängen, freizulassen und sie mit deinem Bruder zu besprechen. Ihr werdet vielleicht weinen und Trauer spüren, aber ihr werdet ganz sicher noch etwas spüren: eine tiefe und unglaublich liebevolle Verbindung zueinander. Denn es wird sich in diesem Moment etwas auftun, was euch beide (er-)löst, weil ihr eure Trauer teilt und euch genau dieses Gefühl verbindet. Das Wunder wird sein, dass ihr in diesem Moment erkennt, dass ihr beide genau nach diesem Moment der Verbindung *gesucht* habt, in dem ihr endlich loslassen und einander vergeben könnt. Ich habe diese Erfahrung mit meinem Vater an seinem Sterbebett gemacht. Als er mir nach meiner mir schier endlos vorkommenden Suche nach seiner Anerkennung sagte, dass er stolz auf mich sei und sich sicher sei, dass ich mein Leben meistern werde, haben sich bei mir Druck und Stress gelöst. Wir waren uns seitdem viel näher, hatten einen liebevolleren und respektvolleren Umgang miteinander. Da ich nun wusste, dass mein Vater mich als den Menschen sieht, der ich bin. Ich konnte aufhören, nach seiner Anerkennung zu suchen, denn ich hatte sie gefunden.

Wenn du in dem Gefühl verharrst, dass du nichts für dein Dilemma kannst, weil es jemand anders verursacht hat, dann hängst du in der Vergangenheit fest. Nehmen wir mal an, dein Vater hat dich als Kind geschlagen, weil du frech warst. Wessen Schuld ist das dann? Deine, weil du frech warst? Seine, weil man Kinder nicht schlagen darf? Oder die Schuld deines Großvaters, der deinen Vater geschlagen hat, als der selbst ein Kind war? Oder die Schuld dessen Vaters, der deinen Großvater geschlagen hat? Es ist müßig, das ergründen zu wollen. Fakt ist, es hat dir geschadet, und deine Entwicklung wäre wahrscheinlich anders verlaufen, wenn du ein liebevolleres Verhältnis zu deinem Vater gehabt hättest. So war es aber nicht; und auch über Dinge, die nicht gewesen sind, darfst du traurig sein. Jeder Mensch hat eine Vergangenheit, aber die Vergangenheit ist vorbei. Auch das, was dich damals zu dem Menschen gemacht hat, der du heute bist, beeinflusst du heute neu. Die Vergangenheit hat dich geprägt, ihre Spuren hinterlassen. Manche macht eine Erfahrung stärker, andere macht sie schwächer. Doch jeder Mensch hat Schwächen und Stärken. Es ist egal, ob die Stärken oder die Schwächen überwiegen, denn was Stärke und was Schwäche ist, ist auch eine Sache der Interpretation. Jemand, der sich nicht durchsetzen kann, ist vielleicht empathischer als andere, weil er gelernt hat, dass es im Team einfach bessergeht. Jemand, der körperlich schwach ist, hat vielleicht eine hohe praktische Intelligenz entwickelt, um sich in Situationen, in denen es körperlicher Stärke bedarf, helfen zu können. Es geht in erster Linie darum, nicht zu werten, sondern die eigenen Eigenschaften kennen und wertschätzen zu lernen. Ganz egal, was die anderen sagen, jeder Mensch ist es wert, geliebt zu werden. Ob er nun klein und dünn, groß und dick, glatzköpfig, ein langsamer oder schneller Denker, mit oder ohne Sportwagen unterwegs ist.

Facebook ist unsozial

Ich habe mir viele Gedanken gemacht, warum Menschen zu dick werden. Mit »zu dick« meine ich nicht 15 Kilo plus, sondern ein gesundheitsgefährdendes Übergewicht. Im Jahr 2014 waren laut statistischem Bundesamt 52 Prozent aller Erwachsenen in Deutschland übergewichtig. Klar, wir sitzen zu viel, bewegen uns zu wenig, essen zu viel Zucker. Aber ist das alles? Zucker wird schon seit Beginn des 19. Jahrhunderts in großen Mengen produziert. Im Jahr 1801 wurde die erste deutsche Zuckerrübenfabrik in Schlesien gebaut. Ab diesem Zeitpunkt stieg auch die Zuckerproduktion enorm. Seit über 200 Jahren gibt es also Industriezucker. Aber waren die Menschen zu dieser Zeit so dick wie heute? Nein. Sagen wir mal, seit den 1950er Jahren ist Zucker Massenware. Aber waren die Menschen in den 1950er Jahren alle stark übergewichtig? Waren sie nicht. Natürlich, okay, sie haben sich auch mehr bewegt. Sie haben mehr körperlich gearbeitet, und nicht jeder besaß ein Auto. Und trotzdem, wenn wir jetzt in das Jahr 1990 gehen: Da hatten wir nicht so viele übergewichtige Menschen wie heute. Und auch 1990 hatten wir schon eine extrem hohe Mobilität.

Mir kam die Idee, das stetig zunehmende Übergewicht könnte neben unserem Lebensstil auch etwas mit dem Internet zu tun haben. Kann das sein? 1989 wurde das Internet für alle zugänglich, die Verbindung wird bis heute immer besser. Verbindung … Auch Übergewicht hat etwas mit Verbindung zu tun, besser gesagt mit einem Mangel an Verbindung. Wenn ich an meine Coachings mit übergewichtigen Menschen denke, dann haben sie alle etwas gemeinsam. Diese Menschen fühlen sich nicht richtig verbunden. Viele sagen: »Mein Körper und mein Geist sind nicht eins, sie bilden keine Einheit.« Alle meine übergewichtigen Klienten fühlen sich entweder nicht mit sich selbst verbunden oder haben Schwierigkeiten, sich mit anderen Menschen zu verbinden. Außer im Internet. In Foren und Chatrooms, in denen man sich eine andere, vielleicht schlankere Identität geben kann, haben diese Menschen oft viele als positiv empfundene Verbindungen.

Falsch verbunden?

Seit Anfang der 1990er Jahre kommunizieren immer mehr Menschen über das Internet. Mailverkehr, soziale Netzwerke, Foren, Blogs, Websites – das Internet schafft eine weltweite Verbindung zwischen Menschen, und das ist gut. Neben vielen positiven Aspekten wie dem schnellen Informationsaustausch, der Transparenz von Wissen und den Kontaktmöglichkeiten unter Menschen, die geographisch weit voneinender entfernt leben, sehe ich aber auch ein Problem.

Bist du in sozialen Netzwerken unterwegs, passieren zwei Dinge. Zum einen »konsumierst« du. Genau wie beim Fernsehen, Essen, Rauchen oder Shoppen wird das Belohnungssystem (der Nucleus accumbens) angeregt. Das »Das war gut, noch mal!«-Gefühl setzt wieder ein. Zum anderen gibst du deinem Belohnungssystem die Information, in Verbindung zu anderen Menschen zu stehen. Studien belegen, dass bei jedem Facebook-»Like« Dopamin ausgeschüttet wird.[25] Eine ordentliche Ladung Dopamin wird freigesetzt, wenn ich mit meinen Netzaktivitäten erfolgreich bin. Dann steigt mein sozialer Status. Aus evolutionärer Perspektive gesehen, ist das Ansehen einer Person extrem wichtig. Der soziale Status ist ein Indikator dafür, wie gut oder schlecht diese Person mit anderen kooperieren kann. Und Kooperation war schon immer wichtig, um Zugang zu Ressourcen zu haben. Wäre Norman ein grantiger, unzugänglicher Typ gewesen, der statt zu kooperieren lieber mit seiner Keule zugeschlagen hätte, ich glaube kaum, dass die anderen gerne mit ihm geteilt oder zusammengearbeitet hätten. Kooperation erleichtert das Leben maßgeblich. In anderen Worten: Ein gutes Ansehen zu genießen ist ein evolutionärer Vorteil. Ich vermute, dass durch das gute Ansehen noch etwas passiert, dass nämlich auch Serotonin ausgeschüttet wird. Wer auf Facebook gesehen wird und »Likes« bekommt, steht auf eine Art genauso im Mittelpunkt wie die Kuh, die inmitten ihrer Herde steht. Es wäre spannend, das genauer zu untersuchen.

Viel und erfolgreich im Internet unterwegs zu sein (z. B. viele »Likes« auf Facebook zu haben) setzt Dopamin (und vermutlich auch Serotonin) frei. Das fühlt sich gut an.

Ich fasse noch einmal zusammen: Dein Bewusstsein schreibt, chattet oder skypt mit einer Person. Dein Belohnungssystem sagt: »Hey, super, ich kann meinen Freund da drüben sehen und mich mit ihm unterhalten. Das fühlt sich gut an!« Das heißt, dein Bewusstsein sagt, alles ist gut. Auch dein Belohnungssystem sagt, alles ist gut, und markiert diese »positive« Erfahrung mit Dopamin. Dopamin, yippiyeah! Das fühlt sich an, als solltest du das häufiger machen. Deine archaischen Bedürfnisse und dein Unterbewusstsein sehen das aber anders.

Ich gebe dir ein Beispiel, das vielleicht besser verdeutlicht, wie Bewusstsein und Unterbewusstsein manchmal an unterschiedlichen Strängen ziehen: Du hast Geburtstag und bekommst von deinen Freunden etwas, das du dir schon immer gewünscht hast. »Für unseren Superhelden!« steht auf der Karte, die einen Gutschein für ein House Running enthält. Wie cool! Endlich wirst du das können, was sonst nur Spiderman kann, nämlich wie eine Spinne die Wand herunterlaufen. Heute ist es so weit, und du stehst aufgeregt auf dem Dach eines Hochhauses in 50 Metern Höhe. Dein Guide hat dich bereits mit einer Spezialausrüstung gesichert. Feste Gurte umschließen deinen Körper, und du bist an einem fetten Drahtseil und an einem Kletterseil festgemacht. Du weißt, dass dir nichts passieren kann. Vor dir sind heute schon drei Leute die Wand hinuntergelaufen. Insgesamt waren es schon Hunderte, sagt dein Guide. Du bist doppelt und dreifach über mehrere Schutzmechanismen gesichert, und dein Guide hat deine Ausrüstung gerade zum zweiten Mal überprüft. Er hat es dir gezeigt, und du hast es selbst überprüft. Dein Bewusstsein sagt: »Ich bin sicher.« Jetzt trittst du an die Kante des Hauses. Deine Knie beginnen zu zittern, du bekommst feuchte Handflächen. Dein Magen verkrampft sich. Was ist los? Du hast dich doch so gefreut. Du kannst dir jetzt einen großen Wunsch erfüllen, warum das Geschlotter? Du fragst, was los ist? Du hast Angst. Und das ist ganz normal. Du hast Angst, weil dein Unterbewusstsein dir sagt: »Hey! Das, was du gerade tun willst, ist falsch! Wenn du das tust, gefährdest du dein Leben!« Dein Bewusstsein und dein Unterbewusstsein sind sich nicht einig. Dein Bewusstsein hat gerade noch alles überprüft und für sicher befunden. Die Seile sind sicher, du hast einen Helm auf – okay, ein Helm ist bei 50 Metern eigentlich Quatsch, aber egal –, du hast eine doppelte Dreifachsicherung in deinen Schlaufen, alles ist gut. »Ist es nicht!«, sagt dein Unterbewusstsein, weil es nicht *erkennen* kann, dass das ungefährlich ist. Dein Unterbewusstsein hat gelernt, dass du fällst, wenn du über eine Kante trittst. Davor will es dich unbedingt bewahren und schickt dir eine Angstreaktion. Ganz egal, was dein Kopf sagt.

Zurück zum Internet. Etwas ganz Ähnliches passiert, wenn du mit einem Freund chattest. Dein Bewusstsein und dein Belohnungssystem geben dir das Signal: »Das fühlt sich gut an, alles ist gut.« Solange du dich unterhältst, lachst, zuhörst, ist es das auch. Nur dein Unterbewusstsein sieht das anders. Es gibt dir *nach* dem Gespräch das Signal: »Ja, okay, das hat sich gut angefühlt, das war nett. Aber irgendwie fehlt etwas.« Und das, was fehlt, ist der natürliche Kontakt. Oder noch genauer: Das, was fehlt, ist die natürliche *Verbindung,* denn zu einem *natürlichen* Austausch gehört Nähe. Und das ist der Konflikt. Kein lebensgefährlicher, wohlgemerkt. Aber eben eine Diskrepanz, die erklärt, warum wir uns nach einer Stunde skypen mit der besten Freundin in Australien noch immer allein fühlen. Hätten wir auf einer Bank im Park gesessen und uns in den Arm nehmen können, wäre das etwas anderes gewesen. Chatten sorgt durch Dopamin für gute Gefühle. Doch genau wie beim Genuss von Zucker oder Salz verschwindet dieses gute Gefühl relativ schnell wieder. Übrig bleibt das wahre, nicht gestillte Bedürfnis. Um das Bild vielleicht noch deutlicher zu machen: Was würden wir unserem Baby geben, wenn es weint? Würden wir ihm ein Handy hinstellen, auf dem ein Film von uns läuft? Oder würden wir ihm etwas ganz Einfaches geben? Nähe und Körperkontakt und das Gefühl, dass einfach alles gut ist und es sich um nichts Sorgen machen muss, weil wir da sind, uns kümmern und es beschützen. Genau dieses kleine Kind steckt bis heute in uns. Unser Unterbewusstsein, das wir ganz früh im Leben erworben haben, bleibt in uns, vom ersten bis zum letzten Atemzug. Nähe, Sicherheit und Schutz werden immer unsere Grundbedürfnisse bleiben. Unser aller Grundbedürfnisse.

Moderne Netzwerke können uns das Gefühl geben, uns miteinander verbinden zu können. Doch der eigentliche und ursprüngliche Wunsch des Menschen nach einer Verbindung, die auf menschlicher Nähe basiert, kann dadurch nicht erfüllt werden.

Natürliche Verbindung

Ich bin nicht gegen das Internet, Handys oder soziale Netzwerke. All das gehört heute zu unserem Leben und bietet fantastische Möglichkeiten, zu lernen, zu recherchieren, sich auszutauschen und sich darzustellen. Auch ich nutze Facebook beruflich, denn es ist ein schneller und effektiver Weg, viele Menschen gleichzeitig zu erreichen und zum Nachdenken anzuregen. Ich kann so auch erreichbar sein, allerdings nur in sehr limitierter Form. Ich habe nicht die Möglichkeit, auf alle Fragen Antworten zu geben, auch wenn ich das gerne würde. Und es wird mich auf diesem Wege auch niemand kennenlernen. Man wird nur Facetten und Ausschnitte von mir sehen. Das Internet ist eine Scheinwelt, in der sich jeder so darstellen kann, wie er gesehen werden möchte. Im natürlichen Leben ist das nicht möglich. Da kann sich eine große Frau nicht als kleiner Mann ausgeben, und ein unsportlicher Mensch kann schlecht behaupten, er wäre Bodenakrobatikweltmeister. Beim ersten »Zeig mal!« fliegt er auf. Jeder kann sich darstellen, die anderen können sich ein Bild machen. Mehr aber auch nicht. Das ist bei mir nicht anders. Ich stelle mich zwar nicht anders dar als ich bin, aber das Ganze ist doch recht eindimensional. Privat nutze ich Facebook mittlerweile fast gar nicht mehr. Die Menschen, mit denen ich mich austauschen möchte, sehe ich persönlich. Es würde mir viel zu sehr fehlen, meinen Freunden nicht in die Augen zu schauen oder auf die Schulter klopfen zu können, nicht gemeinsam über einen Witz zu lachen, den der Kellner gemacht hat, oder auch mal eine Weile gemeinsam zu schweigen. Wenn ich keine Möglichkeit habe, Menschen zu treffen, skype ich auch. Na klar, das ist doch eine super Sache. Aber wenn ich die Wahl habe, ist mir echter Kontakt viel wichtiger.

Mir geht es in erster Linie darum, ein Bewusstsein für das »richtige« Maß zu schaffen. Ich möchte darauf hinweisen, dass Facebook und Co. eine super Sache, aber eines eben nicht sind: Auch wenn ähnliche Dinge im Körper passieren, also Dopamin (und sehr wahrscheinlich Serotonin) ausgeschüttet werden – soziale Netzwerke sind nicht *natürlich*. Sowenig das Auto eine natürliche Fortbewegung darstellt und sowenig Mikrowellengerichte oder Schokoküsse ein natürliches Nahrungsmittel sind, so wenig ist die Verbindung zu anderen Menschen natürlich, wenn sie ausschließlich über Geräte erfolgt. Eine natürliche Verbindung ist der wohl wichtigste Teil von Gesundheit. Und für dieses Gefühl hat der Körper ein Hormon, das er ausschüttet, wenn wir uns gebunden und geborgen fühlen: Oxytocin.

Oxytocin, das Wunderhormon

In meiner Arbeit für dieses Buch habe ich viel recherchiert, reflektiert, gelesen und bin noch einmal eine große Anzahl meiner bisherigen Coachings durchgegangen. Mir ist klargeworden, dass ich die ganze Zeit auf der Suche war und vor allem, dass ich genau das schon suchte, als ich mein Sportstudium begann. Die große Frage, die ich unbedingt beantwortet haben wollte: Was genau ist eigentlich Gesundheit? Wie erreiche und erhalte ich Gesundheit? Wie funktioniert mein Körper? Und wann bin ich erfüllt, zufrieden und glücklich? Schon in meiner Schulzeit habe ich mich dem Thema Glück und auch der Fähigkeit unseres Gehirns, insbesondere unseres Unterbewusstseins, genährt, indem ich einige Bücher dazu gelesen habe. In meinem Studium und auch durch die Ausbildung in Psycho-Neuro-Immunologie habe ich verstanden, wie komplex und ineinandergreifend die physiologischen, biochemischen und psychologischen Mechanismen in unserem Körper sind. Wie entscheidend natürliche Ernährung und natürliche Bewegung sind, um unseren Körper in eine gesunde Balance zu bringen. Aber die grundlegende Erkenntnis ist mir insbesondere durch die Arbeit meiner Coachings klargeworden. Es ist etwas, das alle Menschen auf diesem Planeten verbindet. Etwas, von dem ich überzeugt bin, dass es jeder Mensch sucht und benötigt, um wirklich gesund zu sein. Und dazu fange ich an dieser Stelle mit der Angst an, um mich dann später dem Wunsch zu nähern.

Was ist die wohl schlimmste Gefängnisstrafe? Einzelhaft in einer dunklen Zelle. Stell dir vor, du bist jahrelang abgekapselt vom Kontakt zu anderen Menschen. Jahrelang. Essen und Trinken wird dir nur durch einen Schlitz geschoben. Gesundes Essen. Von mir aus bekommst du das beste Essen, das du dir vorstellen kannst. Und täglich kannst du dich bewegen. Aber du wirst nie einen Menschen zu Gesicht bekommen. Du wirst mit niemandem sprechen, niemanden sehen, niemanden in den Arm nehmen können. Stell es dir vor. Fünf Jahre lang musst du das aushalten. Was macht das mit dir? Könntest du das ertragen? Oder könntest du eher von Wasser und Brot leben und dafür wieder in Kontakt mit anderen Menschen sein? Wenn du die Wahl hättest, würdest du eher auf tägliche Bewegung verzichten, dafür aber mit deinen Freunden abends Karten spielen und über Gott und die Welt philosophieren? Fünf Jahre absolute Einsamkeit – nicht mal ein Haustier. Stell dir diese Situation vor und spüre, was es mit dir macht. Fühlst du dich gut?

Der Kern und der Ursprung von Gesundheit ist der natürliche Kontakt zu anderen Menschen. Unser Leben ist nichts wert, wenn wir es mit niemandem teilen können. Einsamkeit ist der Tod. Das ist mittlerweile auch wissenschaftlich belegt, und dafür gibt es einen Namen: »Broken-Heart-Syndrom« (übersetzt: »Gebrochenes-Herz-Syndrom«). Dieses Syndrom betrifft insbesondere ältere Menschen, die einen geliebten Menschen (meist Lebenspartner) verlieren und deshalb einsam sind. Der Körper produziert dann so viele Stresshormone, dass das Herz nicht in der Lage ist, dem hohen Blutdruck in den Herzkammern standzuhalten. Das kann bis zu einem Herzinfarkt führen, vor allem bei älteren Menschen mit geschwächter Herzfunktion.[26]

Das, was wir suchen, was jeder Mensch sucht, sind Körperkontakt, Nähe, Geborgenheit und Austausch. Wir brauchen Menschen, die uns wahrnehmen, respektieren, liebhaben und uns einfach mal in den Arm nehmen. Das ist unser Urbedürfnis. Wenn wir auf die Welt kommen, wollen wir nur eins: Nähe! Und wenn wir Nähe bekommen, sind wir genäh(e)rt. Wir sind geborgen, sicher, beschützt, angekommen, gestillt. Bei Körperkontakt wird ein besonderes Hormon ausgeschüttet, das Bindungshormon Oxytocin. Es wird vor allem dann ausgeschüttet, wenn unser Körper Kontakt mit einem anderen Körper hat. Körperkontakt senkt den Kortisolspiegel (Stress), verbessert die Wundheilung und verringert den Blutdruck.[27] Eine weitere Studie belegte, dass Babys, die direkt nach der Geburt nackt auf dem Körper der Mutter lagen und anschließend häufigen und regelmäßigen Hautkontakt hatten, weniger weinten und eine bessere Herz- und Atmungsstabilität hatten.[28, 29, 30] Auch erwachsene Menschen erfahren diese Auswirkungen bei Körperkontakt und können dadurch ihr Stresslevel reduzieren.

Von Luft und Liebe

Weißt du noch …? Damals. Als du verliebt warst, mit richtig vielen Schmetterlingen im Bauch. Wie hast du dich da gefühlt? Wie anstrengend war da die Welt um dich herum? Wie viel Energie hattest du da am Tag? Wie viel Schlaf hast du benötigt? Und wie viel Hunger hattest du, um dein Energielevel zu halten? Nicht viel wahrscheinlich. Und jetzt wird es spannend. Oxytocin hemmt unser Hungerhormon Ghrelin.[31] Genial, oder? Eigentlich klar, denn wir sagen ja nicht umsonst »Von Luft und Liebe leben«. Auch da ist wieder etwas dran, denn wenn wir verliebt sind, brauchen wir uns nicht viel Energie aus Nahrung zuzuführen. Und wenn du entspannt und zufrieden bist, hast du mit hoher Wahrscheinlichkeit ebenfalls weniger Appetit.

Was uns heute immer mehr fehlt, ist eine *natürliche Verbindung* zu uns selbst und zu anderen Menschen. Das ist der Grund, warum Facebook und Co. uns nie so erfüllen können wie ein gemeinsamer Abend am Lagerfeuer, ein langes Gespräch, ein Blick in die Augen, ein Hand-in-Hand-Laufen, ein Sich-in-den-Arm-Nehmen oder einfach nur ein Sich-die-Hand-Reichen. Ich bin überzeugt davon, dass die natürliche Verbindung und der natürliche Kontakt zu Menschen der wichtigste Schlüssel für Gesundheit ist. Menschen, die einsam sind, suchen Nähe. Wenn sie diese Nähe vergeblich suchen, werden sie süchtig oder energielos (depressiv, Burn-out).

In unserer Gesellschaft gibt es immer mehr ältere Menschen, und viele der jüngeren Generation wollen sich nicht mit ihnen beschäftigen oder »schieben sie ab«, weil sie, wie wir alle, so vielbeschäftigt und beruflich eingebunden sind. Viele dieser alten Menschen vereinsamen und werden erst dadurch wirklich krank. Wie würde es sich für dich anfühlen, in einem Haus voller Menschen zu leben, die dir fremd sind, weit entfernt von deinem natürlichen Umfeld? Nur ganz selten kommen deine Lieben zu Besuch, haben dann aber auch nur kurz Zeit, weil sie so viel zu tun haben. Aber hey: Du bekommst ja regelmäßig SMS, Whatsapp und Mails von ihnen. Also allein bist du ja nicht. Oder doch?

Natürlich sein

Du kannst der Mensch sein, der du sein willst. Nicht auf Knopfdruck, sondern über einen Weg zum Ziel. Ich selbst bin noch nicht »angekommen«, sondern befinde mich noch immer auf meinem Weg. Zum Glück! Genau genommen wird es wahrscheinlich immer ein Weg des Lebens bleiben, denn genau das ist es doch, was Leben ausmacht. Veränderung. Täglich. Deine persönliche Entwicklung, mit dem Geschenk, Neues zu entdecken. An Erfahrungen, an Menschen, an dir selbst. Stillstand ist der Tod. Wer sich nicht bewegt, bewegt nichts. Zu glauben, nichts im Leben verändern zu können, ist falsch, denn du kannst jederzeit etwas verändern. Viele Kleinigkeiten, die auf Dauer Großes bewegen können.

Natürlich, der Weg ist das Ziel

Es kann nicht nur ein Ziel im Leben geben. Genauso wenig gibt es nur einen Weg. Es sind viele Wege, die wir mit vielen kleinen Schritten gehen. Wir müssen aufhören zu glauben, dass wir unser Leben oder unsere Gesundheit im Griff haben, wenn wir *eine* Sache ändern. Es kann nicht gelingen, nur über die Ernährung gesund zu sein. Und genauso wenig kann es gelingen, nur durch Sport gesund zu sein. Es kann auch nicht gelingen, nur über die Einstellung gesund zu sein. Das geht einfach nicht. Es ist immer eine Mischung aus allem. Wenn du die ausgetretenen Wege nicht verlässt, kann es passieren, dass du irgendwann den Blick für andere lohnenswerte Wege verlierst.

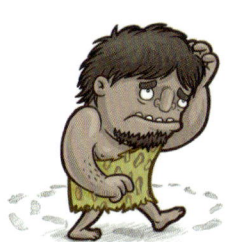 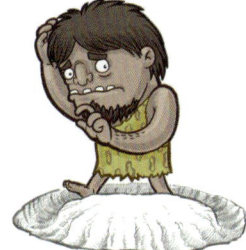 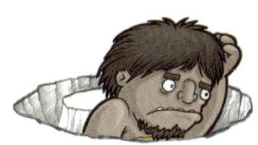 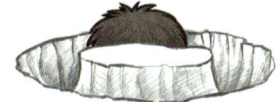

Mir ist klar, dass ich nicht die ganze Welt verändern kann. Oder Länder oder eine ganze Stadt. Muss ich auch nicht. Will ich auch nicht. Aber ich kann mich selbst verändern. Schritt für Schritt. Damit habe ich schon viel zu tun. Und ich kann Menschen in meinem Natural Network positiv beeinflussen. So, dass sie sich ändern können, wenn sie es möchten. Dorthin, wohin sie selbst sich auch verändern wollen. Gutes tun fühlt sich gut an. Dir selbst etwas Gutes zu tun wird dazu führen, dass du auch anderen etwas Gutes geben wirst, weil du selbst eine positive Haltung hast. Menschen, die sich selbst mögen, die mit sich Frieden haben – zufrieden sind –, strahlen das aus. Du erkennst Menschen, die positiv sind, und genau das ist etwas, was eine gewisse Anziehungskraft hat. Positive Menschen bestärken einander. Stress behindert das Wachstum, und zwar sowohl das Wachstum unserer Gesundheit als auch das Wachstum von Gemeinschaft, Ruhe und Frieden.

In Frieden leben

Wir selbst wollen auch Frieden, denn Frieden bedeutet Ruhe. Und Ruhe bedeutet, dass du wenig Energie benötigst, um deinen Körper und all deine Zellen optimal zu versorgen. Im Gegensatz zu chronischem Stress, der eine hohe Energieversorgung für deinen Körper und all deine Zellen erfordert. Wer in einem Land lebt, in dem Krieg herrscht, lebt in ständiger Angst und extremer Aufmerksamkeit, um am Leben zu bleiben. Sicher zu sein bedeutet Überleben. Sicherheit gibt Ruhe. Du hast die Chance, deine Akkus wieder aufzuladen. Deine Zellen haben zwei Möglichkeiten:

Stress. Streben nach Veränderung. Überleben sichern durch maximale Energiebereitstellung. Konzentration auf das absolut Wesentliche. Fokussiert sein auf das Einzige, das zählt: sich schützen, um zu überleben.
Frieden. In Sicherheit zu sein bedeutet Freiheit. Eine freie Bewegung mit Leichtigkeit. Leichtigkeit benötigt wenig Energie, denn alles, was leicht

ist, ist nicht anstrengend. Zellen, die sicher sind, können sich Neuem öffnen. Jede Zelle strebt nach einem Lebensraum, der allen Zellen ein optimales Miteinander zum Überleben ermöglicht.

Kooperation zählt

Alle deine Zellen haben dasselbe Ziel: Frieden, denn Frieden bedeutet Überleben mit minimalem Energieaufwand (ATP), und das geht am besten über Kooperation. Nur eine Gemeinschaft, die ein gemeinsames Ziel verfolgt, kann energiesparend und effektiv arbeiten. Wenn jeder seine Aufgabe macht, so gut er kann, und dabei von anderen unterstützt und nicht behindert wird, kann Großes erreicht werden. Das ist in deinem Körper so, in Ameisenhaufen, in großen Unternehmen und in jeder Gesellschaft. Energie war in der Evolution immer ein knappes Gut. Bis heute. Wir leben nur in einer Gesellschaft, die sehr viel Energie zur Verfügung hat und diese intensiv verbraucht. An anderen Stellen auf der Erde fehlt sie. Um mehr in Einklang mit der Natur zu sein, können wir lernen, in Einklang mit der Natur in uns zu leben. Eine natürliche Ernährung, natürliche Bewegung und ein Bewusstsein für die Abläufe in unserem individuellen Natural Network tragen dazu bei.

Du und ich, wir haben dasselbe Ziel. Wir wollen ein Leben, in dem wir möglichst wenige Probleme haben, die gefährlich für uns sind. Wir *suchen* (Dopamin) ein Leben, das uns Frieden gibt, um uns *sicher und geborgen* (Serotonin) zu fühlen. Nur wenn wir uns sicher und geborgen fühlen, können wir *vertrauen* (Oxytocin). Dann sind wir bereit und fähig, uns zu öffnen. Menschen gegenüber, die du magst und die du liebst, bist du offen. Wie sonst hättest du deine Partnerin oder deinen Partner gefunden? Wie könntest du deine beste Freundin oder deinen besten Freund haben? Durch dieses Vertrauen entsteht Nähe, die Stress (Adrenalin, Noradrenalin und Kortisol) und Unruhe noch mehr reduziert. Es ist die Voraussetzung für Liebe und für das Entstehen neuen Lebens. Leben braucht

Energie, denn ohne Energie gibt es keine Lebensform auf unserem Planeten. Es liegt an dir, wie du mit deiner Energie umgehst und für was, wen und wie oft du sie einsetzt. Nutze sie für gute Dinge. Dinge, die dir guttun. So wirst du nicht nur dir, sondern auch anderen Menschen Energie schenken und dafür Sorge tragen, dass du und die Menschen um dich herum energiegeladen und gesund sind. Im Hier und Jetzt. Denn jetzt lebst du so, wie du es wählst. Der Schlüssel liegt in dir.

Von Herzen, frei und dankbar
Felix

Quellen

Natürliche Gesundheit

1 Baider, Lea, et al.: *Transmission of response to trauma? Second-generation Holocaust survivors' reaction to cancer.* American Journal of Psychiatry (2014).

2 Van Iizendoorn: *Disorganized attachment in early childhood: meta-analysis of precursors, concomitants, and sequelae.* Dev Psychopathol. 1999 Spring; 11 (2): 225–49.

3 Hesse et al.: *Disorganized infant, child, and adult attachment: collapse in behavioral and attentional strategies.* J Am Psychoanal Assoc. 2000;48 (4): 1097–127; discussion 1175–87.

4 Spork, Peter: *Der zweite Code: Epigenetik oder: Wie wir unser Erbgut steuern können.* Reinbek 2010

5 Bauer, Joachim: *Das kooperative Gen: Evolution als kreativer Prozess.* München 2010

6 Lipton, Bruce H.: *Intelligente Zellen – Wie Erfahrungen unsere Gene steuern.* Burgrain 2014

7 Eaton, S. B.; Konner, M., Shostak, M.: *Stoner agers in the fast lane: chronic degenerative diseases in evolutionary perspective*, Am J Med. 1988 Apr: 84 (4): 739–49.

8 Bloomfield et al.: *Too clean, or not too clean: the Hygiene Hypothesis and home hygiene.* Clinical and Experimental Allergy, 36, 402–425 (2006)

9 Lipton, Bruce H.: *Intelligente Zellen – Wie Erfahrungen unsere Gene steuern.* Burgrain 2014, S. 155

10 Rauwald, Marianne: *Vererbte Wunden. Transgenerationale Weitergabe traumatischer Erfahrungen.* Beltz Verlag, Weinheim 2013

11 Molloy, Eleanor J., et al.: *Labor promotes neonatal neutrophil survival and lipopolysaccharide responsiveness.* Pediatric research 56.1 (2004): 99–103.

12 Molloy et al.: *Labor promotes neonatal neutrophil survival and lipopolysaccharide responsiveness.* Pediatr Res. 2004 Jul; 56 (1): 99–103. Epub 2004 May 5.

13 Odent, Michel: *Generation Kaiserschnitt: Wie die moderne Geburtspraxis die Menschheit verändert*, München 2014

14 Onaka et al.: *Roles of Oxytocin Neurones in the Control of Stress, Energy Metabolism and Social Behaviour.* Journal of Neuroendocrinology, 2012, 24, 587–598

15 Meaney, Michael J.: *Environmental programming of stress responses through DNA methylation: life at the interface between a dynamic environment and a fixed genome*, Dialogues Clin Neurosci. 2005 Jun; 7 (2): 103–123.

16 Plothe, Christof: *The Perinatal Application of Oxytocin and Its Possible Influence on the Human Psyche*. Int. J. Prenatal and Perinatal Psychology and Medicine Vol. 21 (2009) No. 3/4, pp. 181–198

17 Neu et al.: *Cesarean versus Vaginal Delivery: Long term infant outcomes and the Hygiene Hypothesis*. Clin Perinatol. 2011 June; 38 (2): 321–331 (2012)

18 Garn et al.: *Epidemiological and immunological evidence for the hygiene hypothesis.* Immunobiology. 212 (6): 441–52 (2007)

19 Biasucci, G., Benenati B, Morelli L, et al.: *Cesarean delivery may affect the early biodiversity of intestinal bacteria*. J Nutr. 2008; 138 (9): 1796S–800S

20 Björkstén, B.: *Effects of intestinal microflora and the environment on the development of asthma and allergy*. Springer Semin Immunopathol. 2004; 25 (3-4):257–70

21 Neu et al.: *Cesarean versus Vaginal Delivery: Long term infant outcomes and the Hygiene Hypothesis*. Clin Perinatol. 2011 June ; 38 (2): 321–331 (2012)

22 Garn et al.: *Epidemiological and immunological evidence for the hygiene hypothesis*. Immunobiology. 212(6):441-52 (2007)

23 Salminen S, Gibson GR, McCartney AL, et al. Influence of mode of delivery on gut microbiota composition in seven year old children. Gut. 2004; 53(9):1388–9

24 Grönlund MM, Lehtonen OP, Eerola E, et al. Fecal microflora in healthy infants born by different methods of delivery: permanent changes in intestinal flora after cesarean delivery. J Pediatr Gastroenterol Nutr. 1999; 28(1):19–25.

25 *Caesarean section delivery and the risk of allergic disorders in childhood*. Clin Exp Allergy. 2005; 35(11)

26 Eggesbø, M., Botten. G., Stigum, H., et al.: *Is delivery by cesarean section a risk factor for food allergy?* J Allergy Clin Immunol. 2003; 112(2):420–6

27 Decker, E., Engelmann, G., Findeisen, A., et al.: *Cesarean delivery is associated with celiac disease but not inflammatory bowel disease in children*. Pediatrics. 2010; 125(6):e1433–40

28 Cardwell, CR., Stene, LC, Joner, G., et al.: *Caesarean section is associated with an increased risk of childhood-onset type 1 diabetes mellitus: a meta-analysis of observational studies*. Diabetologia. 2008; 51(5):726–35.

29 *Cesarean delivery and risk of childhood obesity*. J Pediatr. 2014 May;164(5):1068–1073

30 Gonzalez: *Hard data about the side effects of synthetic oxytocin*, Conference on birth and health research, Honolulu 2012

31 Beta-endorphin-stimulated prolactin release in lactating rats following alcohol administration. Alcohol. 1994 May-Jun;11(3):269–72. Subramanian MG1.

32 Odent, Michel: *Childbirth in the age of plastics*. London 2011

33 Odent, Michel: *Generation Kaiserschnitt: Wie die moderne Geburtspraxis die Menschheit verändert*, München 2014

34 Gouin, Jean-Philippe, et al.: *Marital behavior, oxytocin, vasopressin, and wound healing*. Psychoneuroendocrinology 35.7 (2010): 1082–1090.

35 Kendrick, Keith: *Oxytocin, motherhood and bonding*. Experimental Physiology 85.s1 (2000): 111s–124s.

36 Zimmermann (Diss.): *Die Hygienehypothese im bäuerlichen Umfeld: immunologische Mechanismen pränataler Einflussfaktoren im Hinblick auf die Zytokinexpression im Nabelschnurblut*. Philipps-Universität Marburg (2010)

37 Quast (Diss.): *Der Bauernhofeffekt als Modellsitutation zur Hygienehypothese – Einblicke in pränatale immunologische Regulationsmechanismen*. Philipps-Universität Marburg, Medizin (2010)

38 Correale et al.: *Association between parasite infection and immune responses in multiple sclerosis*. Annals of Neurology Vol 61;2,97–108 (2007)

39 *Contribution Of The Microflora Of The Small Intestine To The Vitamin B12 Nutriture Of Man*. Nutrition Reviews Vol.38;8;247–275 (1980)

40 Hara et al.: *The gut flora as a forgotten organ*. MBO reports 7, 688–693 (2006)

41 Fasano, A.: *Surprise from Celiac desease*. Scientific American, 301, 54–61, 2009

42 Guggenmos, J., et al.: *Antibody cross-reactivity between myelin oligodendrocyte glycoprotein and the milk protein butyrophilin in multiple sclerosis*. J Immunol. 2004 Jan 1;172(1):661–8.

43 Stoney et al.: *Acute psychological stress reduces plasma triglyceride clearance*. Psychophysiology, Volume 39, Issue 1, pages 80–85, January 2002

44 Graziano Breuning, Loretta: *Meet your happy chemicals*, Inner Mammal Institute; 2012

45 Campbell, P. J., Carlson, M. G., Hill, J. O., Nurjhan, N.: *Regulation of free fatty acid metabolism by insulin in humans: role of lipolysis and reesterification*. American Journal of Physiology – Endocrinology and Metabolism Published 31 January 2006 Vol. 263 no. 6, E1063–E1069

46 Ottoson et al.: *Effects of cortisol and growth hormone on lipolysis in human adipose tissue*. J Clin Endocrinol Metab. 2000 Feb;85(2):799–803

47 Chandola et al.: *Chronic stress at work and the metabolic syndrome: prospective study*. BMJ, doi:10.1136/bmj.38693.435301.80 (2006)

48 Talbott, Shawn: *The Cortisol Connection. Why stress makes you fat and ruins your health – and what you can do about it*. Hunter House publishers. 2007

49 Rada et al.: *Daily bingeing on sugar repeatedly releases dopamine in the accumbens shell* Neuroscience 134 (2005) 737–744.

50 Heinrichs, Markus, et al.: *Social support and oxytocin interact to suppress cortisol and subjective responses to psychosocial stress*. Biological psychiatry 54.12 (2003): 1389–1398.

51 Ulrich et al.: *Stress recovey during Exposure to natural and urban environments*. Jorunal of Environmental Psychology 11, 201–230 (1991)

52 Pretty et al.: *The mental and physical health outcomes of green excercise*. International Journal of Environmental Health Research 15(5), 319–337 (2005)

53 Ainsworth, B. E., et.al.: *Compendium of Physical Activities: an update of activity codes and MET intensities*. In: Medicine & Science in Sports & Exercise (copyright by the International Life Sciences Institute) 2000, 498–516.

54 Weissman, C.: *The metabolic response to stress/ an overview and update*. Anesthesiology. 73:308–327. 1990

55 Cherniske, Stephen: *Caffeine Blues: Wake Up to the Hidden Dangers of America's #1 Drug.*. New York 1998. Hachette Book Group
56 Nandhini et al.: *Taurine modifies insulin signaling enzymes in the fructose-fed insulin resistant rats.* Diabetes Metab. 2005 Sep;31(4 Pt 1):337–44.

Natürliche Ernährung

1 Eaton, S. B.; Konner, M., Shostak, M.: *Stoner agers in the fast lane: chronic degenerative diseases in evolutionary perspective*, Am J Med. 1988 Apr:84(4):739–49.
2 Cordain, L., Miller, J. B., Eaton S. B., et. Al.: *Plant-animal subsistance ratios and macro-nutricient energy estimations in worldwide hunter-gatherer diets.* American Journal of Clinical Nutrition, Vol. 71, No.3, 682–692, 2000
3 Goren-Inbar, N., Alperson, N., Kislev, M.e., et al.: *Evidence of hominin control of fire,* Gesher Benot Yaàqow, Israel, Science 30, April 2004:Vol 304
4 Fairweather-Tait, S.j.: Human nutrition and food research: Opportunities and challenges in the post-genomic era. Phil. Trans. R. Soc. Lond. B (2003) 358, 1709–1727
5 Ganten, D., Spahl, T., Deichmann, T.: *Die Steinzeit steckt uns in den Knochen*, München 2013, S.150
6 Parks et al.: *Dietary Sugars Stimulate Fatty Acid Synthesis in Adults.* J. Nutr. June 2008 vol. 138 no. 6 1039–1046
7 Vos et al: *Dietary fructose in nonalcoholic fatty liver disease.* Hepatology. 2013 Jun;57(6):2525–31
8 Tappy et al*.: Does fructose consumption contribute to non-alcoholic fatty liver disease?* Clin Res Hepatol Gastroenterol. 2012 Dec;36(6):554–60
9 *Non-alcoholic fatty liver disease (NAFLD): a tale of fat and sugar?* Longato Fibrogenesis & Tissue Repair 2013, 6:14
10 Lustig: *Fat Chance: Beating the Odds Against Sugar, Processed Food, Obesity, and Disease*. Hudson Street Press 2012
11 Jee et al.: *Obesity, Insulin Resistance and Cancer Risk,* Yonsei Medical Journal Vol. 46, No. 4, pp. 449–455 (2005)
12 Karlstad et al.: *Use of Insulin and Insulin Analogs and Risk of Cancer – Systematic Review and Meta-Analysis of Observational Studies.* Current Drug Safety, 2013, 8, 333-348
13 Chaoyang et al.: *Prevalence of Diagnosed Cancer According to Duration of Diagnosed Diabetes and Current Insulin Use Among U.S. Adults With Diagnosed Diabetes.* January 8, 2013, doi: 10.2337/dc12-1432
14 Campbell et al.: *Proposed Nomenclature for Salt Intake and for Reductions in Dietary Salt.* The Journal of Clinical Hypertension Vol 17 | No 4 | April 2015
15 Eaton et al.: *Paleolithic Nutrition. A consideration of its nature and current implications.* N Engl J Med 1985; 312:283–289 January 31, 1985

16 Konner et al.: *Paleolithic Nutrition – Twenty-Five Years Later*. Nutr Clin Pract. 2010 Dec;25(6):594–602

17 Kozimor et al.: *Effects of dietary fatty acid composition from a high fat meal on satiety*. Appetite. 2013 Oct;69:39–45

18 Karra et al.: *The role of peptide YY in appetite regulation and obesity*. J Physiol 587.1 (2009) pp 19–25

19 Simopoulos: *The importance of the ratio of omega-6/omega-3 essential fatty acids.*. Biomed Pharmacother. 2002 Oct;56(8):365–79

20 Simopoulos: *Omega-6/Omega-3 Essential Fatty Acid Ratio and Chronic Diseases*. FOOD REVIEWS INTERNATIONAL Vol. 20, No. 1, pp. 77–90, 2004

21 Candela et al.: *Importance of a balanced omega 6/omega 3 ratio for the maintenance of health. Nutritional recommendations*. Nutr Hosp. 2011;26(2):323–329

22 Mozaffarian et al.: *Trans Fatty Acids and Cardiovascular Disease*. N Engl J Med 2006; 354:1601–1613April 13, 2006

23 Iwata et al.: *Trans Fatty Acids Induce Vascular Inflammation and Reduce Vascular Nitric Oxide Production in Endothelial Cells*. PLoS ONE 6(12): e29600 (2012)

24 Lipton, Bruce H., Ph. D.: *Intelligente Zellen – Wie Erfahrungen unsere Gene steuern*. Burgrain 2014, S. 49

25 Eaton et al.: *Paleolithic Nutrition. A consideration of its nature and current implications*. N Engl J Med 1985; 312:283–289January 31, 1985

26 Ryan et al.: *Selfe defense by plants*. Proc Natl Acad Sci U S A. 1995 May 9; 92(10): 4075.

27 Shewry: Wheat. Journal of Experimental Botany, Vol. 60, No. 6, pp. 1537–1553, 2009

28 Broeck et al.: *Presence of celiac disease epitopes in modern and old hexaploid wheat varieties: wheat breeding may have contributed to increased prevalence of celiac disease*. Theor Appl Genet. 2010 Nov;121(8):1527–39

29 Magan-Gomez et al.: *Risk assessment of genetically modified crops for nutrition and health*. Nutr Rev. 2009 Jan;67(1):1–16

30 Zioudrou C.: *Opioid peptides derived from food proteins. The exorphins*. J Biol Chem. 1979 Apr 10;254(7):2446–9. Streaty RA, Klee WA.

31 Huebner FR, Lieberman KW, Rubino RP, Wall JS.: *Demonstration of high opioid-like activity in isolated peptides from wheat gluten hydrolysates*. Peptides. 1984 Nov–Dec;5(6):1139–47.

32 Wansink, Brian: *Essen ohne Sinn und Verstand: Wie die Lebensmittelindustrie uns manipuliert*. Frankfurt 2008

33 siehe 32

34 http://www.wdr.de/tv/applications/fernsehen/wissen/quarks/pdf/Q_Dickmacher.pdf

35 Bellisle, F: *Glutamate and the UMAMI taste: sensory, metabolic, nutritional and behavioural Considerations A review of the literature published in the last 10 years*. Neuroscience and Biobehavioural Reviews 1999/23/S.423–438

36 Mathew Sajish, M., Schimmel, P.: A human tRNA synthetase is a potent PARP1-activating effector target for resveratrol, Nature (2014) doi:10.1038/nature14028

37 *Low-dose aspartame consumption differentially affects gut microbiota-host metabolic interactions in the diet-induced obese rat.* PLoS One. 2014 Oct 14;9(10):e109841. doi: 10.1371/journal.pone.0109841. eCollection 2014.

38 Cammisotto et al.: Leptin secretion by white adipose tissue and gastric mucosa. Histol Histopathol. 2007 Feb;22(2):199–210

39 Shapiro et al.: *Fructose-induced leptin resistance: discovery of an unsuspected form of the phenomenon and its significance. Focus on «Fructose-induced leptin resistance exacerbates weight gain in response to subsequent high-fat feeding,«* Regulatory, Integrative and Comparative Physiology Published 1 November 2008 Vol. 295 no. 5, R1365–R1369

40 Shapiro et al.: *Fructose-induced leptin resistance exacerbates weight gain in response to subsequent high-fat feeding.* Am J Physiol Regul Integr Comp Physiol. 2008 Nov; 295(5): R1370–R1375

41 Cammisotto et al.: *Mechanisms of leptin secretion from white adipocytes.* American Journal of Physiology – Cell Physiology Published 1 July 2002 Vol. 283 no. 1, C244–C250

42 Myers et al.: Obesity and Leptin Resistance: *Distinguishing Cause from Effect.* Trends Endocrinol Metab. 2010 November ; 21(11): 643–651

43 Harris: *Direct and indirect effects of leptin on adipocyte metabolism.* Biochim Biophys Acta. 2014 Mar;1842(3):414–23.

44 Kreutzberger, S., Thurn, V.: *Die Essensvernichter: Warum die Hälfte aller Lebensmittel im Müll landet und wer dafür verantwortlich ist.* Köln 2012

45 *Biology of IGF-1: Its Interaction with Insulin in Health and Malignant States.* Novartis Foundation. Chichester 2004.

46 Giovannucci: *Nutrition, insulin, insulin-like growth factors and cancer.* Horm Metab Res. 2003 Nov-Dec;35(11–12):694-704.

47 Mark P. Mattson et al.: *Intermittent fasting and caloric restriction ameliorate age-related behavioral deficits in the triple-transgenic mouse model of Alzheimer's disease. Neurobiology of Disease Volume 26, Issue 1, April 2007, Pages 212–220*

48 Johnson, James B.; Laub, Donald R.; John, Sujit (2006). «The effect on health of alternate day calorie restriction: Eating less and more than needed on alternate days prolongs life«. *Medical Hypotheses* 67 (2): 209–11.

49 Resch, E., Tribole, E.: *Intuitiv abnehmen – Zurück zum natürlichen Essverhalten.* München 2013

Natürliche Bewegung

1 Hamilton, Marc T. Ph. D.: *The Role of Low Energy Expenditure and Sitting on Obesity, Metabolic Syndrome, Type 2 Diabetes, and Cardiovascular Disease*. Published online before print September 7, 2007, doi: 10.2337/db07–0882

2 Paffenbarger Jr, Hyde T, Wing, et al.: *The association of changes in physicalactivity level and other lifestyle characteristics with mortality among men*. NEngl J Med 1993;328:538–45.

3 Sutton, John R., et al.: *Purine metabolism during strenuous muscular exercise in man*. Metabolism 29.3 (1980): 254–260.

4 Milind Watve: *Method of treatment of insulin resistance syndrome*. US Patent: US20100229879 A1. 2010

5 Bartelt et al.: *Brown adipose tissue activity controls triglyceride clearance*. Nat Med. 2011 Jan 23.

6 Matzarakis et al.: Vergleichende Analyse der Luftqualität in Stadt und Wald. Meteorologisches Institut der Universität Freiburg (1999)

7 Li Quing et. al.: *A forest bathing trip increases human natural killer activity and expression of anti-cancer proteins in female subjects*. J Biol Regul Homeost Agents. 2008 Jan–Mar;22(1):45–55.

8 Li Quing: *Effect of forest bathing trips on human immune function*. Environ Health Prev Med (2010) 15:9–17 DOI 10.1007/s12199-008-0068-3

9 Perhonen, M.A., et.al.: *Cardiac atrophy after bed-rest and space flight*. J Appl Physiol 91:645-653, 2001.

10 Vernikos, Joan Ph. D.: *Sitting kills – Moving heals*. Fresno 2011.

11 Warburton, Darren: *Health benefits of physical activity: the evidence*. March 14, 2006 vol. 174 no. 6. Canadian Medical Association Journal

12 Ganten, D., Spahl, T., Deichmann, T.: *Die Steinzeit steckt uns in den Knochen*, München 2013

13 Jefferis B.J., Whincup P.H., Papacosta O., Wannamethee S.G.: *Protective effect of time spent walking on risk of stroke in older men*. Stroke. 2014 Jan;45(1):194-9. doi: 10.1161/STROKEAHA.113.002246. Epub 2013 Nov 14.

14 Kramer, Arthur F., et al.: *Aerobic Exercise Training Increases Brain Volume in Aging Humans*. J Gerontol A Biol Sci Med Sci (2006) 61 (11): 1166–1170.

15 Turnera, Erick H., Loftisa, Jennifer M., Blackwella, Aaron D.: *Serotonin a la carte: Supplementation with the serotonin precursor 5-hydroxytryptophan*. Pharmacology & Therapeutics Volume 109, Issue 3, March 2006, Pages 325–338

16 Talbott, Shawn: *The Cortisol Connection. Why stress makes you fat and ruins your health – and what you can do about it*. Hunter House publishers. 2007

17 Schneider S., et. Al.: *Exercise as a countermeasure to psycho-physiological deconditioning during long-term confinement*. Behavioural Brain Research 211 (2010) 208–214

18 L. G. Sobrinho u. a.: *Cortisol, prolactin, growth hormone and neurovegetative responses to emotions elicited during an hypnoidal state,* In: Psychoneuroendocrinology, Januar 2003, 28(1):1–17. PMID 12445833

19 L. G. Sobrinho: *Prolactin, psychological stress and environment in humans: adaptation and maladaptation,* Pituitary, 2003, 6(1):35–9, PMID 14674722

Natural Network

1 Laibow, Rima: *Clinical Applications: Medical applications of neurofeedback. Introduction to quantitative EEG an Neurofeedback.* Burlington 1999

2 Maas, J., et. al.: *Morbidity ist relatet to a green living environment.* The Journal of Epidemiologs an Community Health, published online October 15, 2009

3 Ulrich, Roger S.: *View through a window may influence recovery from surgery.* Science, April 27, 1984 v224 p420(2)

4 *Missing the Dark. Health Effects of Light Pollution.* VOLUME 117 I NUMBER 1 I January 2009 Environmental Health Perspectives

5 Burgess et al.: *Bright light, dark and melatonin can promote circadian adaptation in night shift workers.* Sleep Medicine Reviews Volume 6, Issue 5, October 2002, Pages 407–420

6 *Tipps zur Therapie schlafloser Schichtarbeiter.* Ärztezeitung 8.2.2006 http://www.aerztezeitung.de/medizin/krankheiten/neuropsychiatrische_krankheiten/schlafstoerungen/article/387512/tips-therapie-schlafloser-schichtarbeiter.html

7 Vernikos, Joan Ph.D.: *Sitting kills – Moving heals.* Fresno 2011. S.44

8 McGowan et al.: *Epigenetic regulation of the glucocorticoid receptor in human brain associates with childhood abuse.* Nature Neuroscience 12, 342–348 (2009)

9 Biebuyick: *The metabolic response to stress/ an overview and upd*ate. Anesthesiology 73:308–327 (1990)

10 Smith et al.: *The role of the hypothalamic-pituitary-adrenal axis in neuroendocrine responses to stress.* Dialogues in Clinical Neuroscience – Vol. 8, No. 4, 2006

11 Van Rossum et al.: *Glucocorticoid resistance syndrome: a diagnostic and therapeutic approach* . est Practice & Research Clinical Endocrinology & Metabolism Vol. 20, No. 4, pp. 611e626, 2006

12 Volkow et al.: *How can drug addiction help us understand obesity?* Nature Neuroscience Vol. 8 No. 5 (555–560). Maryland USA. 2005

13 Adam et al.: *Stress, eating and the reward system.* Physiology and Behaviour 91, (449–458). 2009

14 Huether et al.: *Essen, Serotonin und Psyche: Die unbewusste nutritive Manipulation von Stimmungen und Gefühlen.* Dtsch Arztebl 1998; 95(9): A-477 / B-384 / C-362

15 Weaver: *Epigenetic Programming by Maternal Behavior and Pharmacological Intervention.* Epigenetics 2:1, 22–28, 2007

16 Finn et al.: *Childhood Stress and Family Environment.* Current Anthropology Vol. 36, No. 5 (1995), pp. 854–866

17 Nabeshima et al.: *Involvement of Genetic and Environmental Factors in the Onset of Depression.* Exp Neurobiol.;22(4):235-243 (2013)

18 Soliman et al.: *Convergent Effects of Acute Stress and Glucocorticoid Exposure upon MAO-A in Humans.* The Journal of Neuroscience, 32(48):17120–17127 (2012)

19 Onaka et al.: *Roles of Oxytocin Neurones in the Control of Stress, Energy Metabolism and Social Behaviour.* Journal of Neuroendocrinology, 2012, 24, 587–598

20 Francis et al.: *Nongenomic Transmission Across Generations of Maternal Behavior and Stress Responses in the Rat.* Science 5 November 1999: Vol. 286 no. 5442 pp. 1155–1158

21 Hane and Fox: *Ordinary Variations in Maternal Caregiving Influence Human Infants' Stress Reactivity.* Dev Psychobiol. 2010 Sep;52(6):558–67

22 Hane et al.: *Ordinary Variations in Human Maternal Caregiving in Infancy and Biobehavioral Development in Early Childhood: A Follow-Up Study.* Developmental Psychobiology 52: 558–567, 2010.

23 *Maternal Caregiving Moderates the Relation Between Temperamental Fear and Social Behavior with Peers.* Infancy. 2012 November 1; 17(6): 715–730.

24 Kinney et al.: *Prenatal stress and risk for autism.* Neurosci Biobehav Rev. 2008 October; 32(8): 1519–1532

25 Meshi et al.: *Nucleus accumbens response to gains in reputation for the self relative to gains for others predicts social media use.* Front. Hum. Neurosci. 7:439 (2013)

26 Derrick: *The Broken Heart Syndrom: Understanding Takotsubo Cardiomyopathy.* Critical Care Nurse 29.1 (2009): 49–57.

27 Uvnäs-Moberg K., Petersson M.: *Oxytocin, a mediator of anti-stress, well-being, social interaction, growth and healing.* Psychosom Med Psychother. 2005;51(1):57–80.

28 Moore, Elizabeth R., Gene C. Anderson, and Nils Bergman: *Early skin-to-skin contact for mothers and their healthy newborn infants.* Cochrane Database Syst Rev 3.3 (2007).

29 Handlin, Linda, et al.: *Effects of sucking and skin-to-skin contact on maternal ACTH and cortisol levels during the second day postpartum – influence of epidural analgesia and oxytocin in the perinatal period.* Breastfeeding Medicine 4.4 (2009): 207–220.

30 Moore, Elizabeth R., Gene C. Anderson, Nils Bergman: *Early skin-to-skin contact for mothers and their healthy newborn infants.* Cochrane Database Syst Rev 3.3 (2007).

31 Shibata, Kazuhiko, et al.: *Regulation of ghrelin secretion during pregnancy and lactation in the rat: possible involvement of hypothalamus.* Peptides 25.2 (2004): 279–287.

Der Sinn des Lebens besteht nicht darin,
ein erfolgreicher Mensch zu sein,
sondern ein wertvoller.

Albert Einstein

Danksagung

Ich danke dir, Leni, für den ständigen Raum und die Freiheit, die du mir täglich schenkst, so dass ich meine Arbeit machen kann, die mir so am Herzen liegt. Das Wichtigste im Leben ist das Leben selbst, das wir schenken können. Dies zeigen uns täglich unsere wundervollen Töchter. Danke für eure tägliche Liebe. Ich liebe euch.

Danke dir, Melle, für deine tolle Unterstützung und dein offenes Herz, mich zu erkennen. Dieses Buch schafft Wissen und eine natürliche Verbindung zu uns selbst – und damit neue Wege zu sich und anderen.

Danke dir, Leben, für diese tägliche Veränderung und die Möglichkeiten, die du bereithältst. Für mich, für jeden Menschen, für das Leben.